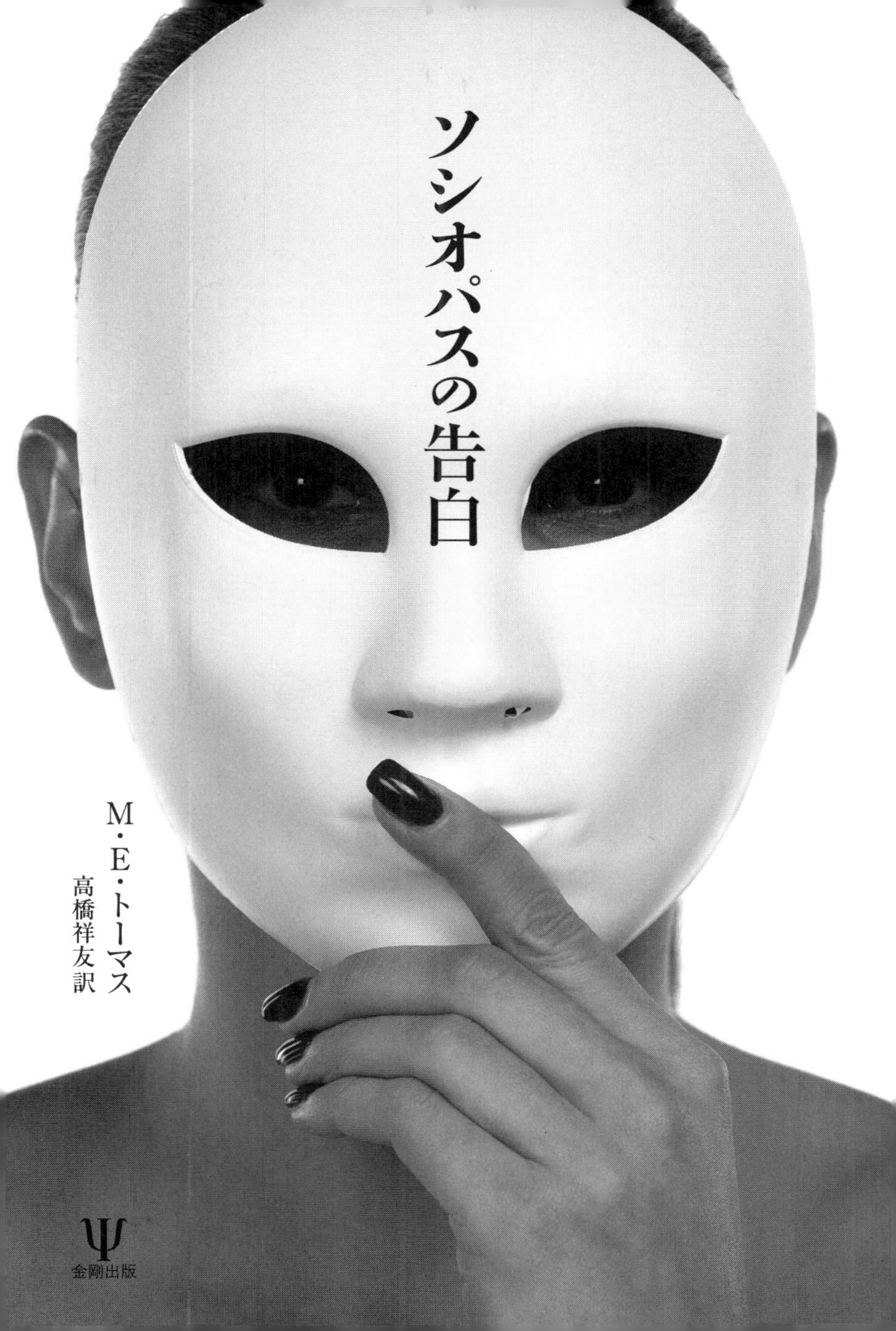
ソシオパスの告白
M・E・トーマス
高橋祥友訳
Ψ
金剛出版

愛について私の目を開く手助けをしてくれたアンに捧げる

著者はソシオパスが何を意味するのかという点について私たちの理解を深め、彼女の心の奥底を見せてくれた。本書の目的は、ソシオパスを再定義し、あるいは、少なくともそれに伴う偏見を排除することにある。そして、著者は見事にその両者を達成した。彼女は自身をきわめて優秀だが、深い傷を負った個人として正直に描くことによって、この障害についての誤解を正した。

サイエンティフィック・アメリカン

「大言壮語　計算　欺瞞　そして多くの魅力がある」

エコノミスト

「本質的で、前代未聞の自伝であり（中略）知的に計算されている。（中略）著者はソシオパスの診断が邪悪の指標であるとか、収監の理由にすることに強く反対する。これは精神疾患の解釈に重要な視点を加えるとともに、その解釈は『力の獲得、保持、搾取』という強烈な動機を持った人を理解することによってさらに深まる」

パブリッシャーズ・ウィークリー

「魅力的で、圧倒されるが、同時に背筋が寒くなる。普通は神秘と恐怖の中に隠れている人々の心を覗きこむ窓を、本書は与えてくれる。

ブックリスト

「読者は、本書によって著者の法廷、講義室、寝室に招き入れられ、いかに彼女の行動が職業生活に影響を及ぼし、愛の生活も難しいものとなったのかを目撃することになる。（中略）そこにはぞっとするような記述もあるが、彼女の痛みを読者が感ずるような記述もある。（中略）ソシオパスについて今まで以上に一般の人々の理解が深まるように、著者は先導者の役割を果たそうとして、それが達成されている」

カーカス・レビュー

目次

付　録

著者注

本書は記憶に基づいた作品である。私のできる限り正しい記憶に基づいた真実の話である。しかし、避けがたい記憶の過ちばかりでなく、この話は私が世界をどのように見ているかを通して語られているし、私の誇大的な考え、一方向的な視点、他者の内的世界についての理解不足がもたらす影響もある。

私は本書を仮名で出版することにしたし、家族や友人たちやその他の人々のプライバシーを保護するために、名前や本人を同定するような特徴を意図的に変えてある。物語を伝えるうえで、状況を変えたり、いくつかの出来事や日時を混ぜ合わせたりした例もある。しかし、これはあくまでも真実で、正直な話であり、いかなる事実も故意に誤り伝えたりしてはいない。

心理学的評価の要約

トーマス嬢は三十歳の白人女性で、とくにサイコパスの特徴の有無について、パーソナリティの評価を求めてきた。正常範囲と病的なパーソナリティ特徴を測定する複数の自記式質問紙法を実施したところ、トーマス嬢は地域の正常データの九九パーセンタイル値を超えていた。彼女は多くの点で典型的なサイコパスのパーソナリティの特徴を示すとみなし得るだろう。さらに、ＰＣＬ－ＳＶ（サイコパス・チェックリスト－スクリーニング版）による彼女の評価結果が、ソシオパスの感情および対人的特徴と主に一致した。それはとくに、共感性の顕著な欠如、社会的・対人的関係についての冷淡かつ計算された態度、否定的な気分をほとんど経験することがないといった点に明らかである。

トーマス嬢のもっとも顕著な臨床的特徴は、反社会的でソシオパスの特徴を示す尺度（とくに利己性と興奮希求）、対人的優位、言語的攻撃性、過度の自尊感情における評点の高さであり、否定的感情体験（例：恐怖症、心的外傷ストレス、うつ病症状）、養育、ストレスに満ちた人生の出来事における評点は非常に低かった。これもまた、彼女の全般的なプロフィールが、サイコパスに関する現在の概念によく当てはまるパーソナリティ特徴であり、対人的なスタイルを反映している。

トーマス嬢は、彼女が知っているほとんどの人とはパーソナリティ構造という意味で自分は「異なる」という点を認識しているが、何らかの精神疾患に罹患しているといった意味で「障害」があるとはみなしていない。ところが、彼女は自分のライフスタイル、現在の生き方、多くの事柄にすっかり退屈してしまっていて、それが他者に何らかの不確定性や苦痛をもたらすかもしれないことに、むしろ満足しているように見える。もちろん、このような態度というのは、典型的なサイコパスに象徴的なものである。

あらゆる点で、トーマス嬢は、典型的なサイコパスのもたらす客観的（あるいは主観的）な否定的な結果をほとんど経験せず、人生のさまざまな領域（例：学業、職業）において優秀な業績を残してきた。これは、彼女が「社会性の高い」あるいは「成功した」サイコパスであるか、あるいは、少なくともこのパーソナリティパターンの中の比較的適応力の高い一型であることを示唆している。

ジョン・F・イーデンス博士
テキサスA&M大学
心理学部　教授

ソシオパスの告白

M・E・トーマス 著
高橋祥友 訳

第1章
私はソシオパス、そしてあなたも

もしも私の人生がテレビドラマであるとするならば、次のように始まるだろう。南部の穏やかな気候の、心地よい暖かな夏の日だ。プールには日光がきらめいている。スライディングドアがわずかな音を立てて開く。黒のスピードの水着を身につけ、ビーチサンダルを履いた若い女性が出てくる。彼女は地域の市民プールの監視員をしているので、皮膚は日焼けしている。美しいわけでも、かといって醜いわけでもなく、中肉中背で、とくにこれといった特徴もない。水泳選手のように見える。その動きは妙にお転婆な感じがあり、肉体とはどことなく一致していない。自分自身の身体がよいとも悪いとも思っていないようだ。水泳選手がそうであるように、彼女は裸に近い状態に慣れている。

今日はプライベートの水泳のレッスンをすることになっている。彼女はタオルをデッキチェアーの上に投げて、サンダルを脱ぎ捨てる。こういったことをするのにもどことなく投げやりな感じがあり、まるで都合の悪いものを投げ捨てるかのようだ。その時、水面に漣《さざなみ》が立っているのに気づく。何かがプールの中で動いているのが目に入る。

あまりにも小さいので、近寄るまでそれが何であるかわからなかった。おそらく生後一週間くらいのキタオポッサム[1]の子どもだった。小さなピンク色の足を必死に動かし、さらに小さなピンク色の鼻を水面上に持ち上げようとしている。哀れな小動物は夜のうちにプールに落ちたのだろう。あまりにも小さいので、近くの縁から体を持ち上げることさえできない。小動物の筋肉は疲労のあまり震えている。その小さな輝く目は疲れ切ったように見え、今にも疲労に負けそうである。

若い女性は素早く動いて、サンダルを履きなおし、プールの縁でしばらく立ち止まる。そして、ネットをつかみ、オポッサムのほうに向ける。ネットが水面下に入れられ、後ろ足の前の腹のところで小動物をとらえるところを、カメラが映し出す。素早く、ほとんど苦もなく、ネットはオポッサムをとらえ、頭が完全に水面下へと押さえつけられる。その動物は体をばたつかせて、疲れ果てた体は今度は新たな脅威に気づく。それは必死で抵抗し、鼻を鳴らし、悲鳴を上げて、とうとう尻がネットから外れた。しかし、息つく間もなく、ふたたびネットが下りてくる。ネットの動きは鈍いが、オポッサムは罠から逃れることができない。

若い女性はため息をつき、ネットを持ち上げる。オポッサムの子どもはほんの一瞬ホッとしたが、ふたたび必死になって水面に浮かび上がろうとして足をバタつかせる。若い女性はネットを投げ捨て、タオルを拾い、部屋の中に入っていく。その直後、彼女はプールの具合が悪いので、今日の水泳のレッスンはキャンセルすると、電話で生徒に伝える。鍵を手にすると、運転席のドアを開け、十六歳の誕生日から運転している自動車に乗りこむ。しばらくして八気筒エンジンが動き出す。ギアをバックに入れ、あやうく私道の他の自動車にぶつかりそうになりながら、そして、走り出し、夏の午後の自由な時間を満喫しようとする。

夕暮れに帰宅すると、プールの底の黒い影に気づく。先ほどと同じネットを手にして、その小さな物をすくいあげると、フェンス越しに隣家の庭に投げ捨てる。彼女は塩素の錠剤をプールに投げ入れると、家の中に入っていく。もはやオポッサムが立てる必死の波はない、穏やかなプールをカメラはとらえ続ける。そして、画面はフェードする。

私はソシオパスである。遺伝と環境の双方の影響のために、私は現代の心理学者が反社会性パーソナリティ障害（antisocial personality disorder）と呼ぶ障害に罹患している。これには精神障害の診断と統計マニュアル（Diagnostic and Statistical Manual of Mental Disorders: DSM）によると、「他者の権利を無視し、侵害する広範囲にわたるパターン」という特徴がある。この診断の特徴の中でも、良心の欠如、策略をめぐらす傾向、社会的規範を守らないといった点が重要である。私は自分のソシオパスを、自分自身を定義するというよりは、私のパーソナリティを表す一連の特徴ととらえることにしたい。私は一般的に複雑で非合理的な感情からは自由であり、戦略的で抜け目なく、知的で自信があり魅力的でもあるのだが、同時に、他者の混乱した感情的な対人的振る舞いに適切に反応しようと努力している。サイコパスとソシオパスは互いによく似た臨床歴を示す術語であり、今では一般に同義として使われるが、遺伝や攻撃性や他の要因に基づいて両者を異なるものとする学者もいる。私が自分をソシオパスと呼ぶことにしたのは、ポップカルチャーではサイコには否定的な意味合いがあり、私に何らかの障害があるかのように響くのだが、私はけっして狂っているわけではないからである。

おそらく私の遺伝素因は、父を通して、その父の生物学的父親にまで遡ることができるだろう。祖父はひどく冷淡な男だったという。祖父の顔には深い傷があったが、それは彼の衝動性や、危険を顧みず、暴

（1）米国東部産の小動物で、子を腹の袋に入れて育て、危険にあうと死んだふりをする。

力的になる傾向を示していた。祖父は実際にはロケット科学者であったが、じぶんのことをカウボーイだと空想していた。相続した遺産をすべて牧場のために使い果たし、結局うまくいかず、税金を払うために牧場を手放した。祖父は祖母を殴り、父が生れた数か月後に、不幸な結婚は終わった。祖父は親権を放棄し、二度と息子に会うことはなかった。私はこの父方の祖父について何も知らないのだが、その木からほど遠くない所にリンゴが落ちた（私が生まれた）のだと思う。

私の育てられ方がこの遺伝的傾向をさらに強化していったのだが、読者がテレビや映画で描かれるソシオパスを観て、想像するようなものではなかった。私は児童虐待の犠牲者でもなければ、殺人鬼でも、犯罪者でもない。私は刑務所に収監されたこともなく、むしろ学究肌である。成功した弁護士であり、法学部の教授である。私は、法律の専門誌に定期的に論文を書き、さまざまな法理論を展開する、尊敬される、若き学究である。私は収入の一〇パーセントを慈善事業に寄付し、毎週日曜学校でも教えている。私は愛し、愛されている家族や友人との間に強い絆も保っている。

以上のうちのどれかが読者にも当てはまるだろうか？　もしもそうならば、読者もサイコパスだろう。最近では、人口の一から四パーセント、すなわち二十五人に一人がソシオパスであると推定されている。これは神経性無食欲症や自閉症の人の率よりも高い。読者は連続殺人犯でもなければ、一度も刑務所に入れられたことはないだろう。私たちのほとんどがそうである。自分が犯罪者でないことが明白であることに驚く読者もいるかもしれない。男女の囚人の中でわずかに二〇パーセントがソシオパスであるのだが、深刻な犯罪の約半分はごくソシオパスとはみなされない人が犯している。あるいは、ほとんどのソシオパスは収監されていないとも言える。実際のところ、ソシオパスの物言わぬ多数は、仕事を持ち、結婚し、子どもも授かり、社会の中で自由に、そして秘かに暮らしている。彼らは、ソシオパスをモンスターとみなすような社会の中で、さまざまな程度で成功もしている。それでは、誰がソシオパスなのだろうか？私たちは数も多く、さまざまに異なる。少なくともそのうちのひとりは私のように見える。そのうちのひとりは読者のように見えるだろうか？

読者には多くの友人、愛人、崇拝者がいるだろうか？　だからといって、読者がソシオパスではないということにはならず、実際のところ、その反対である。悪評が高いのだが、ソシオパスは一般に、表面的ではあるものの、非常に魅力に満ちていることが知られている。陰気で、ごく平凡な何の取柄もない人々が、必死で行く当てのない競争をしている世界では、人々は火に集まる虫のように、ソシオパスの例外的な点に魅力を感じる。

読者が私に会えば、きっと私のことが好きになるだろう。私はこの点についてとても自信がある。というのも、私は統計学的な有意差を認めるだけの多くの人々に出会い、彼らは私の魅力の虜《とりこ》になったからである。私には、現実には稀だが、テレビドラマの主人公たちが持っているような笑顔があり、光り輝く完全な歯並びで、心地よいお世辞を言う能力もある。私は読者が前妻の結婚式にぜひ連れていきたいと思うような恋人である。愉快で、心が躍り、完全な仕事仲間でもある。読者の上司の妻はこれほど魅力的な人に出会ったことはないと言うだろう。そして、私は適度に聡明で、成功していて、もしも、読者が私を実家に連れて行くならば、読者の両親はひどく感動することだろう。

読者は自意識が過剰だろうか？　私ももちろんそのように見えるだろう。まるでルーベンスの描く太った女性のように、ソシオパスのエゴは肥大化していることが知られている。私からは、外観や社会的地位よりも多くの自信がにじみ出ている。私はあまり背が高くないが、広くて力強い肩幅で、顎が張っていて、がっしりしている。私はタフで、自信に満ちていると、友人たちからよく言われる。しかし、私はカウボーイのブーツを履いている時も、サマードレスを着ている時も、同じようにくつろいでいる。

おそらく、私に自信があることをもっとも顕著に示しているのは、私の視線の合わせ方である。それを「肉食獣の目つき」と呼んだ人がいるのだが、これはほとんどのソシオパスが身につけている。視線を離さないでいると、敵意を持っていると見られかねない。動物園に行ったら、ゴリラをしげしげと見つめないようにと助言されるのは、攻撃のサインととらえられかねないからである。ほとんどの人間も同様に考えているようであり、そうでなければ、しげしげと見つめても大きな問題を生じることはないだろう。ソシオパスは一般の人々とは異なり、じっと見つめられても動じない。礼儀正しく視線を外さないといった態度は、自信に満ち、攻撃的で、誘惑的で、相手を取って食おうといった具合にしばしばとらえられてしまう。人々は狼狽するのだが、魅力を感じて心躍るような興奮をしばしば覚える。

あなたは自分の魅力や自信を利用して、容易に実現できないことを他の人々にしてもらったことはないだろうか？　それを自分の利益のために他者を操作（manipulation）すると呼ぶ者もいるが、私は単に神から私に与えられた能力を活用したにすぎないと考えたい。それに、操作という言葉はひどく見苦しい。それでは自己の選択したことを否定することになってしまう。自己の選択をけっして後悔しないのであれば、それは誰も操作したことにはならないのではないだろうか？

操作は、ソシオパスが多くの人々の心を操って、明らかに邪悪な方向に仕向けようとする特徴であるとされているが、私にはその理由がわからない。それは単なる相互交流に過ぎない。喜びを感じたい、必要とされていると感じたい、よい人と見られたいといった具合に、人間はあることを望むのであって、操作とは、両者が望むことを手早く、汚い方法で手に入れるだけのことである。それを誘惑と呼ぶこともできるだろう。ソシオパスの私の友人が好例である。彼は自動車を五千ドルで売りたいのだが、それを一万ドルで買いたいという人がいた。私はその両者を知っているが、ふたりは互いにそのことを知らない。そこで、私が自動車を五千ドルで買い、もうひとりに一万ドルで売り、私が五千ドルの利益を得る。これは裁定取引（arbitrage）と呼ばれ、ウォール街（そして他の多くの場所）で毎日行われていることである。両者に互いに関連がなく、必要以上のことを知らなければ、皆がほしいものを手に入れ、皆が幸せである。私は両者の利益のために、そして、とくに私自身の利益のために、彼らの無知を利用したに過ぎない。

実際のところ、ソシオパスと関わりのあるほとんどの人が、そうでない場合よりもはるかに多くの利益を得ていると、私は信じている。ソシオパスは世間の潤滑剤の一種である。空想、あるいは少なくとも空想のようなものを実現しているのだ。実は、ソシオパスはあなたの非常に深い欲求を満たすことに注意を払い、秘めたる動機に強い関心を向けている唯一の存在であることがある。ソシオパスは獲物を観察し、その人物が望むものが誰であれ、何であれ、その通りにしようとする。すなわち、よき従業員であり、よき上司であり、よき恋人になろうとする。それがかならずしも悪意による場合ばかりではない。両者の交流の結果、相手は快く感じ、とくに害が生ずることもなく終わるのが一般的である。もちろん、すべてに利害関係が生じる。金銭、権力、単なる賞賛や欲望の喜びのことも多いが、それが相手から得られなければ、相手の要望に応えようとはしないだろう。その代価は非常に大きいと考える人もいるだろう。しかし、すでに悪魔と契約をしてしまったというのが事実であり、それは他の誰もよりよい条件を差し出してはいなかったからである。

道徳についてはどうだろうか？　道徳についての疑問に答えるのが難しいならば、「適者生存」という観点から、自身のあるいは他者の行動を正当化するのが容易《たやす》いと思わないだろうか？　後悔や自責の念に欠けていることが悪いことのように言われることがある。そのように言う人は、後悔や自責の念は「よい」

人であるためには欠かせないことであると信じている。しかし、普遍的で、客観的な道徳などおそらくないのだ。長期にわたって神学者や哲学者たちが議論してきたのだが、道徳の範囲やその指標について合意には達していない。私の立場からは、非常に流動的で変化に富むこのようなことや、栄光ある殺人、戦争、死刑といった恐怖に満ちたことに、このような信を置くことは難しい。多くの人々と同様に、私は宗教を信じて、それに基づいて道徳的な指標を得ようとしている。道徳の実践とはまさに良識に基づくものであり、そうすることで刑務所に入れられることもなく、群衆の中に安全に隠れていることができるのだ。しかし、道徳の核心というのは、私はこれまでけっして理解できなかった。

私の道徳観は都合のよいものである。私に合うものであるならば一般の規範に従うが、そうでなければ、自分自身のやり方を通しても、それほど痛痒を覚えない。ホロコーストの生存者二名がドイツ政府から損害賠償を求める書類を整えることに助力したことがある。ふたりは夫婦であった。妻は七十代末か八十代初めの美しい金髪の女性で、明らかに衣服や化粧に大金を使っていた。夫は、妻よりもさらに年長の男性で、頭頂部はすっかり白髪になり、ロサンゼルスでよく見る年老いたハリウッドスターのようだった。彼らの書類はまずまず整ったものであった。ある時、夫が必死になって袖を捲り上げたところ、刺青の数字が見え、それは書類と符合していた。妻の書類はあまりきちんとしていなかった。彼女は以前に行った損害賠償請求からいくつかの日付を覚えていたが、それは彼女が私に話した内容とは実際には一致しなかった。その書類によれば、彼女は何度も強制収容所に出たり、入ったりしていたが、それはドイツのやり方とすればあまりにも非効率的に思われた。私は書類にどのように記入すべきか本当にわからなかったので、立ち上がって、その会の主催者に助けを得るつもりだと彼女に話した。すると彼女はパニックになり、私の腕をつかみ、私を座らせた。高齢で、多少耄碌していたのか、あるいは英語がひどかったためか、次に起きたことはやや理解するのが難しかった。書類を指さして、彼女は「これは私ではありません」と言ったのだ。

その女性自身の話からではなかったとしても、私自身の策謀をかぎつける能力から、私の目の前で詐欺と生存の話が明らかになったのだ。金髪で青い目をしていたが、誰も彼女をユダヤ人であることを疑わなかった。彼女は戦時中は裁縫師として働いていて、強制収容所で過ごした時期の話を裏付ける書類を他の若い女性から盗んだのだ。その女性は収容所から解放されて、間もなく死亡した。いずれにしても、これが要点だと私は思う。私はそれ以上の質問をしなかった。夫は妻が実際に何者なのかを知っていたのだろうか。これは彼女の空想の産物なのだろうか、それとも私の空想の産物なのだろうか。

いずれにしても、彼女が書類を整える手助けをしたことについて、私は何の良心の呵責も感じなかった。彼女の話を検証するのが私の仕事ではなく、話をするのを手助けするのが仕事であった。私はその仕事を実際のところ喜んで行った。私は彼女を尊敬した。旅行の途中で、私はいくつかのホロコーストの現場を訪れ、アンネ・フランクの隠れ家にも何度も出かけた。このような場所を訪問し、近隣の人々、町の住民、収容所の看守、他の収容者といった関係者のほとんどが示した驚くほど受け身な態度に、私はいつも衝撃を受けた。

その老婦人を見て、私は自分の中に同じような特性があることに気づいた。彼女はホロコーストの生存者がどのような意味を持つか承知していた。そして、他者の身分を証明する書類を手の込んだ方法で盗み取ることを思いついたのだ。私は自分の人生ではもう少し巧みにやってのけることを望んだ。

彼女にとって誰か他のボランティアではなく、私が担当になっておそらく幸運だっただろう。私よりも強い道徳観の人が担当だったら、多くの質問をして、罪を暴くような情報を手に入れたかもしれない。損害賠償が援助すべき人とまったく同じ方法と意味ではないにしろ、彼女が戦時中に苦しい思いをしたと、共感に満ちた人は思うかもしれない。彼女は不正が暴かれることを常に恐れて生きたことだろう。自由を守り続けるために、彼女が誰に賄賂を使い、誰と仲良くし、誰を誘惑すべきか断言できる人などいるだろうか？　しかし、それでも、自己の利益のために規則を破ろうとする人を助けたくない人もいるだろう。その資格がないのに、自分の都合で社会のセーフティネットを利用しようとする人に対して、私たちは憤慨すべきではないのだろうか？　ユダヤ人には見えない外観を最大限活用して、仲間が被った苦痛を避けようとした彼女の選択に対して、何らかの判断が下されることはあるだろう。しかし、彼女にとって幸運なことに、私はとくに問題にもせずに、書類を処理し、老夫婦は楽しい昼食をとることができたのだ。

あなたはたちどころに決断を下すことが得意で、友人や家族を驚かすことがあるだろうか？　ソシオパスはたちどころに行動に移すことが知られている。私は落ち着きがなく、ある一定の時間ひとつの計画に焦点を当てていたり、同じ仕事を数年以上続けたりするのが難しい。ソシオパスは刺激を渇望し、すぐに退屈してしまうので、深く考えずに、ただちに決断を下す傾向がある。衝動性の暗い側面として、ソシオパスは衝動性にこだわるあまりに、すべてを除外し、理性の声に耳を傾けられなくなってしまう。ほとんどの人が衝動性を興奮として経験するのだが、私はむしろかえって冷静になっていく。

私はこれまでに誰かを殺したことはないが、もちろんそうしたいと思ったことはある。もちろん、ほとんどの人が同じようなものだろう。私は身近な人を殺したいとはあまり思わないが、たまたま私をひどく困らせたような人を殺したいと思うことがある。法律の学会でワシントンＤＣを訪れた時に、私がたまたま使用禁止の表示に気づかず、エスカレーターに乗ろうとしたところ、地下鉄の作業員から注意された。その男の英語には強い訛があり、「黄色の柵が見えなかったのか？」と尋ねられた。

私　黄色の柵？
作業員　その柵だ！　私がその柵を置いたのだ。その中に入っては駄目だ。
沈黙。私の顔は凍り付いた。
作業員　不法侵入だ。不法侵入はいけないことだと知っているだろう。エスカレーターは閉鎖されている。あんたは法を破った。
私は黙ったまま彼を見つめた。
作業員　（私が反応しないことに明らかに狼狽して）二度と不法侵入をするなよ、ＯＫ？

けっしてＯＫではなかった。人はよく「切れる」という言葉で、自分の恐ろしい反応を説明する。それこそがまさにその時の私の感情だった。私はそこに立ち止まり、怒りに震えた。突然、冷静に、ある考えが浮かび上がってきた。瞬きをして、歯を噛みしめた。私は作業員を追いかけた。アドレナリンが噴き出してきた。口の中が苦い。必死で周囲に気を配り、周囲のすべてに過敏になり、群衆の動きや行動を予想しようとした。私はワシントンＤＣに不慣れで、地下鉄を利用するのも初めてで、ラッシュアワーの直前だった。作業員がどこか人気のない通路に入るか、人目につかない、施錠されていないドアを開けて、ひとりきりになることを、私は望んだ。私がすべきことはたったひとつで、それに全神経を集中させているのは確かだった。心に浮かんだイメージとは、私の両手で彼の首を絞め、親指がその喉に深く食いこみ、私が興奮して、容赦ない喘ぎのもとで、彼が命を落としていくことであった。
今となってこのことを振り返ると妙な気もする。私の体重は百三十ポンド足らずで、作業員はおそらく百六十ポンドほどだったろう。私は楽器を弾くので、力はあるが、その男の命を奪うことができるほどの力はないだろう。実際にそれほど容易に命を奪うことができるだろうか？　この点について考えると、私はオポッサムの子どもを溺れさせることもできなかった。私は誇大妄想的な空想の発作に襲われたが、結局、実行するまでには至らなかった。その作業員を人ごみの中で見失い、殺人に至るほどの怒りは、生じたとたんに消え失せた。

それ以来、もしも彼を見失わなかったら、私に何が起きただろうかと考えた。私が実際に彼を殺害することはできなかったのは明らかだが、襲いかかることもまずしなかっただろう。彼は抵抗しただろうか？私は傷を負っただろうか？　警察沙汰になっただろうか？　釈放されるために、私はどんな釈明をして、何をすることができただろうか？　私はこのことや、他の同様の出来事についてしばしば想いを馳せる。私はある日とんでもなくひどいことをしでかすかもしれないという自覚はある。そういった状況で、私はどのように反応するだろうか？　私は十分な後悔の念を示すことができるだろうか？　それとも、私が必死で装っていることが暴かれてしまうだろうか？

私の観察によると、明らかにソシオパスの刺激欲求は非常に個人特異的である。とくに犯罪行為や暴力行為の機会がしばしば生じるのであれば、こういった行為を通じてこの欲求を満たそうとするソシオパスがいたとしても不思議はない。消火活動、諜報活動、あるいは米国企業の理事室で指揮を執るといった、より合法的な手段で刺激欲求を満たすソシオパスも同様にいることだろう。違法薬物の売人の中で育ったソシオパスがソシオパスの薬物の売人になるように、中流か上流家庭で育ったソシオパスはソシオパスの外科医や会社の重役になったとしても不思議はないだろう。

あなたはビジネス、金融、法律といった競争の激しい分野でとんとん拍子に出世したことはないだろうか？　もしも魅力、傲慢、狡猾、無慈悲、極度の合理性などをソシオパスの特性とするならば、多くのソシオパスが企業で成功してもおそらく何の不思議もない。実際、CNNのレポーターが次のように述べている。「サイコパスの症状をよく見てみると、それはさまざまな点で単に企業における駆け引きや起業家の勇気ととらえることができる」。ソシオパスの人格特性はきわめて責任の重い仕事と密接に関連するので、ソシオパスは用務員よりも企業のトップである場合のほうが四倍も多いと、ソシオパスに関する主要な研究者のひとりであるロバート・ヘア（Robert Hare：『診断名サイコパス』（早川書房）の著者）博士は確信している。

サンビーム・アンド・スコット・ペーパー社の前最高経営責任者であるアル・ダンラップ（Al Dunlap）は、米国証券取引委員会により不正会計について調査された。しかし、それまでは、彼は経営合理化と黒字化の達人として広く知られていた。ジョン・ロンソン（Jon Ronson）はその著書『サイコパス・テスト（The Psychopath Test）』の中で、ダンラップにはサイコパスの特徴の数多くがあると認めているが、それらはビジネスリーダーであるためには必要な特性であると主張している。たとえば、ダンロップの心の中では、「操作」とは他者を鼓舞し、先導する能力であると言い直されている。過度の自信は生き馬の目を抜くようなビジネスの世界で生き延びるのに必要であり、「成功するには、自分自身を好ましく思えなければならない」というのだ。一般の人は強く主張することが難しいので、ソシオパスは解雇や経営合理化といった汚れ仕事をするのに最適である。実際、無慈悲に人事の決定を下すため、ダンラップには「首切りアル」というニックネームがつけられたほどである。

あなたは容易に注意が散漫になってしまうだろうか？　それは状況認識である。つねに刺激が必要で、なんとかごまかそうとするだろうか？　こういった特徴のために、危険を冒すようになるのだが、ビジネスにおいては危険を冒すことが、しばしば大きな利益につながることがある。操作、不誠実、冷淡、傲慢、衝動性統御不全などのソシオパスの特徴といわれる傾向が複雑に関与すると、あなたは社会にとって危険な人物になるか、あるいは次世代の大物起業家になるかもしれない。ビジネスの世界で好まれるような「肉食獣の魂」を手掛かりにすると、「成功しているソシオパス」を容易に見つけることができると、ロバート・ヘアは述べている。破滅しないためには、私たちは目くるめくほどの多くの成功を成し遂げる必要があるようだ。

読者の中で自分がこのような描写に当てはまると気づく人がいてもそれほど驚くことではないだろう。本書の読者の中に、今まで自覚していなかったが、実はソシオパスであるという人がいたとしても、統計学的にはけっして不思議はない。もしもあなたがソシオパスであるとしたら、ようやく原点に戻ったことになる。

私は完全にソシオパスの定義に当てはまるわけではない。多くの点で私はごく普通である。最近では、米国のどこにでもあるような街で、静かに、中流の暮らしを送っている。週末にはショッピングセンターで買い物をする。一生懸命に仕事もし、不眠にも悩まされている。

衝動的に行動しない時でも、私はほとんどのことをはっきりとした目的を定めて行う。身体的外見のようなことはひどく入念に手を入れることができる。爪には完璧にマニュキアをして、眉毛の手入れも抜かりがない。最近では、黒髪を肩まで伸ばし、ファッションの流行に合わせてゆったりと、無造作なスタイルにしている。私の眼が世間に対して開かれると、まるで何かが粉砕されるかのように、鋭く輝き、琥珀色の輝きがあるのだが、心地よいごく普通の髪型が、睫毛にまで垂らしてあり、目つきの鋭さを和らげている。私の眼は無慈悲にも探りを入れている。

私の知能についても一言述べておくべきだが、これは詳しく述べるのがもっとも難しい話題だと思う。一般の人は、身体的な外観が劣っていることを認めるように迫られることはあっても、自分の知能についてそのようなことを強いられるのは稀である。これには隠された極度の自己欺瞞の余地がある。高校をドロップアウトしたごく普通の人でさえ、覚醒剤中毒に手を染めずに、コンピューターのプログラミングを学んでいたならば、自分はスティーブ・ジョブズになることができていただろうなどと考えがちである。

私は自分の知能についてきわめて現実的にとらえていると思う。私はおそらく読者よりは知能が高いだろうが、特殊な状況では、このようには断言できないことを承知している。単なる脳の能力（たしかに私にはこれがあるが）以上のさまざまな知能があることを承知しているが、かならずしもそれらのすべてを大切にしているわけではない。むしろ、価値ある知性には、周囲の出来事を認識する生来の優れた能力と、それを学ぼうとする願望という特徴がある、と私は信じている。このような知能は一般の人々の中にはごく稀にしか認められない。私が他のほとんどの人よりも知能が高いことに気づいたのはまだ幼い頃で、勝利を感じるとともに、孤独感を覚えた。

私を社会の他の人々と分け隔てているものが何であるのかつねに明らかというわけではない。ソシオパスの診断には、単なる個人の行動だけでなく、内的な動機に焦点を当てる必要がある。たとえば、私がオポッサムを溺れさせようとした件である。それ自体はソシオパスだけに認められる行為ではない。可愛らしい小動物を殺すことは、冷酷で、加虐的ではあるかもしれないが、かならずしもソシオパスに特徴的な行為ではない。私の場合、たまたまそのような状況に置かれたに過ぎない。それは冷静な行為であった。

オポッサムの子どもがゆっくりと死んでいくのを無慈悲に傍観するのは、道徳的に許されるべきではないと私は感じた。しかし、自分の行為を正当化する必要などまったく考えなかった。悲しくもなければ、嬉しくもなかった。私はオポッサムが苦しむのが嬉しいのでもなく、何も考えなかった。可能な限りもっとも簡単な方法で私の問題を解決したいということ以外何も感じていなかった。私は自分のことだけを心配していた。オポッサムを救ったからといって、それが何か私に害をもたらす可能性も高くなかったが、そうしたからといって私に何らかの利益があるわけでもなかった。ある時点では、オポッサムをさっさと殺してしまうことに何の意味もなかった。プールはすでに瀕死のオポッサムの排泄物でおそらく汚染されてしまっていただろう。私の計画を中止して、迫りくる死を待つほうがよほど簡単であった。

ソシオパスを他の人々から実際に識別するのは、行為ではなく、衝動性、動機、精神内界についての認識である。ソシオパスは自己の精神の中に自責や道徳的責任の要素を含めず、自己の利益と自己保身だけに関心を抱く。私が何かを選択する際に、価値ではなく、単に費用効果だけを考える。そして、実際のところ、例外なく、ソシオパスは権力への関心が強く、勝負にこだわり、退屈を嫌い、快感を求める。私が強く関心を持つのは、自分がいかに聡明であり、状況に巧妙に対処するかという点である。

同様に、私が「人々を破滅させ」たり、取り返しのつかないほどに私の虜になってしまうほど誘惑したりすることを想像するのが好きである。私自身の行為を説明するのは、まさに自己肥大である。私は多くの時間を使って、頭の中で現実をあれこれと捻り回して、実際よりも自分が聡明で力強く見えるようにする。(ソシオパスはうつ病にかかりにくいのだが、自分には魅力があり、聡明で、強固な意志を持っていることを自分自身に信じこませる能力が高いことが当然役立っている。)私が恥ずかしい思いをしたり、当惑したりする唯一の状況とは、他者に私が出し抜かれた時である。私が先手を打っていたり、他者を出し抜いていたりする限り、他者が私をよく思っていないかもしれないなどといって、当惑することはけっしてない。

正常な人々は、私がまったく感じないような感情を抱いている。彼らにとって、罪責感といった感情は都合のよい近道の役割を果たしていて、それを後生大事に守ってさえいれば居心地がよくて、社会的あるいは道徳的境界を越えていないことがわかる。しかし、社会に受け入れられる範囲で生活していくのに、かならずしも罪責感が必要というわけではない。そして、罪責感だけがあったからといって、殺人、窃盗、虚言などを防ぐことにはならない。実際のところ、このような行為を防ぐには罪責感ではしばしばうまくいかない。さらに、罪責感が欠如しているからといって、ソシオパスが犯罪者になっているわけでもない。秩序を守る方法は他にもいくつもある。実際のところ、罪責感がただちに決断につながるわけではないので、罪責感がなければ、感情的偏見を覚えることは少なく、思考や行為の自由は増す。たとえば、前述した強制収容所での生活を生き延びたかどうかよくわからない高齢女性に対して、私は個人的な関わりを持ったり、自分の道徳的判断を下したりする必要を感じなかった。感情的な距離を保っていたために、私は独特な状況に置かれている彼女を巧みに手助けできたと考えたい。最近の研究によると、道徳的判断において感情と直感が重要な役割を果たしていて、その後、このような感情の合理化が生じるという。人間の脳は信念を生み出す場であり、その機能の一部は、道徳観を合理的に正当化することである。合理的な決断がかならずしもつねに正しいわけではないし、罪責感や後悔も同様である。ソシオパスも、共感に富む一般の人も、どちらか一方だけが好ましくない行為に及ぶわけではないのだ。

罪責感を抱くように仕向けることはどこか間違っていると私には思える。ソシオパスには虚言傾向があると知られているが、これは事実だろうか？　ソシオパスが社会の多数派の世界観を共有していないので、自分の正直な気分（あるいはそのような気分がないこと）を表したり、自身の真の考えを言ったりすると、刑期がさらに長くなったり、反社会的であるとのレッテルが貼られたり、他の好ましくない結果を招いたりしかねないので、実際のところ彼らには、嘘をつく以外の選択肢がないのだ。

共感的な人々に囲まれた世界に生きていると、私自身がいかに他者とは異なっているかを痛感させられる。小説『エデンの東』の中で、ジョン・スタインベック（John Steinbeck）はソシオパスの登場人物キャシーを次のように描写している。

子どもの頃でさえ、キャシーにはどこか風変わりなことで困っているように見えて、何かと周囲の人々の関心を引いた。彼女の眼からは何かが解き放たれたかと思って、そして、もう一度その目を見るともう何もなかった。彼女はひっそりと動き、ほとんど話をしなかったが、部屋に入っていくと、誰かがかならず彼女のほうを振り返った。

キャシーのように、私にもどことなく人とは異なる点がかならずあった。あるソシオパスの友人が次のように述べた。「どんなに馬鹿な人であったとしても、はっきりと指摘できないまでも、私が完全に正常ではないことに気づいている」

私がまるで映画『ボディ・スナッチャー／恐怖の街』（Invasion of the Body Snatchers）の中の登場人物で、私が他者とは変わっていることを示す失敗やサインをうっかり出したために、疑惑をもたれるような気がすることがある。私は他の人を騙したりするのではなく、他の人々が互いにどのようにやり取りしているのかを必死に真似ることによって、彼らの中で目立たないようにしている。私が身を隠そうとするのは、もしも発見されてしまうと、危険をもたらしかねない、何らかの障害に関連するような、予想外の否定的な結果が生じるのではないかと恐れるからである。他の人々が私のことを理解できないという理由で、私が解雇されたり、子どもたちから引き離されたり、施設に収容されてしまったりしたくはない。社会がそのような反応を示すことが大いに予想されるので、私は身を隠すのである。

さて、私は読者を怒らせてしまっただろうか？

私はけっしてサディストではない。あえて人を傷つけることもあるが、それは誰にでも当てはまることではないだろうか？　これはしばしば強い感情に駆られて、人を傷つけた場合に、害は非常に大きくなる。たとえば、自分のもとを去った前妻を、誰のものにもしたくないと考えている怒りに満ちた前夫や、大義のために死や殺害を恐れない武装した狂信者や、少しばかり娘を愛しすぎている父親などである。私からほとばしり出たこの種の熱情の爆発には何の危険も伴わない。たとえそうなったとしても、私はしばしば身近な人に対してはなるべく穏やかに接しようとする。彼らを傷つけたくないので、私はつねに彼らの価値を意図的に秤にかけていることに気づかれないように努力している。彼らを傷つけてしまうと、しばしば私の特権が妨害されたり、社会的価値が引き下げられたりして、私も不快になる。友人や家族でさえ、私を赦そうとするあまりに、私から距離を置こうとすることがある。そこで、私はほとんどの読者と同様に、発言を控え、彼ら自身についての軽率な考えを許すといった具合にして、彼らの感情に「敏感」でいるように自分自身を律してきた。もちろん、私は敵に対しては無慈悲であるが、これは人間のきわめて一般的な特徴でもある。

数年前、私はいくつもの挫折に見舞われた。それは喪失と内省の時期であり、私の問題の多くの原因である思考パターンは「ソシオパス」という概念で説明がつくことに気づいた。ある友人が何年も前に私にそのように診断を下していたのだが、私はそれ以来そのことについてまったく考えてみなかった。今回はそれについて真剣に考えてみた。答えを求めて、インターネットや一般の科学雑誌で入手できる基本的な情報を読みこんでいった。その情報のすべてにある特定の偏りがあることに気づいて、私は仰天した。詐欺師の犠牲になった人が書いた興味深いブログはいくつかあったが、ソシオパス本人が自分自身の視点から書いたものはインターネットでは見つからなかった。私はその時に、一般とは異なるが、私の利益に一致する視点を発表すべきだと考えた。もしも私のような人間が存在するのであれば、私とよく似た他の人々も存在するはずであると考えたのだ。その他者というのは、犯罪の世界で影響力があるのではなく、ビジネスや専門職において影響力を及ぼしているような人である。私の視点をもとに、他者との対話を作り出したかった。従来の研究は、受刑者を対象としたものが多かったが、それを超えて、ソシオパスについての議論を深めたかった。最初にこの課題に取り組み、巧みにそれを行う必要があると私は考えて、二〇〇八年に『ソシオパスの世界（Sociopath World.com）』というブログを始めた。自分自身をソシオパスととらえる人や、そのような人を愛し、あるいは憎む人のためのオンラインのコミュニティを作るのが目的だった。

ブログを始めたところ、毎日、数千人がそのサイトを訪れた。開始以来、全世界から百万人以上が閲覧した。攻撃的で自己愛的な人、暴力的なソシオパス、恐ろしいまでに共感的な人などから、活発にオンラインのコミュニティには毎日意見が書きこまれた。感受性や思慮に富んでいるものもあれば、冷淡で未熟なものもある。しばしばひどく議論が逸れてしまい、いじめやピアプレッシャーの経験、なわばりの問題、恥や嘲笑などに渡り、私が考えたことがないような複雑な社会的力動へと広がっていったことは興味深かった。まるで告白が贖罪をもたらしたり、少なくとも何らかの自己受容を得たりするかのように、自分の人生の事実を述べる人もいるが、私はそのことも理解できる。しかし、サイトで意見を述べず、身を隠している人もいる。おそらく、自分自身の人生を何らかの形でコントロールしようとする目的で何らかの情報を集めていたり、あるいは、自身が他とは異なっていると感じている多くの匿名のグループの近くにいたいと願ってのことだろう。

ブログについて私が気に入っている点は、他のソシオパスに出会う機会があることだ。私は、複雑な性格を持ち、さまざまな経験をしている人たちであふれている隠れたコミュニティに入りこもうとする。それぞれに差はあるものの、私は彼らの中に私自身を見出し、彼らは私の中に彼ら自身を見出す。私は、自分をまったく省みない殺人鬼、強姦魔、横領の常習者などとは異なるが、私たちは皆、ロバート・ヘアのソシオパスの定義に当てはまる。私たちは、それぞれがいかにあるべきか個々の方法で学び、ひっそりと身につけてきたある種の特徴を共有している。おそらく世間の一般の人はソシオパスが嫌いだろうし、ソシオパス同士はよく知らないし、あるいは互いに好きかもしれないが、少なくとも、ソシオパスは互いを自分たちなりの方法で理解できるし、同様の人がこれまでにもいたことを知っている。私のブログや現実の世界で出会ったきわめてさまざまなソシオパスや他のパーソナリティのタイプに触れあってきて、私自身がこれまでにソシオパスについて抱いていた多くの誤解（例：すべてのソシオパスの犯罪者は極度に衝動的で、機能が低い）を取り除くことができた。ソシオパスはしばしば非常に危険で、恐ろしくて、実際に平均的な人とは異なることも、私は再確認した。私のブログの中で、まるで典型的な猛犬のようにある人に目を付け、その人の友人や家族に影響を及ぼそうとしたり、結婚を破綻に追いやったり、家族を崩壊させようとして、少しずつ情報を引き出していく者もいた。ソシオパスには人生を破壊する力と傾向があり、それをインターネット上でも見知らぬ人に対しても行っていた。

私がそれほどひどくないからといって、ソシオパスについて心配する必要はないなどと言うつもりはない。私が聡明で、高い機能を示し、暴力的ではないからといって、何があっても避けなければならない、愚かで、抑制に欠け、危険なサイコパスがいないという意味ではない。私はそのような人を避けようとするだろうし、すべてのサイコパスに対するハラスメントを控えるべきだなどと主張するつもりはまったくない。そして、実際に極度のサイコパスは自らの孤立の殻を破って、私のブログに意見を述べることはしないだろうから、あるサイコパスがすぐ近くにいるサイコパスとどのように似ていて、あるいは異なっているか誰にもわからない。サイコパスは多くの領域で共通点があるものの、その特徴が行動にどのような形で現れるかによってそれぞれ異なるのだ。

私の経験では、ソシオパスはさまざまな重症度を示す同一のスペクトラム上に存在し、死刑囚から、冷酷で勇敢な資本家や抜け目のないチアリーダータイプの母親まで多種多様である。たとえば、ダウン症候群の人について考えてみよう。私の身内にはダウン症候群の人がふたりいる。ひとりは血のつながりがあり、もうひとりは養子である。血縁のある身内は他の家族、兄弟姉妹、両親とどことなく似ているが、やはりダウン症候群である養子の妹とも明らかに似ている。実際のところ、もしも、幅広の顔、肥厚した瞼、背の低さといったダウン症候群に明白な特徴を注意深く探し出そうとしなければ、ほとんどの人は、彼が血縁のある兄弟姉妹よりも、その養子の妹とそっくりだと言うだろう。

ダウン症候群は興味深い状態である。過剰な染色体が存在し、他のすべての染色体の発現に影響を及ぼしている。直接的に遺伝子が関与し、その明らかな影響がほとんどであると思われる。

私はソシオパスもこれに似ていると考えている。私のパーソナリティは兄姉妹のそれとよく似ている。また、同僚、友人、互いの世界観が近いために親しくしている人たちといった、私の周囲の人々とも似ている。しかし、私のパーソナリティは、他のソシオパスのそれとも非常に似ていて、一般人口の中で稀であることもあって、類似点はより明らかである。私の心理の動きや行動の傾向が、見知らぬ人たちとあまりにも似ていることが私には驚きである。彼らは、性、民族、人種、国籍、生活背景、年齢も異なる。しかし、私は他のすべてのソシオパスとはまったく同じというわけではない。ソシオパスを見ると、一人ひとりが皆大きく異なる。それでも、明らかにある種の類似点が存在する。

私がブログを始めたばかりの頃、日々の生活においてソシオパスであることについて書くのが難しかった。一方で、もしも私の人生でソシオパスが果たしている役割がそれほど大きくないといった点について書くと、私があまりソシオパスではないように見えてしまう危険があった。しかし、私は自分が、読者がテレビで目にするような人物ではなく、実在する人物として描きたいと考えた。私はソシオパスについて興味本位ではなく、その信憑性について詳しく調べることを決意した。本書も同じ目標を掲げて、書いてある。私はこれからも長期間生きるだろう。これまでのところ私がソシオパスであることに気づかれずになんとか生きてきたが、これが今後どれほど続くか定かではない。私はソシオパス専用の強制労働収容所のような場所に送られることになってしまうのだろうか？　おそらく私は運がよいだろう。私のブログを読む多くの人々は、ソシオパスを全滅させるといった、さらに過激な要求をしてきた。読者は、私というひとりのソシオパスについて理解したら、ぎゅう詰め貨物列車がやってきて私をどこかに連れ去ろうとする時に、私の冷たい心に同情を示してくれるだろう。

さらに、読者が日々出会い、交流するようなタイプの人がソシオパスであることに気づいて、理解するために、本書から何かを得られることを望んでいる。私は自分が典型的なソシオパスであるとは考えていない。私が生活の中で行うすべてのことがソシオパスについての教科書に書かれてある通りではない。読者の多くは、そもそも私が本当にソシオパスだろうかと疑問を持つだろう。もちろん、私が行うことのすべてが、ソシオパスの行動に関して心理学者が作り上げてきた診断基準に合致するわけではない。一般の人はこの点について驚くと思う。とくに映画などで観る精神異常の殺人鬼といったイメージしかない人には驚きだろう。しかし、ソシオパスには何らかの共通点、とくに考え方に共通点があることが理解できれば、一部のソシオパスがしばしば薄気味悪く見えることも理解できる。私が自分の思考や動機について読者の前に明らかにしたいと思うのは、私というひとりのソシオパスの考え方を知り、理解することを通して、他のすべてのソシオパスについての貴重な洞察を得ることができるようになると信じているからである。私の考え方が読者自身の考え方とそれほど変わらないことにも気づくだろう。

新石器時代には知られていなかった怪物や雑種の生物が現代文化に存在していることは、高度の発展が生じたことを示していると、考古学者のクラウス・シュミット（Klaus Schmidt）が述べている。すなわち、社会が自然から離れ、当然の結果として、自然を健康な意味で恐れなくなると、恐るべきものを作り出すことになるというのだ。

クレティアン・ド・トロワ（Chrétien de Troyes）が十二世紀に書いたとされる『獅子の騎士イヴァン（Yvain, le Chevalier au Lion）』という叙事詩がある。騎士の冒険の中で、イヴァンは怪物に出会い、それは「言葉では語りつくせないほどのきわめて醜悪な生き物」であった。私はその生き物は若い女性だったと想像する。彼女は両親の大きな屋敷の中で姉と同じ寝室に横たわっている。黒髪の巻き毛はわずかに睫毛に触れている。喉が切り開かれて、真っ赤な血が流れ出るという白日夢を見ている。

今にも戦いが始まろうとするのを確かめるために、イヴァンはその怪物と語り始めた。

「さあ、お前はよきものか、悪しきものかを私に知らしめよ」。すると、その生き物は答えた。「私は人間である」「どのような人間か?」「おまえの目に見える通りだ。私はそれ以外の何物でもない」

人はソシオパスの心理について興味があるし、それも当然であるが、私には誤った理由から彼らが興味を持っていると思う。もしも読者が生々しい暴力の実例を探そうとするならば、かならず本書に失望するはずである。そのような記述はないし、もしも適切な状況に置かれたら、誰もが恐ろしい殺人者になり得る。それが非常に興味深いとは私は思わないし、少なくともそれが人間性にある種の事実を付け加えることになるとも思わない。

私が親友に家を買ってあげることにしたことや、先日、弟に一万ドルを贈ったことの理由のほうが私にはよほど面白い。私は最近、末期癌の友人からメールを受け取った。それには、私の贈り物がとても配慮に富んでいて、役に立ち、私と知り合いになったことをとても感謝していると書いてあった。私は非常に有用で、思慮深い教授で、大学で最高の教官のひとりとみなされている。信仰心も篤い。私はよい人間として生活しているのだが、ほとんどの多くの善人たちと同じようには、何かをしようという動機を持ったり、それを妨げられたりすることはない。私はモンスターだろうか? 私とあなたは、人間性という同じスペクトルの上で、ただ単に異なる位置を占めているにすぎないと、私は考えたい。

第2章 ソシオパスの診断

どのようにして私がついに自分はソシオパスではないかと考えるようになったのだろうか？　振り返ってみると、多くのサインに気づいていた。しかし、よく調べてみようと思ったのは、二十代末に職業上の問題や個人的な問題を抱えたことがきっかけだった。

私はひとつのことを数年以上続けられないといって、家族によくからかわれる。高校の頃はとくに問題はなく、試験の成績もよく、全米最優秀生徒のひとりに選ばれた。大学ではふとした思いつきで音楽、それも打楽器を専攻した。その理由は主要科目では四つの楽器を担当する必要があったが、私はせいぜいひとつの楽器にしか関心が続かないだろうと思ったからだった。その後、法科大学院に進学した理由も、大学での専攻学部の条件がない唯一の大学院過程であり、私は何かすることが必要だったからである。明らかに知能は高いが、すぐに飽きてしまうので、成績平均点はよくなかったのだが、法科大学院進学適性試験でよい成績を収めて、大学院に進学した。

法科大学院を卒業すると、自称「エリート」法律事務所に就職した。私の同僚は皆、有名法科大学院を優秀な成績で卒業して、採用されていた。私は法科大学院を最優秀の成績で卒業したものの、その事務所の採用基準をようやく満たす程度だった。私たちは最優秀の中でも最優秀であるはずで、法律事務所もそれを期待した。法科大学院を卒業後わずか二年で、私の年俸は十七万ドルで、二回のボーナスは計九万ドルだった。さらに、私がその事務所に勤務している間中、定期的に驚くほど昇給していった。しかし、私の働きは実はたいしたものではなかった。

いかに報酬の多い仕事であっても、それが私の関心を引き、素晴らしい履歴となるものでなければ、たいした仕事はできなかった。あまり仕事を抱えこまないようにして、昼食やお茶の約束をすることに精力のほとんどを使った。それでも、低い業績評価をはじめて受けた時には、驚いた。上司に呼び出されて、熱心に仕事に取り組まなければ、辞めてもらうと告げられ、さらに驚いた。

しかし、私の仕事への態度は改まらなかった。他の法律事務所の面接を受け、給料がさらに高い同様の有名な事務所に雇われたのだが、高収入の弁護士の仕事を続けることに興味をなくしていった。法律事務所の助手よりも大きな仕事をするつもりだった。たしかにそう考えていた。数か月後、段ボールに入れた私物を抱えて、事務所を出て、通りに立って、友人が自動車で迎えに来るのを待っていた。

同じ頃、親友の父親が癌と診断された。一時期、彼女とはとても親しくしていて、知的で、聡明で、自立していて、思慮深い人であったが、突然、感情が不安定になり、家族の義務を負わされてしまった。私は彼女の手助けにすっかり疲れ果ててしまい、そこから逃げ出さずに、彼女をなんとか支えようとして、一生懸命になった。しかし、突然、彼女との関わりあいを一切断ち切ってしまうことにした。そこで私はホッとした。その後、私は彼女を懐かしく思い出したが、当然そうなることがわかっていたのであって、そのことにあまり煩わされないようにした。

私はその後数年間、失業保険を受けて暮らしていた。家族は私のことを心配した。私が人生で何を計画しているのかと心配していたのだ。しかし、私はこの種の存在的危機を気にしてはいなかった。私はつねに二年単位で生きている。それ以上の期間に及ぶものは私にはあまりに不安定で、基本的に可能性のあるものとしては受け入れられない。

この度重なる喪失体験は私にとって普通ではなく、私の二年計画も心もとないものであった。宙ぶらりんで、目的もなく、実際に心ここにあらずといった状態であったと認めざるを得ない。私は自分が選んだ領域の名誉ある、高給の仕事を失ってしまった。経営学大学院に進学することも考えたが、何のためだというのか？　成功と失敗を生涯繰り返すのだろうか？　私は親友が困っている時に、無慈悲にも彼女を見捨ててしまった。これからも何回大切な関係を断ち切ることになるのだろうか？　これが正常な人間の行為ではないことを私は承知していたし、私の人生が台無しになってしまうだろうと気づいた。もしも私が正常でなかったとするならば、私は何なのだろうか？

私は普通は他の人々の前では、あまり目立たないようにしてきたが、いつもの態度を取らずに、自分が何であるのか探ろうとした。幼い頃に小さな爬虫類を載せた大きな本でカメレオンについて読んだが、自分がこれまでの人生で必死になってカメレオンのようになろうとしていたことに気づいた。他者との真の関わりが失われ、人を喜ばせようとする私のすべての試みは非常に表面的なものであり、私の心の中にあるものからかけ離れていた。そして、他者の心の中には入りこむことができなかった。私は他人から見つめられるのがけっして好きではなかった。私だけが見ていたかった。しかし、私は私自身をじっくりと見てこなかったことを今では認識している。

長ずるにつれて、自分の嘘を信じるようになっていった。自分が正常であると感じる瞬間にこだわるようになった。モンスターは悲しい映画を観ても涙を流さない。恋人に捨てられても、心が傷つくこともなかった。心の痛みについて多くの歌が作られたように、私の流す涙は私が正常であるという証拠であった。傷つく心が存在しないのであれば、どうして私の心が痛むのだろうか？　私には問題がないと容易に確信することができた。

他者に対して嘘をついただけではなく、長年にわたって私は自分自身に対しても嘘をついてきた。自分自身を騙し、自分が一体誰であるかを忘れていた。そして今でも、自分のことを本当に理解できていない。私は自分自身に対して他人であることを止めたかった。生まれてはじめて、この問題に対して何かをしなければならないと悩んだのだ。

これが転機となったのだが、これは最初の深い内省の時期ではなかった。大学生の頃、対人関係がすっかり混乱し（第5章で詳述）、地獄のような人生になった。その状態を何と名づけてよいかわからなかったが、長期間にわたって徹底的に、率直に自己分析をしたところ、私は自己の利益のために他者を操る、ずる賢い人間で、誰とも表面的にしか関わることができず、権力にこだわり、他者を出し抜くためには何でもするという特徴に気づいた。こういったことが私の人生に悪影響を及ぼさないように、それをなんとかなだめすかし、コントロールし、あるいは少なくとも、悪影響がなるべく出ないように他の方向に逸らそうとした。

私は「ソシオパス」が何であるかを知らなかったし、法科大学院に入学して数年後に同級生からその可能性を指摘されるまでは、私自身にソシオパスの傾向があることにも気づいていなかった。私たちは夏季休暇のインターンとして働き、ひどく忙しい仕事だったが、それ自体には問題なかった。私は退屈していた。私はその同級生が明らかに同性愛の女性であり、子どもの頃に養子となっていたことを知ると、彼女の不安定な部分を探ろうとして、あれこれ詮索し始めた。彼女はやや肥満気味で、陽気で、社交的であり、感情面の弱点が山ほどあるようだった。彼女はそれ以上であることが明らかになり、知的に興味深く、オープンな人生観の持ち主だった。私たちは部屋をシェアし、政治、宗教、哲学、ファッション、そして、骨の折れる仕事から気を晴らす話題ならば何でも延々と話し続けた。最初から、彼女は何かと私の世話をやこうとしてきた。職場での適切な服装についてアドバイスをしてくれて、毎日チーズバーガーの夕食をとらずに、彼女が料理したキノア・サラダ(2)を私に食べさせてくれた。私は彼女が自分の周囲の皆を喜ばせようとしていることに気づいて、分析を始めた。私は彼女の魅力の一部でも学びたいと思い、彼女にもそう伝えた。私が非情で、合理的に世界をとらえていたのに対して、彼女は愛だの恋だのと私が気恥ずかしくなるような振る舞いをした。彼女は、合理性を重視する知的な女性であったが、それをあえて打ち捨てて、「共感」とか「慈悲」といったような柔《やわ》でつかみどころのないものにすがることがあった。私は当然そのようなものを重視しなかったのだが、すべての人が私のように音楽や自動車に興味があるわけではないことを知っていたので、他者がそのようなものに関心があるということも尊重した。

彼女は神学の修士号を持っていた。そこで私は、彼女の信仰心について探りたいと思い、最初は神が彼女を同性愛者にしたのか、そして後には彼女にとって重要と思われることなら何についてでも探っていった。私にはほとんど個人的には経験したことがない、愛他主義についてとくに質問をしたのを覚えている。ある人物の効用、あるいは他のいかなるものについても、きわめて正確に測る能力を持つと、他の方法で

(2) キノア・サラダ：
キノアは、南米産の穀物（Quinoa）栄養価が高く、近年ヨーロッパや日本などで健康食品として注目されている。

その人をとらえることは無意味になってしまうと、私は彼女に説明した。当時、私はまだ、癌の父親を持つ友人を見捨ててはいなかったのだが、私が例に挙げることのできる他の破綻した対人関係は山のようにあった。役に立たなくなり、負担になると、私は他者をいつも見捨てていた。私が見捨てた人のひとりから、私には他者を愛する心がないと非難されたことがあると、私はその同僚に語った。おそらく、私はその非難に同意した。しかし、私に欠けていると非難されていること、すなわち愛他主義とは、決断不能の状況で人を凍りつかせてしまうような混乱した思考以外の何物でもないのに対して、私は自らの意志で混乱した関係を自由に断ち切ることができたのだ。すると、同僚は憐れむように肯いた。

愛他主義について話し合ってから間もないある日、愛する人が苦しんでいる時にその人を慰めることが期待されるような場面で、どのようにして適切に振る舞うことができるか語り合った。おそらく私が冷淡に見えると彼女には思えたのだろう。というのも、私が自分のことをソシオパスだと思うかと、彼女が質問したからである。私はどう答えたらよいかわからず、言葉を探し、ソシオパスが何かも知らず、彼女がなぜ私のことをソシオパスと考えるのだろうかよくわからなかった。ソシオ（socio）は対人関係や社会、パシー（pathy）は病的な苦悩や病気であるから、ソシオパスというのは対人関係上の良心の障害という意味だろうか。そうなると、それはごく身近なものに響いてきた。

私は非難されているようには感じなかった。私自身について何か明らかに他者とは異なる面があり、それは変えようがないという考えがすっかり身についていた。人生とは、個人的な満足と快楽を達成するために、すべての出来事、すべての事柄、すべての人々についてきわめて正確に計算することができる非常に複雑なゲームのようには、他の人々はとらえていないことを、私は早々に気づいていた。最近になってようやくわかったのは、他の人々は否定的な結果からではなく、良心から生じる漠然とした道徳的規準のために、自責感といった特殊な後悔の念を覚えるということであった。彼らは他者を傷つけると、ひどくつらい思いをするのだが、私はこれまでにそのように感じたことがなかった。彼らはまるで自分が引き起こした傷が宇宙の善と密接に関連していて、それが自分自身に跳ね返ってくるかのように感じている。私も長年にわたってこのような感情を抱いていると装い、必死でそのような振る舞いを真似てきたのだが、実際には私の人生でそのように感じたことはまったくなかった。私は不思議でしかたなかった。私が誰であるかということについて何らかのレッテルがあるのであれば、自分について何かもう少し深く学ぶことができるだろうと考えた。自分探しの中でとうとう見つけた描写が自分に当てはまることに気づいても、何の問題もなかった。

その同僚はある男性と親しくなり、後に彼がソシオパスであることが明らかになった。彼女は詐欺師の哀れな犠牲になったなどと嘆いたりしないで、その男性との間に深くて、辛抱強い友情を保ち続けた。振り返ってみると、彼女は私がソシオパスであると確信していたにもかかわらず、私をひとりの人間としてとらえようとしてくれた。そのおかげで、私はあるがままで理解され、受け入れられる可能性を与えられたのだ。私のような人間の存在が、良心的で共感に富むすべての人をかならずしも脅かすものではないということを彼女は証明してくれた。

サイコパスという単語があり、私だけがその唯一の存在ではないとわかって、実際に嬉しかった。これは心の奥底では自分自身が同性愛者だとか性別越境者であることにとうの昔に気づいた人と同様の気分であった。

ソシオパスと暫定的に自己診断してから解雇後の内省の時期までに何年も過ぎた。ソシオパスという単語を意識し、そのレッテルを見つけたことについて当初は満足したが、それは徐々に薄らいでいった。私はそれを興味深いけれども、取るに足らない変わった癖のように扱い、そのうち忘れてしまった。しかし、私の人生に狂いが生じてくると、以前のように暮らしていくことができないことに気づき、私はたしかに他者よりも変わっているのだが、その差を無視して生きてきたことを認めるようになった。必死になって答えを求め、セラピストのもとを受診したが、あれこれもと弄《もてあそ》ぶばかりで何もしてくれず、治療の結果得られるわずかばかりの満足を考えると、治療費があまりにも高額に思えた。しかし、面接を受けて、夏季休暇のインターンシップや「ソシオパス」という素人の診断について振り返ってみた。私自身の答えはそこにあると直感し、ソシオパスに関する現代の概念を編み出したハーヴェイ・クレックリー（Hervey Cleckley）博士の本がたまたまオンラインで入手できたので、読み始めた。

クレックリーは画期的な書『正気の仮面（The Mask of Sanity）』を一九四一年に最初に出版し、サイコパス（psychopath）と呼んだパーソナリティの特徴を提示した。サイコパスは現在では一般にソシオパスと呼ばれている。クレックリーによると、サイコパスの診断がきわめて難しいのは、一見すると、ごく正常な人間として社会で機能し、中には非常に成功している者さえいて、精神機能はまったく障害されていないためであると述べている。クレックリーは次のように述べた。

サイコパスは合理的で、妄想などを認めずに思考するばかりでなく、正常の感情で反応しているように見える。健康的で、熱心にその野望を語る。その確信は確固としているような印象を懐疑的な周囲の人々に与える。サイコパスが妻、子どもたち、両親と話し合う際に、他者がサイコパスに対して抱いている関心に適切な感情で反応しているように見え、温かな人間的な反応をする人で、他者への貢献や忠実さに満ちた人ととらえられがちである。

クレックリーによると、サイコパスは反社会的ではあるが、人当たりがよいように巧みに振る舞うという。他の誰とも同じように、感じ、望み、期待し、愛するように見える。彼らは社会の中でほとんど他者との区別がつかない。実際、サイコパスは多くの点で他者よりも秀でている。クレックリーのサイコパスは非常に魅力にあふれ、ウィットに富む。動揺せず、多弁であり、プレッシャーの下でも冷静である。しかし、この「正気の仮面」の下では、平気で嘘をつき、他者を自己の利益のために操り、義務感はまったくないか、ほとんどなく、自己の義務を平気で放棄する。衝動的で、気難しく、同じ過ちを無数に繰り返す傾向があるため、サイコパスは興奮しがちである。その自己愛のため、真の情緒的な絆を形作ることはできず、性的に奔放である。その感情世界は、正常の感情をほとんど単に模倣したものにすぎない。この独特な一連のパーソナリティ特性は、ビジネスの経歴にも、犯罪の経歴にも同様に合致する可能性があることを、クリックリーも認めている。

クレックリーの臨床描写は半世紀以上も前のものであるが、これ以上に私自身のソシオパスを適切に指摘したものはない。数百例の患者を観察して、クレックリーはソシオパスを定義する十六の基本的行動特性を抽出した。これらの要因のほとんどは現在もソシオパスやサイコパス、そして反社会的障害を示す他の問題の診断に用いられている。その特徴には以下のようなものがある。

- 表面的な魅力と高い知能
- 妄想や他の非合理的思考の兆候の欠如
- 神経過敏や神経症的兆候の欠如

- 信頼性の欠如
- 不正直と不誠実
- 後悔や恥の欠如
- 不適切に動機づけられた反社会的行為
- 不適切な判断力と経験による学習の失敗
- 病的な利己主義と愛する能力の欠如
- 主要な感情反応の一般的欠如
- 洞察力の特定の欠如
- 一般的な対人関係の無反応
- 飲酒の上で、そして時に飲酒していない時にも認められる空想的で望ましくない行為
- 実行に及ぶことは稀な自殺の威嚇
- 非人間的で、些末で、あまり統合されていない性生活
- 人生の計画を守れない

もしもあなたが星占いを眺めて、「この星占いにはどこか当たっているところがあるかもしれない」と思ったことがあるとするならば、私がクレックリーの本に出合った時に同じように感じたことを理解できるはずだ。すべてが正しいというわけではないにしても、多くが的を射ていて、一般的に恐ろしいほど正確である。私の場合、人生の目標が定まらず、友人を冷たくあしらい、仕事に集中できないといった心理的なパターンは、私が抱える多くの問題の原因であると気づいた。私はクレックリーの描写する患者にと

くに驚き、中には私とひどく共通点のある人がいて、まるで私のことが書かれているのではないかとさえ感じた。アナという女性にとくにそのように感じて、彼女の描写はまるでフィクションに描かれた私自身のように感じられた。

彼女に何も特別な点はなかったが、診察室にやってくると、たちまち関心が彼女に向けられた。とくに注意を払わなくても、彼女は美人であると言えるが、ほとんどの女性が同じような印象を与えるほどには美貌というわけではなかった。歯切れよく、英国風に発音し、ロンドン子のようにつねにアール（r）やイング（ing）を響かせ、頻繁にビーン（been）と発音した。ジョージア州に生まれ育った女性としては、そのような話し方をするのは思わせぶりな感じがした。しかし、それとは正反対の印象を与えて、彼女が出会う人を間違いなく大いに喜ばせるような効果をもたらした。ナイーブという単語にはあまりにも多くの漠然とした意味合いがあり、この都会的で優雅な存在に対してこの単語を使うのはきわめて難しい。しかし、彼女に最初に出会った時に、新鮮さ、純真さ、率直さに富んだ感じを受けて、まずこの単語が浮かんだ。

クレックリーが彼女に魅力を感じたことは明らかだ。彼女の訛、洗練された振る舞い、永遠の若さ、単なる美以上の色香、知能、魅力といった、一風変わった彼女の雰囲気についての彼の表現を私は気に入っている。アナはカラマゾフの兄弟が好きだったと言っていたが、実際にはアナにそのような高尚な趣味はなく、彼女の教育や養育の程度に典型的な偏りがあり、ロシアの作曲家の音楽と同じような興味でゴシップ誌を読んでいたと、クレックリーは後に述べている。やはりここでもクレックリーは私について書いているような気がした。アナがいかに誠実に日曜学校で教え、赤十字のボランティアとして働き、気まぐれに同性愛関係になり、病院では看護師と仲良くなったことについてもクレックリーは記述している。日曜学校で教えていたこと、模範的な入院患者であったこと、性的に奔放で目立ったことなどは、私自身の人生とひどく似ていた。私は打ちのめされる思いがした。

アナが明らかにソシオパスの基準に当てはまるとクレックリーが述べたのは、彼女には罪責感が欠如し、性的に奔放なライフスタイルであったからだが、単にチェックリストの項目をいくつか満たしていたから明らかになったわけではなかった。彼女は人間である。クレックリーの本を読むと、アナをソシオパスと同定したのはチェックリストではなく、まさに人物そのものを観察した結果であった。教育、背景、社会経済状態、犯罪歴などに非常に多くの差があるものの、ソシオパスが互いによく似ていると思われる理由を大きくまとめたものがチェックリストに過ぎないとクレックリー自身が自覚していた。しかし、そうは言っても、ソシオパスは他の人々とは大きく異なっている。私が「信頼性の欠如」といった基準に当てはまるか否かをあれこれあげつらうこともできるだろうが、私にクレックリーの患者たちと驚くほどの類似点があることはどうにも否定できない。

クレックリーの本は非常に有名で、科学界や医学界だけでなく、広く読まれてきた。彼は本を数回編集し、現代のサイコパスの特徴を徹底的に明らかにしようとした。非常に反社会的な行為に及ぶ者も多いものの、時にはまったく周囲に気づかれずに生活し、正常な人間として社会に溶けこみ、重要な役割を担うこともあるのだが、それでもやはりサイコパスはサイコパスであると、クレックリーは理解していた。

社会の中のソシオパスは犯罪行為に手を染めない者もいれば、あまりにも賢くて捕まらない者もいるとクレックリーは気づいていたが、当初の研究対象は主として男性の精神科病院入院患者であり、その後、徐々に女性、思春期、入院していない人々へと広がっていった。後年のクレックリーの患者の多くは、アナのように、一般社会の中で比較的正常の生活を送る術を身につけていた。私の経験によると、もしもクレックリーが現代の法科大学院や大きな法律事務所について調査したならば、そこに多くの研究対象を見出しただろうと私は思う。

私だけが他者と異なっているのではなくて、私によく似た人がたくさんいるとわかって、ソシオパスについてさらに知りたいと考えた。

彼は自分が周囲の人々が浮かれ騒いでいる中にとても入っていけないといった様子で、人々を見ていた。祭りの軽い笑い声が彼の注意を引き付けていたことは明らかであったが、彼がちらりと見つめるだけでその笑いを抑え、そういった軽率な獣たちを恐怖に陥れることができたかもしれない。この畏怖の念を感じた者は、そのような感覚がいつ生じたのか説明できなかっただろう。きっとあの死人のような灰色の目のせいだ、という者もいる。たまたま目がとまった人の顔を、じっと見つめるでもなく、ちらと眺めるだけで心の奥の奥までも見通すような目だ。皮膚に投げかけられた重い視線は貫き通すことができない皮膚の表面でずっしりと重かった。彼の振る舞いは風変わりで、どの家にも招待されていると感じていた。皆が彼に会いたがり、暴力の興奮に慣れきっていて、今では倦怠感を覚えている人は、彼らの注意を引くことができることに喜びを見出していた。

ジョン・ウィリアム・ポリドーリ（John William Polidori）
『吸血鬼（The Vampyre）』

ジョン・ウィリアム・ポリドーリは一八一九年に小説『吸血鬼』を書いた。これはバイロン（Byron）卿が断片的に書いた作品に触発されたもので、十九世紀のヨーロッパで吸血鬼ブームを巻き起こし、ブラム・ストーカー（Bram Stoker）(3)や現代の吸血鬼のジャンルに多大な影響を及ぼした。ポリドーリの小説の主人公は、気まぐれなバイロン自身の行状をモデルにしていた。吸血鬼はロンドンの上流階級に潜りこみ、出会う人すべてをその神秘的で異常な振る舞いで魅了した。若い紳士を旅の友として、ローマやギリシャへと南下していき、吸血鬼は、友人には知られずに、若い女性たちを誘惑し、殺害した。そして、吸血鬼自身も他者から命を奪われてしまった。しかし、一年後、吸血鬼はふたたびロンドンに現れて、友人の妹を誘惑し、結婚したのだが、初夜のベッドで彼女の血を吸い取ってしまった。

美しくも危険で、吸血鬼は魅力的なモンスターという独特な立場を占めるようになった。彼はけっして精神が錯乱しているわけでもなければ、野卑でもなく、実際のところ、その身のこなしは彼が出会う人の誰よりも素晴らしかった。態度は尋常ではなかったものの、魅力的であり、窪んだ目は相手を麻痺させるような魅力があった。彼の明らかな欠点が犠牲者を引きつけ、特殊なところが犠牲者を引きこんだのだが、彼は犠牲者を単なる物としか見ていなかった。吸血鬼は自己の孤独な存在の意味を求めようとはせず、単にその生活を満喫するだけであり、その他のやり方では生きていけなかった。満足するから、血を吸うのであり、面白いと感じるから人を弄ぶのだった。その魂は休まることがない。

中世の吸血鬼は、カリスマがあり、複雑で、人々の間を気づかれずに歩き回り、獲物を探し回るソシオパスだった。吸血鬼伝説は中世にまで遡り、心と身体には明らかな境界があるという、スラブの信仰にその起源がある。汚れた魂は吸血鬼を産み、その存在は不自然かつ永遠である。

ソシオパスは長期にわたって意識のどこかに存在していた。ソシオパスはどの文化にもその例がある。ジェーン・マーフィー（Jane Murphy）が一九七六年に発表した文化人類学的研究によると、アフリカのヨルバ族の人々は冷淡な魂を持つ人をアランカン（arankan）と呼び、「他者の思惑を考えずにつねに自分のやり方を押し通し、非協力的で、悪意に満ち、頑固な人」を指している。ユピック語を話すイヌイットの部族の中でも、クンランゲタ（kunlangeta）と呼ばれる人がいて、「何をすべきかわかっているのに、それをしない」、「繰り返し嘘をつき、騙し、物を盗み、（中略）多くの女性を性的に誘惑するが、後悔することはなく、しばしば長老たちから罰せられる」という。社会規範を理解しているのに、あえてそれに従わないといった、このような人の概念は、現代のソシオパスの臨床診断においても重要な点である。

このように、私とよく似た人々が世界の多くの文化で存在することは明らかであるので、現代社会ははっきりとしたレッテルを貼りたいと考える。あなたはソシオパスであるのか、それとも他の何かなのだろうか？　SF映画『ブレードランナー（Blade Runner）』では、ソシオパスとよく似た、有機体のアンドロイドが地球に逃げてきて、核で汚染された、世界滅亡後の地球でハリソン・フォードに追われる。レプリカントは人間に酷似していたため、感情を刺激するような一連の質問を通じてしか、その正体を知ることができない。映画の中でハリソン・フォードは、人工物であり、大きな、魅力的な目をしているのに、何の感情も抱かないショーン・ヤングの陶磁器のような肌や完璧な形の唇にどうしても惹かれてしまう。

ショーン・ヤングの魅力ある物腰や未来の職場の服装などに、映画を観て、少女の私はすっかり魅了されたのを覚えている。その時でさえも、私は映画に描かれている厳しい世界でも自分ならば生き延びることができると思った。瞬くネオンや、雑多な蒸気が造る世界は、弱者には最低限の生活しかできない激しい場所となり、私のような強者だけが生きていくことができると確信した。私は自由自在に飛び回るホバークラフトに乗り、通路を移動し、下手な中国語でなんとかやり取りをする自分を想像した。もちろん、皮

（3）アイルランド人の小説家で、『ドラキュラ』の著者として有名。

肉なことには大人になると、同様の診断的疑問を抱いた。私の人間性の欠如を測定するテストを受けても、欺くことができるだろうかという疑問であった。

強調されているのは同一性であって、診断ではないので、ブレードランナーの例は興味深い比較となる。レプリカントは真に「他者」であり、人間とはみなされない。したがって、彼らの内的世界が人間と同様に豊かなものであったとしても、倫理的な制約はない。同様に、ハーバード大学医学部の教官であり、『隣のソシオパス（The Sociopath Next Door）』の著者であるマーサ・スタウト（Martha Stout）のような保健の専門家であっても、診断するのではなくて、ソシオパスを「同定」すると語る。この意味するところは明らかであるように思われる。すなわち、このような人々はソシオパスであるのであって、ソシオパシーという病気にかかっているというわけではない。診断とは、何らかの治療が存在する人のためにある。ソシオパスに対して効果的な治療が存在しないのであれば、ソシオパスの問題にどのように取り組むべきかという疑問になる。ブレードランナーでは、共感を欠く人工物にどのような運命が待っているのか、社会は明確な決断を下している。

社会にとってのソシオパスの問題とは、ソシオパスが反社会的な行為に及ぶのをどのようにして防ぐかという点である。社会がこの問題に対する解答について議論する前に、ソシオパスを同定するための信頼できる方法が必要である。心理学者は、ソシオパスを同定する前に、彼らを理解しなければならない。そして、ソシオパスを理解するためには、ソシオパスを同定できなければならない。ある心理学者はこの同語反復について次のように述べている。「なぜこの男はこのようなひどいことをしてきたのだろうか？　それはサイコパスだからだ。では、この男がサイコパスであると、どのようにして知ることができるだろうか？　このようなひどいことをしたからだ」

これは古典的な「卵が先か、鶏が先か」のジレンマであり、この視点から一般的なほとんどの診断基準をさまざまな形で批判できる。すべての診断法は、ソシオパスと診断された人に観察される特徴に基づいており、それは循環論的というよりは、どの特徴を含めるか否かといった点に影響を及ぼす偏見を冒す危険がある。もちろん、いずれかから出発しなければならない。クレックリーらは、一般人口よりも彼らの患者により多く認められるいくつかの特徴に気づいた。繰り返し認められる一群の特徴が命名されると、それらすべてには同じ原因があるのか、他の同定可能な一群の特徴と関係があるのか、どれくらいの数の人にその群の特徴が認められるのか、一般人口と比較してどのような種類の特徴が認められるのか、といった点について研究者たちは探っていくことができるだろう。しかし、クレックリーのチェックリストはソシオパスの本質を大きくとらえていたにすぎず、その結果、完全無欠でもなければ、すべてを包含するものでもないことを彼も自覚していた。私が時折感じるような控えめな態度は、ソシオパスの研究者には欠けていたのである。

サイコパスを同定するために、最近、主に用いられる検査は、ブリティッシュ・コロンビア大学司法心理学名誉教授で、犯罪サイコパス（そして、同様にソシオパス）に関する第一人者として広く知られているロバート・D・ヘア（Robert D. Hare）が開発した改訂版サイコパス・チェックリスト（Psychopathy Checklist-Revised: PCL-R）である。「研究対象について信頼できて、正確な測定法がなければ、科学の進歩はない」とヘアは解説している。ヘアは研究助手とともに、彼の研究対象であった囚人の間に繰り返し認められた二十の特徴のリストを作った。共感や後悔の念の欠如、誇大性、魅力、自己中心性、衝動性、高い虚言能力、犯罪特異的特徴（例：少年非行、保釈の取り消し、犯罪の多様性）。特徴が一つの場合は二点、確かでないかどちらかといえば当てはまる場合は一点、認められない場合は〇点とつけるように、クレックリーは他の心理学者たちに指示した。試験は信頼性が高く、繰り返し評価されても同様の評点となったが、妥当性については厳しく批判されてきた。

妥当性とは、検査をしようとする対象について、ある検査法がどれほど正確に測定できるかということであり、この場合、PCL－Rがどれほど正確にサイコパスを同定できるかということを指している。PCL－Rは受刑者に基づいて開発されてきた点について批判を受けてきた。ヘア自身も受刑者を対象とするのが簡便であったからだと認めている。すなわち、「囚人からデータを収集するのは簡単である。彼らは研究者たちに喜んで会ってくれる。それは刑務所内の単調な一日を破ってくれるからである。しかし、最高経営責任者や政治家となると……」。サイコパスは、欺瞞、衝動性、無謀などを示す幅広いパーソナリティを示し、かならずしも身体的暴力や不法行為に及ぶものではないので、クレックリーのチェックリストはサイコパスの完全な概念について誤用されるようになったと、ある二人の心理学者が論文で警告した。ヘアはその心理学者たちに訴訟を起こすと警告したため、このスキャンダルは広く知れ渡った。論文の著者らは、ヘア博士のチェックリストは犯罪行為を強調しすぎた概念になっていると主張した。彼らの論文は、ソシオパスがかならずしも犯罪に及ぶ傾向とは同等ではないという意見が増えてきたことを反映している。また、ヘアはチェックリストの中の各特徴が同じように評点を下されるのかについて明らかにしてこなかった。共感の欠如といった傾向が、表面的な魅力といった意義が低いように思われる傾向などと同じ評点を与えられている理由が、ただちには明らかでない。ある人物の行動か、あるいは内的な動機か、何がこの（あるいは他の何らかの）パーソナリティ障害を定義しているのかという疑問もある。好ましくない決断を下してきたという生活史については評価が容易であるが、他者の思考形式を真に理解するのは非常に難しい。

サイコパスやソシオパスがそもそも診断可能な状態であるのかという点についても学者や臨床家の間でさまざまな意見がある。観察された行動パターンに基づいて下された診断である反社会性パーソナリティ障害（antisocial personality disorder: ASPD）を支持し、改訂しようという研究者の動きがあるものの、DSMをまとめたアメリカ精神医学会の会員はサイコパスやソシオパスという診断を除外することを決定した。世界保健機関の疾病および関連の健康問題に関する国際分類では、同様の診断として非社会性パーソナリティ障害(dissocial personality disorder)が記述されているが、やはりソシオパスは含まれていない。ASPDとソシオパスは同じ特徴をすべて共有するものではなく、ASPDは主として、ソシオパスの内的思考過程よりは、むしろ犯罪行動に焦点を当てている。とくに非協力的であったり、収容されている人が対象であったりする場合には、思考過程を確認することが難しいからである。たとえば、私は共感性に乏しく、社会規範に準ずるのが苦手で、自己の利益のために他者を操ろうとするからこそ、私自身が高機能のソシオパスであると考えているのだが、私にたしかにASPDの診断が該当するとは思えない。

ソシオパスの診断的問題にさらに混乱をもたらしているのは、ソシオパスと他のパーソナリティ障害（例：自己愛性パーソナリティ障害）や発達障害（例：アスペルガー症候群）の間に行動的特徴が重なり合う点があるからである。自己愛性パーソナリティ障害では、自尊感情の肥大化、共感性の低下などが認められるし、自閉症スペクトラムにあるアスペルガー症候群のように何らかの社会発達障害との間にも共通点を認める。

ハダースフィールド大学心理学教授のデヴィッド・キャンター（David Canter）は『司法心理学入門(Forensic Psychology: A Very Short Introduction)』の中で「これらの診断は、問題になっている人の特徴をまとめたもの以上であると考えてはならず」、「医学的説明という仮面を被った、実際には道徳的な判断である」と懸念を表明している。ロバート・ヘアの本の序の冒頭の一文には、「サイコパスは社会的な肉食獣であり、彼らは魅力的で、自己の利益のために他者を操り、無慈悲に人生を切り開いていく。そして、彼らが通った後には、数多くの打ち砕かれた心、粉々にされた希望、すっかり空になった財布が残される」とある。読者はソシオパスが壁のどちら側にいるのか想像することができるだろう。それでもこういった診断は今でも用いられていて、ある人物の保釈を認めるか否かといった重要な決定がこの診断に基づいて下されている。

心理学的診断の定義に問題があるのとは異なり、神経科学によっていくらかはこの問題が明確にされる可能性がある。最近の脳画像や他の研究からは、ソシオパスの脳についてさまざまな特徴の間に何らかの関連があり、より「決定的」で独特な何かが存在することが示唆されている。すべてのカトリック教徒がまったく同じ傾向を有するとか、カトリック教徒とみなす、ある一連の傾向があるなどと決めつけるのは誤りであるのと同様に、ソシオパスの特徴のリストをソシオパスの定義と混同することも誤りである。ソシオパスの診断は有用ではあるが、それはその限界を承知している限りにおいてである。最大の限界は、その根本の原因によってソシオパスを同定することができず、単にその症状や特徴によってソシオパスがどのようなものであるかとらえるに過ぎない。人々はこれにやや失望を感じる。私が悪いのは、ひどい扱いや養育を受けたからだとか、愛情に欠けて、敵に囲まれた環境で育ったからだと考えるほうが簡単である。しかし、私は多くの人々のようにむごい虐待を受けたわけではなかった。私はごく普通に養育され、ネグレクトがあったとしてもごくわずかなものでしかなかった。私の幼児期はみじめだったかと問われれば、とくに何も問題はなかったと答える。双生児研究によると、ソシオパスの傾向には遺伝的要素が強く、ソシオパスの脳はほとんどの人とは異なることが知られている。しかし、ソシオパスの脳が一般の人とは異なるからという理由だけで、ソシオパスが異なった行動をする理由にはならない。彼らが一般の人とは異なる行動をするという事実は、脳の回路に実際に影響を及ぼす可能性がある。同様に、ソシオパスの脳が一般の人とは異なるからといって、それがソシオパスの原因であるというわけではない。ヘアによれば、ソシオパスは「サイコパスに一般的に認められる他の環境的、あるいは遺伝的要因による副産物であるだろう」という。

原因不明で、この障害に対する治療法がないのだが、私たちはかならずしも治療を必要としていないことも承知している。となると、私は本書をここで書くのを止めてしまいたいとも思う。心理学者として、そしてジョージア医科大学の教授として、クレックリー博士はソシオパスを観察し、治療した。彼は必死になってソシオパスの患者や犯罪者を治療しようとしたが、彼らの障害は重症であり、本質的には治療不能であると考えた。博士がまさに人生の最後に書いた『正気の仮面』の最終版の序で、効果的な治療法を発見することはできなかったが、ソシオパスの理解に貢献できて、ソシオパスの身内や愛する人に彼らの尋常ではない行動について何らかの説明ができたことを喜んでいると述べた。実際に、クレックリーは、非常に多くの不治の患者をその書に記録した。彼らはよくなるために世界中のすべての資源や支持を得たものの、強い絆のあった人を落胆させ、さらなる悪行に及んだのだ。クレックリーにとって、ソシオパスはまさに勝ち目のない戦いのようなものであった。

ソシオパスは不治であると考えるのはクレックリーだけではなかった。最近の推計では、ソシオパスの常習犯罪率はソシオパスではない人の約二倍であり、暴力的犯罪については三倍である。ヨルバ族やイヌイットでも反社会的な人間は変わりがない。あるイヌイットがマーフィーに「誰も見ていなければ、そんな奴を水の中に突き落としてしまっただろう」と述べたように、唯一の解決策はソシオパスを殺害するか、社会の片隅に追いやるしかない。

単に信頼できず、集団に所属していないソシオパスをどのように扱うかという難しい問題がある。イヌイットやヨルバが密かにそのような人を殺してしまったのと同じような難題に、現代の心理学者や犯罪学者も直面している。英国では、単にソシオパスというだけの根拠で、ソシオパスの犯罪者には終身刑が下されてきた。米国では、医師がソシオパスは不治であるとみなしていたので、ソシオパスと診断されると、釈放の希望はなく、精神科病院に生涯収容されてきた。ロバート・ディクソン（Robert Dixon）の例を見てみよう。強盗が失敗し、その際に運転手をしていたディクソンは共犯として、十五年から終身刑の判決を下された。二十六年間服役した時点で、保釈を請求した。再犯の可能性について判断するために、彼がソシオパスであるか否かについて心理試験が実施された。「私は報告書を読んで落胆した」とディクソンの弁護士が回想している。「私があれほど必死になって再審請求をしてきたのに、完全に否定されてしまった」

クレックリーは初版では、ソシオパスは社会機能が非常に障害されているので、精神障害とみなすべきであると主張していた。しかし、後の版ではこの主張を改めて、このような視点は、彼らが自らの犯罪行為に責任があるとすることの妨げになっていると述べた。彼は危機に直面した。他の一般の患者とは異なり、クレックリーはソシオパスを狂気であるとか、「躁的」であるとか考えてはいなかった。しかし、ソシオパスは他の患者と同様に問題を抱え、生きていくのに不都合を感じ、十分な準備ができていないのだから、他者とは隔離されるべきであると、クレックリーは感じていた。しかし、危険なソシオパスがしばしば精神科病院に収容されていることを、クレックリーは憂慮していた。というのも、ある人物の精神的な責任能力を判断して、収容を決定する際に、言語的知能や合理性が重視されすぎているのだが、それはソシオパスには有利に働くからであった。

しかし、精神医学的診断だけに基づいてソシオパスから自由を奪うということには、多くの重要な道徳的問題がある。社会学者は制御と維持について憂慮する。すなわち、他の人々をモンスターにしないような仕方で、この奇妙な生物をどのように扱うべきだろうかと、彼らは自らに問うた。ある人に良心が欠けているからといって、その自由を奪うことは正統なことだろうか？　自傷他害の恐れがあるという理由で、社会は精神障害者を収容する。ソシオパスは外部の世界では機能できないので、社会ができることと言えば、ソシオパスを他の世界から隔離するために思い切った手段に踏み切るしかないという議論を、私は聞いたことがある。しかし、ソシオパスは機能できるし、他の人々とは単に異なる方法で機能できるのだ。ソシオパスは自分の手を噛みちぎったり、空を飛べると信じて、ビルの上から飛び降りたりするわけではない。ソシオパスは狂気ではない。そして、時にはソシオパスが非常に成功しているという事実もある。ソシオパスの生活、思考、決断が、ある人にとって不快で、ひどく不道徳に感じられることが問題視されるのだ。あなたは自分が単に嫌いな人にどのように接するだろうか？

ソシオパスの診断が犯罪の判決に及ぼす影響は実際のところ難しい問題である。精神異常を理由にした無罪の抗弁に対する法律的な基準とは、犯人が正邪の識別ができないという点である。ソシオパスはほとんどの場合、社会が何を正しく、何を正しくないとしているかを実際のところ知っているのだが、自らの行動を社会規範に合わせようという必要性を感じていないだけである。ソシオパスのこの誤った行動が、同じような犯罪に及んだソシオパスではない人と比べて、責任が重いのか、責任が軽いのか、同じように責任があるのかという点が議論されてきた。ソシオパスの囚人の脳スキャンを専門とする著名な研究者であるケント・キール（Kent Kiehl）は、知能指数の低い人と同様に、ソシオパスを治療することを示唆している。知能の低い人は、自分の行為が間違っていることを知ってはいるのだが、暴力的な衝動に対する「ブレーキ」が十分に備わっていないというのだ。

さらに、懲罰の効果についても疑問がある。罰はソシオパスの行為をほとんど抑えることはないので、過ちを犯したら、単に収監するといった具合に、一般の犯罪者のようにソシオパスを扱っても効果はないと、クレックリーは主張した。もちろん、誰に対しても収監の抑止効果には疑問が残る。激情にかられて犯罪に及んだ、共感に満ちた人が、収監されるのではないかと考えて、犯行に及ぶのを控えるとは私には思えないし、ギャングの家庭に生まれ貧困の中で育った、生涯にわたる違法薬物の売人に収監がどの程度の効果をもたらすかも疑問である。しかし、ソシオパスはとくに否定的な結果に反応しないことが、科学的研究によって明らかにされてきたし、これは私の人生にも当てはまった。家庭や学校で罰を受ける恐れがあると、いずれにしても私がしたいと思っていることをした結果として罰を受けるのを何とか回避する方法を見つけようとして、私はそれをまさに挑戦としてとらえてきた。

ソシオパスは否定的な結果に対して一般的には反応しないと、クレックリーは直感したのだが、これはヘアの有名な研究によって証明された。ヘアは、ソシオパスと正常の対照群に対して軽度の電気ショックを与えた。ショックが近づくとタイマーがカウントダウンしていった。ショックの時間が近づくにつれて、わずかな痛みを予期して、正常の被験者は不安の兆候を示した。サイコパスはショックに対して驚くほど反応を示さず、ショックの時間が迫ってきても、正常の対照群のような不安の増加が認められなかった。

否定的な出来事に対するこの反応の鈍さは、ソシオパスの脳の特徴である過剰なドーパミンの影響であるだろう。ソシオパスの過剰なドーパミンと脳の報奨系の過活動性の間に関連があることを、ヴァンダービルト大学の研究者たちが明らかにした。ある課題に成功した際に金銭的な報酬や化学的な刺激を受けることに反応すると、ソシオパスの脳は正常群に比べて四倍ものドーパミンを放出するという。「このような人々は飴（報奨）にあまりにも引きつけられてしまい、鞭の危険や心配をわきに追いやってしまう」ので、過活動の報奨系がソシオパスの衝動的で、自ら危険を追い求めるような行動の原因となっているように思われるというのだ。

しかし、私自身はこの仮説に疑問を抱いている。報奨系の過活動によって、ソシオパスに性犯罪者の傾向があったり、少なくとも一般人口よりもその傾向が高かったりすることは説明できるだろう。専門職のような領域でソシオパスが上位を占めることの理由も説明できるだろう。ソシオパスは脳のドーパミンの量を引き上げようとして、おそらくさまざまな領域で社会に貢献しているだろう。それでは、あえて危険に飛びこんでいこうとする人はどうだろうか？　おそらくソシオパスもそうだろうが、過剰なドーパミンの影響であるとは私は考えない。というのも、ヴァンダービルト大学の初期の研究では、ドーパミンの低値と危険をあえて冒す傾向が薬物乱用と正の相関を示していたからである。個人的な経験からは、私があえて危険を冒そうとするのは、危険や外傷やストレスに満ちた状況に対して恐怖の反応が低かったり、自然な不安が欠けていたりすることが原因であると感じている。

私の知能が高く、安定した中流家庭で、篤い信仰のもとで育ち、経済的にも満たされたホワイトカラーの専門職であるのに、あらゆる種類の危険で馬鹿げた行動にしばしば及ぶ。若かった頃、ティーンエイジャーならではの無謀なことをたくさんしでかした。モッシュピット[4]、開発途上国でのヒッチハイク、ト

（4）ヘヴィメタルやパンク・ロックなどの音楽ライヴ等で、観客が決まった振り付けなどなしに、押し合いへし合いしあうこと。

ラックにショッピングカートを結びつけて引きずられる、拳で殴り合うなどである。こういった子どもじみたスリルを味わう行為を今ではほとんど卒業したとはいえ、このような経験から何も学ぶことができていない。

ある夏、私はハイリスクの株取引で預金のすべてを失った。取引自体がハイリスクだったばかりか、私の態度も驚くほどハイリスクだった。株を売るべき時に売らず、まるですべての卵をひとつの籠の中に入れておいたのだ。株で多くの失敗をしたにもかかわらず、今でも不必要な賭けに出ることがある。多額の金銭を失うだろうと客観的にわかっていても、それが何か問題であるといった痛みを感じることができなかった。関係ないように思われるかもしれないが、私はナイフを使わない。ごく一般的な道具なのに、傷を負う心配が脳裏を離れないのだ。何度も傷を負い、皮膚を切ったり、傷が骨にまで達して、縫合が必要だったりしたこともあるが、これまで以上に注意を払うことがけっしてできないので、ナイフを使うのを止めてしまったのだ。

私は街中でオートバイに乗るのがつねに好きだった。とくにそれが危険であるからこそ、なおさら好きだった。もしも自動車が私のレーンに割りこもうとしたら、拳で自動車を叩いたり、ポータブルのタイヤのポンプを振り回したりする。もしも自動車が実際に割りこんで来たら、追いかけていき、前に回りこみ、急停車し、運転手に急ブレーキをかけさせる。そのようなことをするのが私自身であるだけにひどく危険であることはわかっているのだが、こうして相手も震え上がらせる。自分の安全などほとんど気にしないので、このような行為を変えることができない。これは私が非合理的であるからというわけではない。何かの行為が実際に「苦痛」をもたらすことがめったにないのだ。運転手をなじったり、預金を失うリスクを冒したりすることにはおそらくわずかばかりのスリルしかないのだが、このような状況ではより多くの注意を払う十分な不安を私は感じないというのが主な理由だろう。

腐っていたり、危ない食物を食べたりして、何度、食中毒になったかわからないが、教訓になったとは思えない。数年前、YMCAのシャワー室で目覚めた私は裸だった。どうしてそこにいるのかわからなかったが、何か馬鹿なことをしたのは明らかだった。自分の限界を知っている人はけっしてYMCAの床の上に裸のままで気を失ったりしない。私の脳にはいつ行動を止めるかという「切」のスイッチがない。何かをやりすぎてしまう瀬戸際にあることを知らせる境についてのごく自然な感覚がない。このようなことをやってしまう時の私は、飴に気を取られすぎているというのではなく、鞭にあまりにも無関心であるように感じている。

私はいつも最悪の環境で生活してきた。家賃が低く、最低の健康保険に入っていれば、特別な掛け金を払う必要はないと考えている。友達や家族はひどく驚くが、こうしておけば誕生日やクリスマスの贈り物、催涙スプレー、安全錠、自動車の盗難防止装置などを買うことができる。大学卒業直後は、シカゴで多くの薬物乱用者が住んでいる公営住宅のすぐ近くに住んでいた。銃声があまりにも耳障りなので、それを消すために、ヘッドホンから大きな音を流しながら、その近所で夜間ジョギングをしていた。つい最近、自宅のアパートへの帰宅時に二度目の強盗にあった。初回は、引っ越ししてきてたった数日後のことであった。強盗にあった時ではなかったが、私の部屋のドアを一晩中叩き続ける人がいたこともある。（近隣の人の中に違法薬物の売人がいて、薬を買いに来た人が私の部屋を売人の部屋と間違えたのだろう。ただし、これはあくまでも私の憶測にすぎないが。）

おそらくあえて危険を冒そうとする私の態度は、自動車が好きで、そのために何度もひどい目に遭ったことからも明らかだろう。運転席に座ると誰にも負けないと感じ、自分の決断の結果について深く考えないので、しばしば自分もそして他者も危険に陥れてしまう。ある時、ブレーキが故障しかけたが、牽引を頼むよりは、自分で整備工場まで運転していくことにした。ブレーキに足を乗せていた時間が長すぎて、とうとうまったく効かなくなってしまった。その日は雨が降っていて、ずっと続く下り坂を数マイル運転しなければならなかった。さらに悪いことに、整備工場に近づくと、跨線橋《こせんきょう》を越えなければならなかった。そこは四車線の幹線道路が一ブロックにわたってぐっと上り、それから下っていた。ブレーキを使わないまま跨線橋に着いた時には時速四十五マイルが出ていたが、跨線橋の上部の赤信号で止まるにはスピードを出しすぎていた。とっさに判断して、ハンドルを左に切り、自動車をパワースライドさせて、対向車線の二車線と並行している側道を超えて、自動車の右後部と次に前部を道路の反対側にぶつけて、ようやく停車した。私は建物の住所を見上げて、そこが整備工場のすぐ南側の道だと気づいた。自動車を駐車場になんとか入れて、パーキングブレーキを使って、ようやく完全に停車させた。その場にいた人たちは息を殺して見つめていた。

もちろん、その時は自分にとても満足していた。自分がけっして負けないと思える証拠を手に入れるのは嬉しいものだ。しかし、もしも悪い方向に転んでも、たとえば自動車が跨線橋から転落し、その衝撃で爆発しても、同じように感じただろう。命を落としさえしなければ、私は満足できるように思えるのだ。何か悪いことが起きても、起きなくても、私にはそれほどひどいことではない。私の身の上に起きたことがそれほどひどいとは感じないだけなのだ。おそらく何らかの後悔とか不安を感じることもあるだろうが、それをすぐに忘れてしまって、世界は希望にあふれているように思える。私はスーパーマンではないので、悲しみや痛みをまったく感じないわけではない。私は単にひどく楽観的で、自尊感情が高いために、薔薇色のレンズを通して世界を眺めている。

私はみじめにならないのだが、私の兄姉妹や友達は私と同じではない。彼らは私の無謀で他人事のような態度のために私を嫌うことがある。数日前に、私は道路の端に吹き積もった雪の上で、凍えた手を騙し騙し動かしながら、なんとか自力でタイヤを替えようとしていた。そこに長兄がやってきて、私に向かって文句を言ったのをはっきりと覚えている。私がちょくちょく強盗に遭うので、友人はとても心配だから、別のところに引っ越してほしいと言ってきた。強盗に遭ったからといって気にしていないと彼女をなだめたが、それでも、「お願いだから、あなたのことを心配して、愛している人たちの心が休まるようにしてほしい」と言い続けた。それでも、引っ越しをする私なりの理由を見つけるのが難しい。私は見知らぬ人に借金を申し出る、警察に寛大な処置を望む、証拠を隠すために嘘を言うといった、面倒なことからつねに何とか抜け出そうとしてきた。私はいつも一か八かの賭けに出たいし、不運はけっして長続きしなかったので、つねに何とかうまくやってきた。そして、安全策にかかる費用や、起きるかもしれないが実際には起きなかった危険に対する保険というどちらの意味でも、事前に注意を払うことは高くつく。友人が「私が心配しないように」と言ったように、多くの人々が事前に注意を払うことは費用の面からも意味があると私も理解できる。しかし、私の心は何をしたとしても、いずれにせよほとんどつねに平穏である。したがって、これ以上注意を払うということをしないのだ。

自分自身がソシオパスであると自己診断を下し、ソシオパスのブログも書いて数年が経ち、私はいよいよ正式な評価を受けることを決意した。当初、私は専門家の診断を求める気にはならなかった。心理学の学位を有する人と同じくらい、私は自己診断を信頼していた。しかし、正式な診断がなければ、私の視点を信用しない読者もいるかもしれないと結論を下した。正式な診断を下されなければ、私が実際にソシオパスであると、ブログを読む人は理解できるだろうか？　私が人間の中でもっとも憎まれる階級の一員であるという事実を明らかにする危険を冒せば、人々は私のことを信用してくれるはずだと、私は考えた。

私が診断を依頼したのはテキサスA&M大学教授のジョン・イーデンス（John Edens）博士であった。博士はソシオパスの領域の指導的な研究者であり、その意見は最近もニューヨークタイムズや全米公共ラジオなどでも引用されてきた。私に実施する予定の検査はヘアのソシオパスの犯罪モデルに密接に関連していることについて、イーデンス博士は憂慮した。私には犯罪歴がないとしても、私のテストの評点が何らかの意味で疑問が残り、私のソシオパスの傾向の真のレベルを過小評価してしまうのではないかと、博士は心配したのだ。

私はPCL‐R、PCL‐SV（サイコパス・チェックリスト‐スクリーニング版）などの検査を受けた。その名前が示す通り、ヘアによるサイコパスの概念に歴史的に関連した基準のチェックリストである。これは、PCL‐Rを完了するのに要する膨大な情報や犯罪歴のデータなどにはあまり頼らずに、サイコパスの特徴を評価するように開発された。PCL‐SVは十二の個々の基準から成り、それぞれ〇点から二点の評点を下されて、計〇点から二四点となる。試験は二部分からなる。第一部は、たとえば、後悔や他者への共感の欠如、欺瞞性や誇大性といった対人的な行動など、ソシオパスに典型的に関連するパーソナリティ傾向を含む。第二部では、無責任、衝動性、成人期の反社会的行動といった、反社会的行動をさらに深く探っていく。

面接では、衝動性、攻撃性、一般的に無責任な行為（例：喧嘩や窃盗）など逮捕には至らなかったものの、状況が異なれば逮捕されたかもしれない出来事といった重要な病歴について質問される。このような行為は、経済的な利益や他の物質的な目的というよりは、ほとんど完全にスリルを求める目的であったように思われると、イーデンス博士は報告書で述べている。「トーマス嬢が警察沙汰にならなかったのは、面倒に巻き込まれないようにする彼女の優れた操作能力、彼女の人生におけるさまざまな保護因子（例：高い知能、高い教育、一般的に支持的な家族構成、他の社会経済的利点）、単なる幸運、あるいは以上の点が重なり合ったもののためであるか、この時点では明らかではない」と博士は記載している。私の家族、無謀なティーンエイジャー時代、法科大学院卒業後に仕事が長続きしなかったこと、今回の受診に至った自己分析などについて、私はイーデンス博士に語った。

私のPCL-SVの評点は二四点中一九点であった。明白な診断的カットオフ点はないが、手引書によると、一八点以上は「サイコパスの可能性がきわめて高い」ことを示している。私の評点は第一部（パーソナリティ）では一二点、第二部（反社会的行為）では七点であった。「この評価尺度の第一部は一二点が最高点であり、これはきわめてサイコパスの特徴が顕著な人が示す典型的な、感情的・対人的特徴であることを示している」とイーデンス博士は述べた。

この明快な評価法は、「サイコパスの概念は、ひとつの範疇というよりは、むしろ次元的なものである」というロバート・ヘアの意見に一致している。評点の高い者は明らかに反社会的であるのだが、評点の低い者であっても「高血圧症の基準値よりも血圧が低い者であっても医学的危険があるかもしれないのと同様に、自己の周囲の人々との間に深刻な問題を抱えるかもしれない」という。そこで、イーデンス博士は、ソシオパスのパーソナリティを探る他のいくつかのパーソナリティ検査を私に実施した。ソシオパスにもっとも特異的な検査はおそらく、改訂版サイコパス・パーソナリティ評価尺度（Psychopathic Personality Inventory-Revised: PPI-R）だろう。これは自記式の質問紙で、サイコパスのパーソナリティを示すと歴史的に考えられてきたさまざまなパーソナリティ特徴を探るために開発された。この尺度では、サイコパスの全般的傾向を合計点とともに、より特異的な傾向を示す八種の下部尺度が示される。イーデンス博士の報告書では、「おそらくさらに顕著な点は、年齢や性別にかかわらず、トーマス嬢がＰＰＩ－Ｒの正常データベースの中でいかなる下部尺度においても九九パーセンタイル値を超えていることであった。言うまでもないが、このような知見はサイコパスのパーソナリティ構造と密接に関連している」という。

その他の検査は、改訂版ＮＥＯパーソナリティ評価尺度（Revised NEO Personality Inventory）であり、これも自記式質問紙で、イーデンス博士によれば、私のプロフィールは「典型的な女性のサイコパスのパーソナリティ」を示していた。最後に、私はパーソナリティ評価尺度（Personality Assessment Inventory）という検査を受けたのだが、自己中心的態度、興奮を求める特徴、対人場面で優位に立とうとする傾向、言語的攻撃性、過度の自尊感情などで評点が非常に高く、否定的な感情的経験（例：恐怖症、外傷的ストレッサー、抑うつ症状）、養育、ストレスに満ちた人生の出来事などの評点は非常に低かった。

私はイーデンス博士が気に入った。常識的な人物で、真に相手を思いやる人のように感じられた。面接中のある時に、彼は私のことをひどく心配して、今にも泣きそうになったようにみえた。その時、何を話していたか覚えていないのだが、おそらく父が私を叩いたといった話だっただろう。博士が私について何か心配しているとするならば、「ソシオパス」の診断が私の人生においてどのような影響を及ぼすのかと心配してくれているのだろうと思った。もちろん、私にはそんな心配はない。自分自身の健康や安全に配慮できないならば、正式にソシオパスと診断された際の専門家としても、そして、個人的な生活に及ぼす影響についても、私は配慮できないだろう。イーデンス博士もこの点について気づいていたはずである。おそらく、だからこそ彼は困り果てたように見えたのだ。

これらの検査のどれも、自分の意思と選択から診断を求めてくる私のような人を対象としたものではないと、私たちは話し合った。犯罪者には、とくに保釈請求といった状況では、嘘をついて、自己評価を歪めるという動機がある。そこで、診断を下すための検査はある程度の疑いを持ちながら実施する。しかし、私のようにサイコパスと診断されたいという動機のある人にはどのように対処したらよいだろうか？　自分を実際以上にソシオパスらしく見せかけるために私がどのようにしてイーデンス博士に嘘をついて、騙すことができるか、博士は数回指摘したが、自分の立場を有利にする目的で嘘をつくこともまたソシオパスの特徴であることを認めざるを得ないと言った。しかし、私は嘘をつきたいとはけっして思わなかった。嘘をつくのは馬鹿げているだろうとさえ思った。未知の人に三時間の面会を許されたのだから、できる限りの答えと洞察を得たいと真に思った。

ソシオパスの人が私に連絡してきて、検査を受けたいと申し出てくると、私はほとんどつねにその依頼を断っている。あまりにも危険が大きすぎる。効果的な治療法がないので、検査を受ける唯一の利点は、自分がどのような人間であるかを知り、心の平穏を手に入れることである。一方、欠点は、診断が悪用されると、人生のすべての面に影響しかねない深刻な汚点となってしまうかもしれない。イーデン博士でさえ、報告書をメールで送ると、それがハッカーの手に入ることを恐れて、ひどく入念に暗号化したほどである。

数時間の面接の最後に、イーデンス博士は「もしもあなたはサイコパスではないと私が言ったら、どのように考えますか？」と私に質問した。それは私がこれまでにも何度も自問した質問であった。今ブログを止めたらどうなるだろうか？　新たな心理学研究に答えを求めるのを止めたらどうなるだろうか？
「わかりません。丸一日かけてここまで来て、先生と話をして、何も手に入らなければ、きっとイライラしてしまうと思います」と私は答えた。博士は笑った。博士の研究室を去る時に、私は博士の時間に対していくら支払えばよいのかと尋ねた。私は小切手帳を持ってくるのを忘れた。こんなことはソシオパスではよくあるストーリーではないかと二人はジョークを言って、笑った。

私が博士の研究室から出た時には、彼がどのような報告書を書くのか見当もつかなかった。しかし、ソシオパスが十分に研究されておらず、必要以上に犯罪者扱いされていて、これは正しく理解されるべき重要な課題であるという点で、博士と私との間で合意ができたと思った。数週間後に報告書を受け取り、しばらくの間、私が疑ってきたことが確認された。私自身の診断と、現代の精神医学的診断過程に結論が出ていないことや主観的なことについて確認されたのだ。

ソシオパスを同定することについての最後の疑問とは、なぜソシオパスを同定する必要があるのかというものである。私が子どもの頃、祖父はその農場で鶏や他の家畜を育てていて、鶏はそれぞれ一日におよそ一個の卵を産んだ。当時、祖父は七羽の鶏を飼っていたので、毎日七個の卵が手に入ったはずである。祖父は非常に注意深く鶏を育てて、毎日、卵を集めた。私が祖父のもとで過ごしている時には、私も同様に熱心に仕事をするように言われた。もしも注意深くしていなければ、鶏は自分の卵を食べてしまう。ひとたびその味を覚えたら、次々に卵を食べ続けるので、その鶏を殺さなければならないと、祖父は言った。鶏が自分の産んだ卵を食べるというのが本当の話なのか私にはわからなかったが、祖父の話はとても恐ろしかったので、私は熱心に鶏の世話をして、卵を集めた。私が農場を離れている間に、祖父は病気になり、毎日鶏の世話をしたり、卵を集めたりすることができなくなった。どうにか祖父が鶏小屋に行ってみると、割れた卵の殻があちこちに散らばっていて、それは鶏が自分の産んだ卵を食べた証拠であった。その後、毎日卵を集めると、つねに一つか二つ足りなかったり、殻が突かれたりしていた。少なくとも一羽の鶏が卵の味を覚え、餌を十分に与えられても、卵を食べるのを止めようとしなかった。

「どの鶏が卵を食べたの？」と私は質問した。

「どういう意味だい？」

「卵を食べる鶏を殺さなければならないから」

祖父は笑った。

「おじいちゃん、真面目な話よ。一匹の鶏が私たちの食物を食べてしまっている。小屋を荒らしまわって、卵を台無しにしている。どの鶏がそんなことをしているのか見つけ出して、それを殺さなければならないでしょ？」

「儂《わし》にはじっと座って、鶏を監視している暇などない。ところで、その鶏は実際には役に立っているのだ。鶏の世話をしっかりやって、卵を集めろと、儂に気づかせてくれている。自然は厳しいし、人生も厳しいことも教えてくれている」

私は祖父の説明には満足できなかった。翌朝早く私は目覚めると、鶏小屋を監視した。鶏たちが巣に行って、卵を産むのを一羽一羽見ていた。そのうちの一羽が爪で卵を弄び、嘴で割れ目を突き出した。私はその鶏を殺そうと思った。鶏の脚をつかんでぶる下げ、頸動脈を探し当て、ナイフでそこを切り裂けば、血が地面に滴り落ちて、鶏はバタつくが、そのうちに死んでしまうことを、私は知っていた。そうするのに五分間もかからない。その代わりに、私は鶏に怒鳴り声をあげ、卵のもとから離れさせた。私は残った、食べられる卵を集めて、家に戻っていった。

私は鶏たちがどの一羽が卵を食べているのか知っているのだろうかと思い、もしも知らないのであれば、それを見つけた時に、どうするのだろうと思った。

第3章

ソシオパスは不気味で、変わっている

私は多くの兄姉妹のいる家庭で育ったが、なかでもすぐ年上のジムが一番好きだった。ジムが十八歳の時に、性格ががらりと変わり、後に自分で言うように「一匹狼」になった。数人の友達と出かけた時に、ジムは気分が悪くなって、スーパーマーケットの駐車場で大便を漏らしてしまった。この出来事で恥ずかしい思いをして、不安が強まり、遁走《とんそう》状態になった。失禁を友達に明かすこともできず、そっとマーケットの中に入って、汚れを始末するということも思いつかなかった。その代わりに、ジムは下着を脱いで、駐車場のアスファルトの上に捨て、グループから離れてしまった。友達はジムが駐車場の別の所でウロウロしているのを発見し、なだめすかして、彼を自動車まで連れて行った。帰路、ジムは汚れた服を着たままで、体を洗うのを拒んだ。ほとんどの時間、彼の話はまとまりがなく、人間として実際に機能していなかった。数日後、彼はいつものジムに戻ったが、ひとりでウロウロしていたことについて質問されても答えることができなかったし、今でも答えられない。

よい言葉を思いつかないのだが、私はジムが傷つきやすかったのだと思う。彼はストレスに対して非常に弱く、些細なことに圧倒されてしまい、ほとんどいつも神経質だった。見知らぬ人からいつも腹を蹴られて、いじめられている犬のように、ジムは振る舞っていた。集中的な心理療法を受けたのだが、ジムはそれでも毅然として振る舞うことができず、受動攻撃的な態度で突っかかっていくか、自分の殻の中にすっかり引きこもってしまう。ジムを見ていると、一体以前の兄はどこに行ってしまったのだろうかと、私は時々思った。私自身がジムのように変わってしまうことがけっして想像できず、同じような境遇に置かれていたのにどうしてこうも異なる両極端の性格になってしまったのだろうかとしばしば不思議に思った。私がソシオパスとして生まれたのか、それとも幼児期の環境でそうなったのかという疑問が浮かぶと、私はこの共感性の高い兄のジムについてしばしば考えた。ソシオパスには遺伝的な要因が強力に働いていることを示唆する科学的な証拠がたくさんある。ソシオパスの傾向は個人の生涯を通じて安定していて、一貫していることも、研究が明らかにしている。遺伝子が一〇〇パーセント一致している一卵性双生児は、遺伝子が五〇パーセントしか一致していない二卵性双生児よりも、ふたりともソシオパスの傾向を示す率が高い。私と兄のジムは関係が近い。わずか一歳ほどしか歳は違わないし、ジムと私は二卵性双生児にしばしば間違えられるほどである。ジムと私は何でも一緒にした。ふたりはほぼ同一の養育や経験をしたといってもよかったが、まったく正反対の性格の大人になった。

私が育った街の大きな公園には、コンクリートでできた大きな恐竜のブロントサウルスがあった。恐竜の大部分は地面の下に埋もれていて、巨大な体が全部掘り出されることはなかった。長い首と紫色の尾だけが地表に出ていて、子どもたちは喜んでそれに登ったり、ぶら下がったりしていた。ジムと私は午後の遅い時間や、夕方の早い時間に、何時間もブロントサウルスで遊んだ。放課後に母親が迎えに来るまで長時間そうしていることもあった。そこは学校から近かったが、学校から見守るには遠すぎた。親が迎えに来るのを忘れているのではないかと誰も不審に思わなかったし、誰かが私たちに近づいてきたら、こう説明しようと準備していた。「お母さんは今、校長室で私たちの成績について話し合っています」とか、「お母さんは急な用事で出かけています。近所の人がもうすぐ迎えに来てくれることになっています」と。実際のところ、なぜ母親が時間通りに私たちを迎えに来てくれないのかわからなかったのだが、心配してくれる見知らぬ人との間に面倒を起こしたくなかったので、嘘をついた。日が傾いたのに、私たちの面倒を見てくれるはずの大人が少しばかり遠くにいるといった時に、いつもこのようなことが起きた。

私が十歳くらいで、ジムが十一歳くらいのある晴れた午後、両親が私たちを公園に連れて行ってくれた。高校生の兄は学校に行っていたので、小学校だけが休みだったと思うが、公園には他に子どもたちの姿はなかった。両親は私たちをブロントサウルスのところに置いて、用を足しにどこかに行ってしまった。そこで、私たちは一緒に戦争ごっこや潜水艦ゲームをしたり、首にぶら下がったり、半開きにされた暗い口の中に腕を突っこんだりして、慣れ親しんだ古びた恐竜で遊んでいた。恐竜に飽きると、竹がびっしりと生えた小川に行って、ジャングルの中を音もたてずに進んでいくベトコン兵ごっこをしたりした。

一時間ほどして、私たちは両親が帰ってきているだろうと思い、駐車している自動車のところに戻ろうとした。父が母のためにドアを開け、母はいつものように、ゆったりと優雅に助手席に乗りこんだのを、私は見たのを覚えている。両親が今にも出発しそうだったので、ジムと私は歩みを速めて、両親のもとへと急いだ。戦争ごっこで空腹になっていたので、私たちは家に帰って、何かを食べたかった。自動車まで約百五十ヤードのところで、エンジンがかかるのが聞こえたが、私たちが走り出す前に、自動車のバックのライトが点灯し、公園を出ていこうとしていた。両親が私たちを置いていこうとしていると私が気づいたのかどうか定かではない。自動車が公園の細い道路を通り抜け、ジムと私は全速力で走り、大声で叫んだのだが、両親に置いていかれるとは考えていなかった。まるで、怪物がゆっくりと迫ってくるのを必死になって逃げようとしているホラー映画の一シーンのように、両親は子どもたちが必死になって追いかけてくるのをバックミラーで見ていたのだろうか。自動車は低いエンジン音を立て、それとは対照的に、私たちは必死で歩道に足音を立てながら、喘いで、大声を上げていた。

私たちは両親の自動車を半マイル以上も追いかけたが、公園の道路で自動車に追いつくことができなかった。自動車が幹線道路に出ると、もう追いかけるのは無理になり、間もなく両親は視界から消えた。

自動車を追いかけるのを止めた瞬間、希望も失ってしまった。神も安全も消え去った。身体を前進させるアドレナリンが枯渇していくのと正比例して、希望も失っていくことを現実に認識した。道路の真ん中で心臓は激しく打ち、呼吸も荒くなるとともに、ブレーキの音がして、自動車が戻ってくるかもしれなかった。そうなっていれば、両親も子どもたちのこの時の出来事を記憶していなかっただろう。私たちはなぜ両親に置いていかれたのだろうかとあれこれ考えた。おそらく、両親は子どもたちを連れてきたのを忘れたのかもしれないし、誰かが大怪我をしたといった何らかの緊急事態が起きたのかもしれない。おそらく両親が喧嘩を始めたのかもしれない。私たちは両親の行動パターンを探ろうとして、何か手がかりになる予想できる行為はないかと考えたが、両親の行動はしばしば説明ができないものであった。ジムと私は両親が戻ってこないのではないかとも感じていた。私たちは両親が戻ってこないことを承知していたし、現実に戻っては来なかった。

私たちは曲がりくねった道を歩いて自宅まで戻ることもできただろうが、自分たちなりに解決策を見つけ出そうとした。ジムは、両親のひどい仕打ちを懲らしめようとしたのかもしれない。それはまるで幼い子どもが家出をして、両親が後悔の涙を流すのを望むようなものであった。私はと言えば、私たちが本当に両親を必要としているか理解したかったたし、あるいは、この家族の一員でなければならないということと、教会やテレビで土曜日の家事をするようにと教えられていることはまったくの幻想であることを確認したかった。

ジムと私が座りこんで、必死になってこの場を乗り切るための計画を練ったというわけではないが、さまざまな物が必要であることを承知していたので、近くの高等学校まで歩いて行った。そこには年上の兄の自動車が駐車してあった。ジムは窓をこじ開けようとし、私は細い腕を突っこんで、鍵を開けようとした。車内には、ずいぶん前にスキーに出かけた時のスキー用品の宝の山があった。ジムと私は暖かいニットウェアを集め、これからの日々に備えた。そのような物を運ぶ袋がなかったので、スキーウェアをすべて重ね着した。ジムも私もそれぞれいくつもスキー帽をかぶり、手袋をいくつもはめ、上着も何着も着こんだのだが、その多くはひどくサイズが大きかった。ニットの帽子をいくつも被り、いくつもの手袋をはめて、ジムと私は南カリフォルニアの遅い午後にしては馬鹿げたほど厚着をして見えた。しかし、私たちの心はこれから先何か月も生き延びることに向けられていたのだ。

私たちはとても空腹だった。それを解決するには物乞いをするという手があったが、私たちはそれにぴったりの服装をしていた。段ボールとマジックインキを見つけて、看板を作ろうとした。しかし、大学の罫線入りのレポート用紙とボールペンしかなかった。（今では、通りで物乞いの姿を見ると、どのようにして濃いマジックインキ、段ボール、きちんと直角に切るための鋏やナイフなどを手に入れることができるのだろうか不思議な気持ちになる。）ようやく看板ができたものの、その通りは木々が鬱蒼と生い茂った、住宅地で、私たちが呼びかけられるほどの交通量はなかった。私たちはホームレスのようなニットの汚らしい服に身を包んでそのあたりをウロウロしていた。すっかり飽きてしまい、空腹になり、諦めることに決めるまで、どれくらいの期間そこにいなければならないかわからなかった。

私はその日、両親に置き去りにされたことについてけっして怒ってはいなかった。どうして両親が私たちを置き去りにしたのか今もよくわからない。おそらくほんの少しの間だけ私たちのことを忘れてしまったのかもしれない。もしも両親がそのことについて少しでも考えたのであれば、唯一の現実的な結果とは、私たちが少々危ない思いをしながらも自力で帰宅すると考えたのだろう。私が両親に対して何か怒りを感じたとするならば、両親はけっして私たちを置き去りにしたりするはずがないと私が信じるようにさせた点であった。私たちはごく普通の家族で、互いに気遣い、私の両親もごく普通の両親であるという幻想を抱いていたのだ。両親が私たちを愛していないというわけではなく、両親なりに私たちを愛していると私は思いこんでいたのだが、同時に、そのようなことは問題ではなく、両親の愛情など私には何の意味もないのだ。両親の善意は私の人生をよりよいものにするどころか、むしろ真実から遠ざけてしまい、合理性や客観的事実の通用しない暗澹とした共謀の世界に追いやってしまった。身体的な傷が残ってしまい、友達や近隣の人々に説明が必要になったわけではなかったが、何かが周囲の人々に気づかれないままであった。

私は『ザ・ロイヤル・テネンバウムズ』(5)のような家庭で真ん中の子どもとして育った。父親は暴力的で、人に自慢できるような人ではなかった。母親は子どもに対して無関心で、時折ひどく感情的になった。私には四人の兄姉妹がいて、小規模だがよく訓練された民兵のように団結していた。長ずるとともに、私たちは他の誰よりも優れていて、私たちを理解し、高く評価するのは、自分たちの家族だけであると確信した。両親は若くして結婚した。母は二十歳、父は二十三歳だった。不仲の家族から強制されて、母は大学を中退した。自宅に戻ると、彼女は必死になってデートを重ねて、自分を救ってくれる男性を探した。母がなぜ父を選んだのか私にはわからないが、素早く父を見つけて、狙いを定め、出会って数か月後には結婚を申し込んだ。結婚一年目に長兄が生まれ、その後も次々に子どもが生まれた。

父は弁護士だった。父と母がデートを始めた時、父は大きな法律事務所で勤務していたが、仕事がうまくいかなくなると、自分で小規模の法律事務所を開業した。父は自分のことを現代のアティカス・フィンチ(6)であると思いたがり、クライアントから報酬として金銭ではなく、手製のケーキなどを受け取ることがあった。一家の大黒柱としてはひどく頼りなかった。遊園地から帰宅すると、電気が切られていることもよくあった。何か月間も電気料金の支払いを怠っていたからである。父は金のかかる趣味に何千ドルも使っていたのだが、子どもたちは裏庭でオレンジを摘んで、学校の昼食に持っていった。私が十二歳の年に、父は納税申告をしなかった。法律事務所を経営していたのに、丸一年、まったく税金を納めておらず、四月十五日(7)が近づいてきても、納税しようという気がまるでなかった。当然、父は当局から監査を受けることになり、我が家の経済状態はひどく悪化した。

しかし、経済的な問題よりも、私が経験したさらに深刻な問題とは、父の感情的・道徳的偽善に接したため、厳然とした、反論不能な事実で支持されない感情などを信じてはならないと教えられたことだった。私の心が頑なになったとするならば、それは父の感傷的な感情の表現や美徳に対する不誠実な態度に反応

(5) ウェス・アンダーソン監督の二〇〇一年製作のアメリカ映画。
(6) 一九六二年製作のアメリカ映画『アラバマ物語 (To Kill a Mockingbird)』に登場する、グレゴリー・ペック演ずる正義派の弁護士。
(7) 納税申告締切日。

した結果であると、私は考えている。

他の人が私の父をどのように見ていたのか私は知らないが、父は世間に対して、自分自身に対して、そして家族に対して、自分がよい人間で、よい父親と思われるように必死になっていたのを私は知っている。父は自分が尊敬される人間であると思いたがり、父のすることのほとんどすべてがこの願望に根づいていた。父は自分が達成したことのリストを作っておく癖があった。それはまるでいつでも引用できるように、心の中に一覧表をいつも持ち歩いているかのようだった。たとえば、自分の所属する弁護士会、クライアントに対する仕事、教会での地位、そしてもっとも重要なのが慈善事業であった。父は世間から寛大で、気前のよい人間であると認めてほしかった。

両親は子どもたちの学校行事、とくに音楽会に熱心だった。父は私の学校のバンドが演奏する時に照明係をしたり、母は合唱隊に加わったりしたこともあった。両親は田舎町の小さな社会では中心的な人物だった。ある時、コンサートに遅れそうだったが、そこに向っている車内で、私は自分の楽器を持ってくるのを忘れたことに気づいた。しかし、それを取りに戻って両親のコンサートへの関与を台無しにするようなことはしなかった。そうする代わりに、いつものように母が歌い、父が舞台に照明を当てている間、楽器のない私は舞台の袖に控えていた。こうして両親が学校の行事に参加することに何の不都合もないようだったが、私は行事からまったく排除されていたのだ。

父がひどい振る舞いをすると、家族を傷つけるというよりは、自分自身のイメージを裏切ることに落胆するようだった。父がこの理想的な人物であるかどうかが問題ではなく、周囲に対して、そして自分自身にもそのように見えるかどうかが問題であったのだ。父がいかにも安易に自分自身を欺いているということに気づいてしまうと、私は父を尊敬できなかった。家族で悲しい映画を観ていると、父は目に涙をためて、母の方を振り返り、腕を差し出して、見つめながら、「ほら、鳥肌が立っている」などと言った。必死になって、自分の感受性や人間らしさの証拠を家族に確認させたがった。他の何よりも、家族の承認が必要だったのだ。

私が八歳くらいの頃、ある日、父と一緒にニュース特番を見ていて、私は障害児に対して何か無神経なことを言ったようだ。すると、父は驚いて「お前には同情心がないのか？」と尋ねてきた。私はそれがどういう意味かと父に尋ねなければならなかった。私は単にその単語の意味を知らなかっただけなのだが、父はまるで私がモンスターであるかのように反応した。父が伝えようとしていることは明らかだった。父がいかに自分が正しいと信じている感情や感覚こそが人間性の基準となっているのであって、私に感情が欠如していることは父の名声に対する汚点になるのだ。

このような些細な事柄で、私がいかに父を忌み嫌っていたかを述べるのは難しい。私が覚えている繰り返し見る最初の夢は、素手で父を殺す夢だった。私がドアを父の頭に繰り返し叩きつけ、父が床に倒れて動かなくなったのを見て、私が薄笑いを浮かべて、父がもはや思わせぶりに偉そうに地球上を歩くことができないと想像すると、この暴力には何か血が騒ぐ思いがした。必要であれば、そうできると思うとホッとした。私は夢の中でその計画を練って、練習した。父の息の根を止めることについて事細かに計画し、想いを馳せた。

私の母は美しい。私が子どもの頃いつも、人々が道で立ち止まり、母にそう言った。若い頃、母には音楽の才能があって、少なくとも家族はそう考えていた。近所の子どもたちにピアノを教え、生徒ひとりあたり四十ドルの月謝で家族がなんとか暮らしていた時期もあった。毎日放課後に三時間、子どもたちが家にやって来て、自宅のピアノの鍵盤を叩いている間、私たちはテレビを見たり、宿題をしたりしていた。

私は階段に座って、ピアノの生徒たちの出来を判断しながら、母の関心が私に向いていないことに苛立っていた。年末の発表会で、母がひどく喜んでいるのが、個々の生徒が成し遂げたことについてというよりは、まるで形のないものから、何とか美しい、流れるような音楽を作り出したという自分自身の達成感に酔っているのではないかと、私は疑った。

母は自分にスポットライトが当てられるのが好きだったし、それは母に似合っていた。末妹が生まれた後、母は真剣に女優や歌手になろうとした。オーディションを受けて、プロのディナーシアターで助演女優の役を得た。毎回、劇が終わると、拍手喝采に高揚して帰宅した。その後もいくつかのミュージカルやコンサートに出演し、地域の演劇界では花形女優になった。

父は教会の合唱のようなコンサートをとくに楽しみにしていた。それには友達や近所の人々が出席できた。ところが、母の名声があまりにも高まってしまい、父の名声に直接的な好影響を及ぼさなくなると、家族以外（それは父以外の誰か）の関心や賞賛を求めているといって、母を詰るようになった。

母が家庭外での関心や賞賛を必要としていたことは事実である。それが母の空虚な部分を満たして、現実を直視し、成人として親として機能するために、自分自身を支える一時的な支えになっていたと私は考えている。夫が裕福で、成功した弁護士になる希望をすでに諦めていて、母は俳優になる夢を追うようになっていた。子どもたちはどんどん大きくなり、あちこち動き回り、家事や母の責任は増していき、母が息をしたり、夢を見たりする余裕がますます小さくなっていった。膝の傷や鼻づまりの子どもとは無関係な会話や台詞にのめりこみ、空想上の登場人物を演ずることは、家族や母自身からの逃避となった。母は毎週二晩か三晩、家事から離れて、その美を称賛され、まったく異なる人物になる自由を満喫する必要があったのだ。

子どもたちの誰かが病気になったり、怪我をしたりすると、母はすっかり落胆し、泣き出して、「おや、まあ！　私はどうすればいいの?」と言った。そして、まるで池に漣が広がっていくように、その日の計画が台無しになり、せっかくの機会を失ったという絶望感が瞬く間に母の表情に広がっていった。病気や怪我の子どものために一杯の紅茶を用意するのにも、大きな溜息をついた。「気分はよくなった?」という一言にさえ、急かすような非難の調子が満ちていた。それはまるで、その子の気分がよくならないのは、母が自由に生きる能力に対する直接的な攻撃のようにさえ響いた。

演劇やそのシーズンは当然のことながらかならず終わりが来るのだが、そうなると母は深い抑うつに陥り、身体の病気になってしまうほどだった。母は自動車を何台か壊した。母の心は意志とは無関係に、舞台に立っていたり、友達と笑い合っていたりするといった幸福な記憶を探し求めていて、赤信号や道路標識に注意を払う余裕を失っていたのだろう。おそらく、彼女の注意を逸らせたのは記憶ではなく、わずかばかり異なる選択をしていたならばと、来世への空想を抱いていたかもしれなかった。

母親が起こした自動車事故は家族の人生にとって小さな地震のようなものであり、誰もがいつかは死ぬということや、だからこそ私たちは（そして、母も）生きていることを思い起こさせられた。私が数晩空腹になったり、事故の際に同乗していた兄の頭がフロントガラスにぶつかって頭痛に苦しんだりはしたが、私は母の小さな反乱を尊重した。私がこういったことで母に腹を立てたことはなかったし、母は必死で生きようとし、自分ではどうにもしようのない子どもたちの存在が母の幸福をさまざまな形で妨げていたことは現実であった。当然、事故後、父は兄の額の傷を指して非難した。しかし、少なくとも父は心配していたし、兄の額について心配している者は実際にはいなかったが、それまでと同じように人生は進んでいった。

しかし、子どもが病気の時には、母はスープを持ってきてくれた。母は、父と同様に、子どもたちの食事の世話をし、服を着せてくれた。母は心配そうな顔をして、額に皺《しわ》を寄せながら、子どもの額に手を当てた。母は子どもたちが眠る時にはキスをしてくれたし、父もそうだった。そして、父が私をベルトで殴った時には、私は泣いていないのに、母が涙を流した。私はなぜ殴られたのか覚えていない。私が法科大学院を卒業すると、父は心から喜んだ。その日ほど喜んだ父を見たことがなかった。私に対する両親の愛情を私は疑ったことはないのだが、その愛は一貫したものではなかった。時にはひどく醜いこともあった。両親の愛のおかげで私が害から守られることはなかった。むしろ、その愛こそがしばしば私を傷つけた。私への愛に両親が安心すればするほど、実際に私の幸福を増してくれるという感じは薄まっていくように思われた。

私は両親から多くを学んだ。他者の感情が私に及ぼす影響を小さくする方法を学んだ。私は自力に頼ることを学んだ。私は愛とは非常に頼りないものであることを両親から教えられ、したがって、けっして愛に頼ったりはしなかった。

ソシオパスは「氏か育ちか」という問題について議論されている。「生まれ」を主張すると、ソシオパスにすべてを許してしまうことになりそうだ。「そのように生まれてきた」のだから、社会はソシオパスを憐れんで、受け入れなければならない。一方、「育ち」を主張すると、ソシオパスは懸命な努力や治療によっていつかその状態を変えることができる、あるいは、児童虐待がこの種の状態を作り上げるとの考え方もできる。しかし、答えはさらに複雑である。人間のすべてについてと同様に、ソシオパスは遺伝と養育が混在した状態であると、心理学者や科学者たちは考えている。遺伝的関与が明らかにある一方で、このような遺伝子の発現や特定のソシオパスの発展について環境も重要な役割を果たしている。心理学者で、『Social Intelligence（社会的知能）』の著者であるダニエル・ゴールマン（Daniel Goleman）によると、もしも遺伝的特性が発現されなければ、「遺伝子をまったく有しないも同然である」という。これは、遺伝子にコードされているが、それが発現されなくても、ソシオパスと呼べるのだろうか、という興味深い疑問を生じる。いかにして、なぜある人物のソシオパスの遺伝的特性が発現されるのかという点について明快な答えがないことがある。私自身に関しては、人生のよい面でもなく、悪い面でもなく、つねに注意深くバランスをとってきたと思っているが、突然、まったく一方に傾くことがある。私の育てられ方が、実際よりもよかったら、あるいは悪かったら、私の人生はどのように異なるものであったかと考えることがよくある。

私は乳児の時に重症のコリックだった。これはあまりよく理解されていない乳児の病気であり、その主症状はしばしばひどく泣き出し、あやしても泣き止まなかった。両親はこのことについて、私がいかに気難しい子どもであったか、今でも不平を言う。すぐ上の兄のジムも彼なりに世話のかかる子だったが、そのすぐ後だったので、なおさら両親には重荷になったようだ。

家族で何かの催し物に出かけている間中、私が泣き叫んでいたことを、両親はありありと記憶している。おば、おじ、祖父母があれこれと打つ手を考えてくれたが、結局、うまくいかなかった。今でもこういった話をする時に、これは誰も私をなだめることができなかった証拠だと両親はほのめかす。両親はこのことにホッとしているようだ。すなわち、彼らには親として何も悪い点はなく、何か問題があるとすれば、それは私だということになる。疲れきって泣き止むまでしばしば私を部屋にひとりで放っておいたと、父ははっきりと言う。生後六週の時、あまりにも激しく泣いたため、臍が開いてしまい、私はとうとう小児科医のもとに連れていかれた。両親はできるだけのことをしてくれたのだと思うが、このような子どもに耐えて、育てていくのはきっと大変なことだったろう。

コリックに苦しめられた日々が過ぎると、私は何でもひとりでやろうとする子どもになったと母は言う。教会の託児所に初めて預けられた時も、私だけが泣き叫んだり、親の後を追ったりせず、迎えが来るまで部屋にある見慣れぬ玩具で静かに、楽しそうに遊んでいた。それはまるで、私がどこにいて、誰が私の面倒を見てくれているのかなど、私にはどうでもよいことのようだった。

脳は、さまざまな段階で、自然の発達と成長に関連した異なるスキルを学習していく。たとえば、子どもが共感のような、ある特定のスキルや概念を学ぶための正しい発達の機会を失ってしまうと、その脳はけっして後で追いついたり、正常になったりできないかもしれない。孤立あるいは野生に育った子どものもっとも極端な例としては、野生児として知られている。タンパベイタイムズ紙は、二〇〇五年七月、警察がダニエル・クロケット（Danielle Crockett）を母親のゴミ屋敷から救出したと報じた。鍵のかかった押し入れに閉じこめられ、糞尿まみれのダニエルを発見した新人の警察官は玄関を出て、吐いてしまった。フロリダ州児童・家族部のベテラン調査官が車内でハンドルに顔を覆って、泣いていた。「信じられない。これまでに私が見た最悪の事例です」と彼女は言った。ダニエルはその時、六歳だったが、四歳くらいにしか見えなかった。おむつをつけていて、話すことも、歩くことも、自分で食事することもできなかった。警察官がダニエルを抱きかかえ、制服に小便が垂れると、母親は「私のベイビーを連れて行かないで」と警察官に向かって叫んだ。

ダニエルの脳は正常で、遺伝的な精神遅滞の兆候はなかったが、重度の精神的ハンディキャップがあるような行動を示した。「非常に重症の自閉症児でさえも抱擁や愛情に反応するのだが」、ダニエルは「環境的自閉症」であると医師は述べた。ダニエルは誰に対しても何の反応も示さなかった。「生後五年以内に、脳の八五パーセントが発達する」と医師は述べた。「他の何よりも、人生の早期の関係は脳の発達に役立ち、子どもが信頼し、言語を発達させ、コミュニケーションを経験する。世界とつながりを持つために、子どもにはこのような経験が必要である」

ダニエルは正常にはならなかった。数年後には、自分で用便が足せ、食事ができるようになったが、話すことができないままだった。ダニエルは里親に引き取られたが、その際に、マイアミヘラルド紙が「里親の愛情は十分だろうか?」と問いかけた。端的な答えは「いいえ」である。ダニエルの脳は、多くの神経結合がなされず、多くの機会を失っていたのだ。

どのようになろうとも、「生まれつきこんな具合だった」というのを耳にすることがある。生まれつきソシオパスだと言うのは、生まれつき頭がよいとか、生まれつき背が高いと言うようなものである。たしかに、知能、背の高さ、あるいは話したり、背筋を伸ばして歩くといったことに遺伝的な傾向があるかもしれないが、野生児の存在を見ると、生まれつきに何らかの結果が生じる運命にあるのではなく、私たちが誰になるかということは、基本的な日々の交流、栄養、文化、教育、その他の多くの影響が関連している。

私は生まれつき魅力的だったのだろうか? それがたしかに断言できないのであれば、どのようにして今の私になったのだろうか? 私の家族に情緒的な問題が代々認められるとするならば、どのようにして他者を信頼できるかを学んでこなかったことが主な原因となって、私のソシオパスが発現したのだろうか? とくに、両親の感情が不安定だったため、私は自分を守るには、誰にも頼ることはできないことを学んだ。他者に安定を求めるよりは、自分自身を頼りにすることを学んだ。他者との交流は避けられないので、私は必然的に他者を操ることを学んだ。それはとくに私の望む結果を達成するために、他者の関心をどこかに向けたり、あるいは逸らしたりする場合に、自己の利益のために他者を操ろうとした。たとえば、私は経験を通じて、他者に愛情や義務感を求めても無駄だと理解したので、他者に訴えるにあたって、恐怖とか愛されたいとの必死の思いといった、より顕著な感情に働きかけた。私はすべての人を物か、まるでチェスの駒のようにとらえていた。私は他者の内的な世界など意識せず、他者の感情も理解していなかった。というのも、彼らの特徴は私のそれとはあまりにも異なっていたからである。人には自分が何であるかという感覚や明らかな運命があるということを私は考えたこともなかったので、私もそのように自分のことを考えるようにはならなかった。自分がしがみつくべき自己や、それに関わっていくという明らかな感覚がなかった。概観すると、私には大きな枠組みがなかったため、私の人生は、緊急事態への永遠に続く反応となり、衝動的な決断によって日々を慌ただしく送っていた。このような経験をして、必死になって空虚な部分を埋めようとしている私の傾向を認めないのではなく、私は自分自身に対してほとんど無関心に感じていた。

その日、兄のジムと私が帰宅すると、両親の自動車はいつものように車寄せに停めてあった。家に入っても、両親は私たちに何も尋ねなかった。一般に、両親は子どもたちの苦しみなどに構わなかった。両親は子どもの苦しみから何の結果も感じることができないのだから、子どもの苦しみなど両親にとって何の意味もなかったのだと私は考える。私たちは両親が何も言わないことがその説明であると受け取るような子どもたちだったので、両親は子どもから非難されることなどけっしてなかった。公園での出来事などまるで何もなかったかのようであった。子どもたちが安全で温かくしていることに満足して、両親は眠りに就いた。

私は成長し、我が家の力動をよりよい視点でとらえることができるようになったので、私が育った環境が、私がソシオパスになるのに重要な役割を果たしていたことに、今まで以上に確信が持てるようになった。多くの子どもが、不安定な親、体罰による躾、不安定な経済の家庭で生活していて、これはよくあることである。しかし、長ずるにつれて、今の私を形作っている反社会的行動と精神構造がどのように関連しているのか理解できるようになってきた。私自身の感情世界をどのようにして抑え、他者の感情世界に対する理解と尊敬がどのようにして薄れていったのかわかるようになってきたのだ。しかし、ここには卵が先か鶏が先かという問題がある。父があからさまに良心をひけらかすので私が自分の道徳観を貶めていったのか、それとも、初めから私には良心のかけらもなかったために、父が私にはいつもひどく馬鹿馬鹿しく見えたのか、どちらが正しいのか見きわめるのは難しい。

私が以前は、今とは異なる考えをしていたのか覚えていないのだが、今よりも前向きに考えようとしていたという感覚や記憶がある。四歳から六歳頃だった。私が伝えたいことを示すよい例がある。自分が赤信号で足を止めている歩行者だと考えてほしい。歩道の角に立ち止まって、渡るのは安全ではないと赤信号が示している時は、つねに何らかのためらいを覚える瞬間である。赤信号を守り、それが青に変わるのを待つだろう。あるいは、あなたは通り過ぎる自動車を見て、交通信号のパターンを探って、渡るのが安全かどうか自分で決めることもできるだろう。どちらの方法にも利点がある。前者は安全であるし、考える必要がない。後者は危険であり、せいぜい数秒の時間を稼ぐだけであり、最悪の場合、交通事故に遭って病院送りになるかもしれない。しかし、うまくやってのければ、その数秒が、何年もの通勤では数千秒に増えるかもしれない。さらに、歩道の端でただ立っていることは気落ちさせてしまう行為であるのに、勇気を振り絞って通りを渡ろうとすることは積極的に人生に打って出ようということになるかもしれない。

たとえ四歳かそこらであっても、私はこれが人生にも当てはまる真実だと感じた。時間、才能、健康を管理し、利益を得るか、危険を冒して死ぬか、私は自分の人生に主導権を握ることができるのだ。あるいは、満足して列に並び、自分の順番が来るのを待つこともできるだろう。けっして難しい選択ではなく、自分の環境に直接反応する決断であり、いかにしてもっともよく生き残り、その環境の中で反映するかの決断であった。私の方法には競争という利点ももたらしたようだ。本能に頼るのを避けて、その代わりに、頑固なほど精神的な分析に頼り、自分の思考、行動、決定に過度の注意を払うことを選択した。

何年も後に、私は自分が過ちを犯しただろうか、そして、何とか今でも正常であることができるのかと自問した。他の誰もが人生について考える正当な理由がおそらくあるのだろう。おそらく、傷ついた時に、復讐するのではなく、泣くことは最高の反応であるのかもしれない。おそらく、愛は、対人関係で権力を振るうよりは価値があるのかもしれない。しかし、それでは遅すぎる。それでは窓はすでに閉まっているのだ。

成長すると、家族の誰もが、私の行動を正常であると解釈するようになった。私を表現するのに「ソシオパス」以外の単語があったのだ。「お転婆」という単語で、私がなぜいつも無謀なのかが説明された。溺死の率は、男児のほうが女児よりも四倍高いとあなたは知っていただろうか? 男児のほうが無謀で、思慮に欠け、衝動的であるということ以上に、実際によい説明ができる人はいない。私が子どもの頃、突堤から激しい波の海に飛びこんでも、誰も私のことをソシオパスだなどと考えず、単に私がお転婆だと思ったのだ。

私は大人の世界の権力構造にひどく興味を抱いていたが、それも「早熟」という単語で説明された。ほとんどの子どもは自分自身の子どもの世界で生きることに満足している。私は同世代の子ども、とくに自分の兄姉妹以外の子どもを信じられないくらい単細胞であると見ていた。彼らとは違い、私は世界がどのように動いているのかミクロの、そしてマクロのレベルで必死になって知ろうとした。ベトナムとか原爆などと学校や大人の会話で耳にすると、一週間も、二週間も、この新しいこと、他の人々がこれほど気に留めているように見えることについてすべてを学ぼうとした。私が初めてエイズについて耳にした時のことをよく覚えている。八歳か九歳だった。叔母が私の子守をしてくれていた。叔母は子どもっぽい女性で、私の両親とのやり取りから、彼女は外の世界（私は、そこに多くの人がいることにすでに気づいていた）では何の権力も影響力もないことが私にはわかっていた。叔母には自分の子どもがいなかったので、私たちを溺愛していた（叔母は子どもがからかう絶好の鴨であった）。叔母と私はエイズのニュースを耳にした。叔母は困惑し、泣き出した。私はその時は知らなかったが、その後すぐにわかったのは、叔母の叔父、大叔父が病気で、同性愛者であったために、エイズがひどく叔母や他の人々を驚かせたということだった。私は叔母にエイズが何であるかを質問した。叔母はその病気について幼稚に理解していることを答え、私はそれに満足すべきであったのだが、まったく満足できなかった。なぜ、そしてどうして世界がそのことを恐れているのか、私は知りたかったのだ。

私は他の大人たち（私が興味を持っている事柄に興味を持っているように思える人だけ）に質問を続けたが、彼らは私の興味を笑い、私のことを早熟だと言った。彼らは私のことをソシオパスとは呼ばなかった。私が知りたいと考えた理由については疑問を抱かなかった。大人たちは私がエイズについて知りたいと考えている理由は自分たちと同じく、恐怖であると思いこんでいた。そして、それは一部は当たっていたが、私はエイズを恐れてはいなかった。私はなぜ皆がエイズを恐れているのかを完全に理解したいと思っていただけである。大人たちは自分に都合のよいように私の振る舞いを脇に追いやってしまうか、単に無視したので、結局、私の疑問などどうでもよかったのだ。

子どもにしては内的世界が大きく広がっていき、それが雑多な形で表面に出てきたものの、家族はそれに気づかない振りをした。私は、自分が言ったことを小声で何度も繰り返し、いつも自分に語りかけていた。大人を操り、欺き、誘いこもうとする私のあからさまで、不器用な試みを、両親は見て見ぬ振りをした。私が子どもの頃の友達との間に真の関係を築こうとせず、ただ動く物として、ゲームの道具のように扱っている私の奇妙なやり方に、両親は気づくことはなかった。私は始終嘘をついていた。物を盗んだが、それ以上に、子どもたちを騙して、彼らの持ち物を私に手渡すように仕組んだ。他人の家に忍びこんで、そこにある物の位置を置き換えたりもした。物を壊し、焼き、人々の感情を傷つけた。

そして、私は自分の役割を見事に演じていた。私はいわば近所でのゲームでドンドン掛け金を吊り上げていったのだ。たとえば、飛びこみ台からプールに飛びこむとすると、私は屋根から飛びこんだほうがもっと楽しいなどと提案した。兵隊ごっこをしている時には、近所の人の庭の飾りを盗んで、身代金を要求するメモを作ったりすることを提案した。脅迫状を作るために雑誌から文字を切り取ったり、人質が「生きている証拠」のビデオを作ったりもした。近所の人々は善人で、私たちも必死になってこのような馬鹿げたことをしていたので、ただ笑って済まされた。

私はこんなことをしていたのだ。私の行為で人々が大笑いしていたので、自分がしていることが、危険で無謀だというよりは、無害で馬鹿馬鹿しいものと笑い飛ばすようになった。私は生まれつきの道化師で、人々を喜ばせた。私は楽しく踊り、叫び、話をした。当時ユーチューブがあったならば、画像をまき散らしたことだろう。私があまりにも可愛らしくて、変わっていたので、家族は私の他の奇抜な振る舞いをしばしば無視することができていた。やけにテンションの高い子どもとその大騒ぎが展開する土曜の朝のテレビ番組の中で生活しているように私の家族は想像していたのだろう。毎回の番組の終わりで、私の家族は笑顔を浮かべ、肩をすくめ、首を振るのだった。しかし、抑制のきかない私の行為は、十分に規制されず、無様で混乱した魅力があったのだ。私のスイッチが「入」になると、誰でも喜ばせることができた。しかし、やりすぎてしまうことが時々あった。私は関心を引こうとしすぎるあまり、可愛らしいどころか、不快なほどにグロテスクになってしまうのだった。また、私のスイッチが「切」になると、周囲に誰もいないかのように、完全に自分の殻に閉じこもってしまった。透明人間になってしまったような感じだった。

私は賢い子どもだったが、周囲の人をただ喜ばせているだけで、彼らとの間に真の絆を築くことはできていなかった。喜ばせるといっても、私が望むことを周囲の人々にやってもらうための方法に過ぎなかった。私は身体に触れられるのが好きではなく、愛情を拒んだ。私が望む唯一の身体接触は暴力であり、それを渇望した。小学校の親友のひとりの父親が、私を脇に連れて行って、娘を叩くのを止めろと厳しい口調で言った。その子はガリガリに痩せていて、筋肉がなく、奇妙な笑い方をしていて、まるで彼女が叩いてほしがっているように見えたのだ。私は自分がしていることが悪いことだとはわからなかった。その子を傷つけているとか、嫌がっているなどとは、思いもよらなかった。

私は普通の子どもではなく、とても目立っていた。自分が人とは違っていることは承知していたが、どのように、なぜ異なっているのかはっきりした目安がなかった。子どもは誰でも自分勝手なものだが、私は少しばかり他の子どもたちよりも自己中心的だったのだろう。あるいは、私は他の子どもたちよりも、良心や罪責感に妨げられずに、自分の目的を遂げるのが単にうまかっただけかもしれない。私は何が正しいのかよくわからなかった。幼くて、権力もなかったが、周囲の人々が私を喜ばせることこそが彼らにとって最大の利益になることを示す力を、私なりに発達させていったのだ。多くの子どもたちと同様に、私は周囲の人々を客観的にとらえるようになっていった。私の人生に現れる人々をロボットのようにとらえ、私が直接関わらなければ、そのスイッチが切られてしまうかのように、人々を見ていた。私は学校でよい成績をとるのが好きだった。というのも、私が成績のよい生徒であると、他の生徒たちがしなければならないさまざまな義務から逃れられるからだった。社会的に受け入れられる子どもじみた行為の範囲にとどまるか、私の悪戯が見つかった時に、共感を呼ぶような言い訳を少なくとも用意しておくようにしていた。自己の利益のために他者を操ろうとする子どもじみた試み以外には、少なくとも私の非常に高い知能の他には、私は同世代の子どもたちと同じように見えた。

権力を持つということは素晴らしいとか、権力がなければみじめだなどと、私が権力について学んだのは、すべて父からだった。私と父との関係はほとんどが権力闘争から成り立っていた。父は自宅と家族については私よりも強い力があることを求め、私は父の権威にはそれほどの値打ちがないことをなんとか示そうとした。私が何か間違いを犯すと、父から青痣ができるほど叩かれることがあったが、私が大騒ぎをすることはなかった。殴られることで私が頭にきたのは、父親がふたりの間の権力闘争に勝ったと思うことだったが、それも長続きしないことを私は承知していた。あなたを愛している誰かがあなたをそれほど強く叩くのであるならば、あなたのほうがその人よりも強い力があるということだ。あなたはその人がコントロールできないような反応を引き起こしたのであって、もしもあなたが私に似ているのであるならば、その人との関係が続く限り、この出来事を利用できるだろう。イメージにこだわる父にとって、娘を叩くことを他人に漏らしてしまうのではないかという怖れは、十分に父を苦しめることになった。教会の集まりなどで、私が顔をしかめながら、用心深く椅子に座っていた時に、善意の第三者が私のことを心配してくれて、私が意味ありげに父に視線を投げかけると、私の反応を予期して、父の顔には恐怖の表情が広がった。戦略的に言えば、叩かれることは私に起きた最善のことであった。父の罪責感と自己嫌悪は、子どもの私が持っているいかなる武器よりも強力であり、私が負った痣よりも長続きした。

父はしばしば子どもたちに馬鹿馬鹿しい要求をした。父は「壁を作れ」とか「台所の流しを直せ」といった指示を子どもたちの寝室のドアに貼っておくことがあり、私たちが目を覚ますと、それが目に入った。父がそういうような要求をしても、私はできそうもないことをやってみるのに慣れていた。父のやり方はいつも、私にはそれを実現するだけの知恵や勇気があるのだろうかと疑いを持つものだった。それこそ私が誇りにしていることだったので、なんとかそれをやってのけた。私は父のことをひどく非能率的だと思っていたが、私は父とは異なり、仕事を見事にやってのけた。それこそが家族の中での私の役割であった。

私がさまざまなことを達成すると、父はその自己愛ゆえに、私を愛した。というのも、私の成し遂げたことが彼には快かったからである。しかし、父がつねに気にしていた彼の自己像を、私がけっして認めようとしなかったので、父は私を憎んだ。父の市民としての義務や成功が私には何の意味もなかったことを、私のほうがよく知っているし、私のほうが父よりも現在もそして将来もよほど優れているからであった。私は父と同じようなことをたくさんした。野球をし、バンドに加わり、法科大学院に進学した。父も私のほうが優れていることにそのうち気づくだろう。私は私の人生を送っているのだから、父を尊敬する理由などない。

私がまだ十三歳か十四歳だったある晩、映画を観た後、両親とともに自動車で自宅に向かっていた。私と父は、その映画の終わり方について、口論になった。その終わり方について、父は困難を克服したととらえていたのだが、私は、当時ほとんどすべてのことについてそう思っていたように、無意味なことだと考えた。私はティーンエイジャーによくある、不機嫌とへそ曲がりの塊になっていて、それに平均的な子どもよりも少しばかり高い知能が入り混じっていた。

私は父と口論することは構わなかった。実際、私は父とのいかなる口論からも引き下がらないことに決めていた。とくに、父の田舎臭い狭い世界観に挑戦するような機会を見つければ、なおさらのことだった。それは父自身の利益に合うように歪曲されたものであることをすでに私は見抜いていたのだ。私たちは自宅の駐車場に着くまでの間ずっと口論していたが、父がそのままにはしておかないことを私もよくわかっていた。私は父に言った。「お父さんは自分がそうあってほしいことを信じているだけだ」と。私の冷静な態度がしばしば父の最悪の行動を引き起こした。

父がそう易々とは私を放っておいてくれないと、私は気づくべきだった。おそらく私はそれに気づいていたのだが、どうでもよかった。父は私の後から階段を上ってきた。まだ子どもの娘が父の意見に同意するのを拒み、父が娘に反対していることを気に留めず、父が反対しても何も考えていないことに苛ついていたのだ。

父と母はひどい口論となった。父は母を口汚く罵り、母はすっかり打ちひしがれて、浴室の床に横たわってしまい、私たちがかけた言葉をただ繰り返すだけだった。

「お母さん、大丈夫？」

「何て言ったの？」

「助けが必要？　大丈夫？」

「平気よ」

父と母の間で口論が始まると、寝室のベッドの頭板に並んでいる自己啓発書から学んだことを用いて、母親が自己主張しようとすることもあった。母の好きな言葉のひとつが、「もういいわ。あなたとはこれ以上話したくない」というものだった。これは、母がどのような感情を抱くかという点について父に影響を及ぼされるのを拒否するという意味だったが、父の怒りの火に油を注いだ。振り返ってみると、私はその自己啓発書の著者が誰であったのかと思うのだが、どれくらいの数の読者が、その助言に従った結果として、唇を腫らしたり、目に痣を負ったりしたのだろうか。父親が誰かに対して影響を及ぼすことができないなどと考えると、ひどく腹を立てた。もしも母が壁を作って、父を拒絶したら、すぐさまその壁を叩き壊しただろう。

その晩、映画に関する口論について父はますます腹を立てたので、私は「もういいわ。これ以上話したくない」と言って、階段をのぼり、浴室に入り、ドアを閉めて、鍵をかけてしまった。

とんでもない結果が待ち構えていることを私は承知していた。父がこの言い方を嫌っていたのを知っていたし、この言葉を私が繰り返したことが、父を尊敬したり、感謝したりするのを拒否し、むしろ軽蔑している、自宅にいる別の世代の女性（母）に目撃されていた。私は父がドアに鍵をかけることを嫌っていることも承知していた。このようなことが父を痛めつけることも知っていたが、まさにそれこそ私がしたかったことなのだ。そして、いずれにしても私は小用を足さなければならなかった。

すると、父は激しくドアを叩いた。ドアの向こう側の父の顔は徐々に真っ赤になり、醜く、怒りのためにその顔は歪んでいた。父がどこかへ行ってしまうのにどれくらい待たなければならないのかと考えたことを覚えている。父は叫んだ。

「開けろ！」

「開けろ！」

「開けろ！」

段々と声が大きくなり、暴力が差し迫ってくるようだった。意味ありげな沈黙が続いた直後に、ドアが大きく叩かれ、そしてひびが入った。私はふとそのドアの強度について思いを馳せて、ドアを設計した人はこの種の家庭内暴力について考慮していたのだろうかと思った。父がドアを打ち壊すまでに何回叩く必要があるのか私は考え、興味深いことに、私は実際にどれくらいの危険にさらされているのかと思った。ドアを打ち破ったら、父は何をしようとしているのだろうか？　髪をつかんで、私を浴室から引きずり出して、腹を蹴り、映画の終わり方について父に同意するようにと叫ぶのだろうか？　ひどく馬鹿げたことに思えた。

私はバスタブに腰をかけ、ドアが打ち破られるのを待った。大きな音がして、アドレナリンが噴き出し、心臓が高鳴り、音に対する感受性が上昇し、辺縁の視界がぼやけていった。私はこういった事実を冷静に観察していた。慌ててもどうにもならないと考えて、危険が差し迫っている感覚を抱くのを無視しようとした。意思とは無関係の身体的な反応はあったが、感情的にはパニックにはならなかった。このような状況でパニックになるとどのように感じるのか私にはわからなかった。パニックに陥った人はどのような行動に出るのだろうか？　こういった切羽詰まった状況ではほとんど選択肢はない。何か手があるとするならば、どのような展開になるのか、私はとても興味があった。

パンチによってドアに穴が開き、その穴を通して父の手に血が滲み、腫れているのが見えた。姉ならば心配するかもしれないが、私は父の手について心配しなかった。しかし、私は嬉しくもなかった。というのも、それによって父が満足感を抱いて、自分の痛みや苦しみを忘れることができるからであった。浴室のドアだけが父の拳で壊されたわけではなかった。ホールの端の寝室のドア（長兄の寝室につながるドア）

も私の子どもの頃いくつかの窪みがあり、主寝室のドアも同様であった（母との喧嘩の結果できた窪みであった）。家族の誰かが頭を打ちつけたためにできた壁の凹みもいくつかあった。

父はギザギザのささくれだった穴を広げ続けて、顔を突き出せるほどの大きさになった。これはかなりの大きさである。父の顔は浴室の明るい照明に照らされて、汗が浮き出していて、ひどく醜いことを私はあらためて確認したのを覚えている。しかし、父は私の予想していたように怒りで顔を歪めたりしていなかった。それどころか、笑顔で、歯さえ見せていた。父は上機嫌で私に尋ねた。「もういいわ。お父さんとはこれ以上話したくないかい？」

私はひどく驚いていたに違いないし、それを見て父も満足した。

父は穴から首をひっこめ、すでに激しい怒りは去っていた。たとえわずかばかりだったとしても、父が私の目になんらかの苦悩を認めた瞬間、私が父から逃げ出し、浴室のドアに鍵をかけたことによって得た権力は私の元から奪い去られてしまった。

父は棚まで歩いていき、ガーゼと消毒液を取り出し、手の傷の処置をした。若い時に救急要員として働いたので、応急処置には自信があり、まるで誇りのように思って、傷の処置を念入りに行っていることを、私は承知していた。父が傷の処置に夢中になっているのが明らかであったので、私は浴室を抜け出し、階段を下り、外に出て、暗闇に身を潜めた。

私はしばらくそこにいて、深呼吸をして、次の手を考えた。怖くはなかったのだが、この十五分間で私の世界が変化したことを悟っていた。突然、算数の宿題はそれほど気にならなくなったのだが、身体的な攻撃にどのように備えるかひどく心配になった。木々の間に隠れる前に、車庫からハンマーを取り出し、それを高くかざしていた。数秒間、私に近づくものがあれば、誰でも殺してしまったかもしれない。

しばらくすると、長兄が私の名前を大声で呼ぶのが聞こえた。私は答えずに、待ち続けた。数分後、兄がまた家から出てきた。

「大丈夫だ。皆がここにいる」

「よかった」と私は考えた。「目撃者だ」。しかし、父はすでに満足していることに私は気づいていた。自分が傷を負い、私に恐怖感を与え、家族が目にする身体の傷に、父は満足していた。父は自分の望むものをすべて手に入れ、その晩なすべきことは済んでいた。

母は父をなだめるために牧師を呼んでいた。その人の前であれば、父は私に手を出さないことを皆が承知していた。その晩しばらくして、父は後悔の念を述べたのだった。このことさえも父には嬉しかったのだろう。父と私がしたことに対して劇的な説明という重要な要素が付け加わった。私はハンマーを捨てて、そっと家の中に入った。

浴室のドアはその後何か月間も修理されなかった。ようやく修理することになると、父は壊れたドアを家の脇に投げ捨てた。そこは壊れた物の自宅の処分場としてあった場所である。兄のジムがそれを見つけて、下りてきて、それを見るように私に言ったのだが、私が行くと、ジムはどこかに行ってしまっていた。私がそこにたたずみ、壊れたドアを見つめていると、間もなく、ジムがつるはしと大ハンマーを手にして戻って来た。まずジムがハンマーを打ち下ろし、それから私たちは順番に動作を繰り返し、ドアをバラバラにした。私は不安になり、自宅にいるというのに安全な感じがしなかった。しかし、壊れたドアがなくなって、破壊がもたらす息もつかせぬ高揚感を覚えた。金属が木に当たる衝撃、腕に生じる痛みのすべてが素晴らしくて、力強かった。

父がドアを叩きつけていた時に、ジムがどこにいたのか、私は知らない。ジムが近くにいたとしても、父を止めることは何もできなかったのは明らかである。ジムが私のためにそんなことをしてくれるなどと、私も期待していない。兄はただそれほど強くなかったというだけなので、この事件について彼を非難したことはない。実際のところ、ジムになんとか助けてもらう以上に、私は私自身の面倒をよく見ることができたのだ。

しかし、私なりに父に対していつまでも続く、深い憎悪の念を抱き続けることについて、ジムを頼りにすることができた。これは実際に私が父に対してできる最悪の復讐であった。子どもはこれほどまでに残忍でいることができる。親から愛情を与えられているのに、子どもたちは親を愛する以上に、子どもたち同士で互いに愛し合うのだ。

私は兄姉妹の中でもっとも聡明であったというわけではないと家族には語り継がれているが、もっとも多くを成し遂げ、感情的・道徳的な制限にはけっして妨げられることがなかった。そして、私は権力構造や物事がどのようにして動くのかということに強い関心を抱いていたので、自然に活動の中心にいて、すべての資源をどのように集めて、どのように配分すべきかを命令する中心的な存在であった。典型的な「仲裁役」の真ん中の子どもという以上に、私は権力の仲介者のように振る舞い、利益が相対する者たちの間で取引や役割について交渉した。私には比較的情熱が乏しかったので、まるで中立的な（そして豊かな）スイスのような役割を果たしていた。

我が家の兄姉妹はひどく内向きで、絆が強かった。それは、私たちがとくに愛情深かったというわけではなく、自分たちの集団の成功を最大限可能にしようという共通の願望が強かったからであった。言うまでもなく、私たち全員が生き延びるには、すべてを犠牲にする価値があることを皆が承知しているようだった。ただし、これを実行するうえで私にとってもっとも重要であったのは、私自身が生き延びることであった。スイスは金融業を中心とする永世中立国で、ヨーロッパすべての利益ではなく、国益を守ることを最優先させている。私の人生において家族の存在がさまざまな程度で私の幸福にとって不可欠であるという事実があるにしても、私の利益のためであるならば、家族のいかなる人も犠牲にしただろう。その時期よりも早いことはなかったとしても、ジムと私が壊れた浴室のドアに大ハンマーを打ち下ろした時には、この点が私には明らかになっていた。私たちは細い棒のようなもので、バラバラだとすぐに折れてしまうが、一緒だと強かった。私が兄姉妹を愛していたというのでは不十分であるし、的を射ていない。私は兄姉妹がそばにいてほしかったのだ。

ある意味で、我が家は理想的なアメリカの家族のように見えたかもしれない。私たちが住んでいる狭い世界の外には、ほとんど何の心配もない、生気あふれる（しかし、虚ろな）顔をした子どもたちばかりだった。私たちは兄姉妹や両親を人生のまったく変わらない事実としてとらえていた。私たちはゲームをしたり、本を読んだり、裏庭を走り回り、何かを作ったり、壊したりして、いつも生き生きとしていた。

私たちの生活はトラウマ、すなわち心の傷を負いかねない出来事に満ちていた。兄姉妹はそれぞれの方法で一つひとつのトラウマに対処していたが、大恐慌を生き延びた曾祖父母に似たような、恐ろしいほどの強靭さが皆にあった。私たちのうちで、私を除いて、もっともタフだったのは姉のキャサリンだ。彼女の夫は、私よりもキャサリンのほうがよほどソシオパスだと考えているし、私も彼の言わんとすることがよくわかる。キャサリンは非常に冷淡で、計算ずくである。子どもたちは母親であるキャサリンにまっとうな恐れを抱いていて、彼らにはそうしないという選択肢はない。結婚して一年足らずで、最初の子が生まれた。それまでの人生で子どもをほしいと思ったことは一度もなかったのに、できるだけ短期間で彼女と夫の遺伝子が完全に結合した子どもを産むことに全力を注いだ。子どもが生まれるまでに育児書を読みあさり、その助言に従って、まるで軍隊のように効率的に子育てをしようとした。自分が子どもを産んで、立派な人に育てようとしていたのだが、自分が育った家族を新たに生まれた子どもで置き換えて、やり直しを図っているかのようだった。

キャサリンは両親に望んでいたことをけっして手に入れられなかったので、両親を恨んでいたと、私は思う。たとえば、両親は彼女のダンスの発表会に一度も出席しなかったし、彼女の出演する学校の劇の手伝いもしなかった。このようなことが世界の中でのキャサリンの価値を示していた。両親がキャサリンの望むものを与えられなかったために、彼女の人間としての価値が低くなってしまったことに、直接関係していたということを私が理解するまでにかなりの時間がかかった。このようなこと、そして、人生の他のほとんどすべてから、キャサリンは価値観が凝り固まってしまった。何が善か悪か、十分か不十分か、道徳的か不道徳的かについて、頑ななまでの価値観ができあがってしまった。実際、キャサリンは道徳的要請に必死で応えていたのだ。

ここがキャサリンと私の違いである。キャサリンは彼女のすべての操作のエネルギーを彼女が信じている善か悪かに注ぐのだが、対照的に、私は現時点で私に最大の利益をもたらすものに精力を注ぐのだ。私は自分の関心を引く人だけに焦点を当てるのだが、キャサリンは、腐ったリンゴがよいリンゴを痛めたりせず、（彼女が考える）よいリンゴが優勢になるように、腐ったリンゴだけに焦点を当てる。私の自己像が異教徒の神のそれであるとすれば、彼女の自己像は報復の天使のそれであった。（私に言わせるならば、やや熱心過ぎるほどに）キャサリンは刀を抜き、不正を働く権威に抵抗し、つねに正義のために闘おうとしていた。私は彼女の戦いを見て、楽しんでいた。代わる代わる、兄姉妹の心に恐怖や賞賛をかきたてて、私たちは不敗の姉妹のチームのように感じることがあった。キャサリンは怒りっぽくて、私のどのような「動機」にも首をつっこんできた。というよりも、どのようなことにもかならず重要な動機があるかのようにキャサリンは振る舞った。たとえば、彼女が卒業生総代の辞を述べるといった場合である。それを真面目な儀式ではなく、手の込んだ悪戯を計画し、生徒をひどく扱った学校当局に対する反抗を示す場にしてしまうようにと、私は彼女に仕向けた。末妹のスージーが高校に入学した頃には、キャサリンと私からひどい目にあわされなかった教師はほとんど残っていなかったほどである。キャサリンは公立学校の不正を正そうと必死で、私もどんな犠牲を払ってでも勝たなければならなかった。そして、時には罰を与えられることなく私の力の強さを見せつけた。

しかし、ジムは私が罪を犯す時にはいつも手助けしてくれた。ジムのほうが年上だったが、私が長じるにつれて、私のほうが姉のようにしばしば感じた。ジムは実に操られやすく、優しかった。私がジムに強く当たる必要はなかった。私の望むものを与えてくれるのが彼の欠点で、ふたりは親友だった。しかし、ジムにくっついているのは問題でもあった。私は何に対しても長続きしなかった。両親が気まぐれで、何をしでかすか予想できなかったので、私は自分自身を頼りにするしかなかった。自宅の状況が悪化すると、ジム以外には、私を自宅にとどめておくものは実際には何もないと考えると、かえってひどく安心した。

ジムがいなかったならば、人生はどのようなものになっただろうかと私はよく考えた。その結果を考えるのがひどくつらかったので、私の分析的な思考法を使って、こういった可能性を防ぐ計画を立てた。ジムと私は、大人になったら、私たちの人生がどのようなものになるのか何時間も話し合った。どこに住んで、どうやって生計を立てて、毎日どのような活動をするのか計画した。ある時点での私たちの夢は模型の列車を売る店を一緒に経営するというものだった。一緒に模型の街を造り、その周りを模型の電車が走り、赤、黄、青色の列車が止まることなく、ぐるぐる回っている。後にふたりの夢は一緒に音楽を演奏することになった。私にはどのような夢でも構わなかった。

子ども時代、ジムがいるので私は安心だった。欲求を満たすためにはジムに頼ることができ、ジムはできる限りのことをしてくれたので、私は兄に対してひどく自分勝手であった。ジム自身が遊びたいゲームなのに、私が遊ぶといって、彼に料金を支払わせた。ジムは時には拒んだが、いつも最後には私の言いなりになった。私は結局ジムが折れてくれることを知っていた。というのも、ジムは私と一緒に遊びたいので、利用されて、ふくれっ面をしても気にしないからであった。ジムははっきりと私に反対することはけっしてなかった。言い訳を言ったりすることもなかった。最後はジムが折れてくれるということを知っていたので、私はいつも無理難題を吹っかけた。

ジムは私を困らせたりすることをひどく心配していたが、私のほうは、自分が何かをして、それがジムを傷つけるかもしれないなどとまったく考えなかった。私はただ自分がしたいことができれば嬉しかった。し、この兄はいつも私にまとわりついていて、私がひどい状況に陥ったら、かならず助け出してくれた。しかし、ジムはいつも役に立つというわけではなかった。気が弱くて、敏感で、ほとんどの場合受け身であったが、私の敵はジムの敵であり、どのような方法を用いても敵に立ち向かっていった。

長兄のスコットは、我が家の弟や妹ばかりか皆をいじめて、取り仕切っていた。スコットは悪ガキだった。自分の意志を達成するためにあからさまに暴力を振るうので、私たちはスコットを馬鹿な兄と呼んでいた。本能的にスコットの攻撃の的になったのは、心から弱々しかったジムであった。スコットは筋肉ばかりでできている、いわば兵士であり、感情などなかった。他者に及ぼす影響などには気づかずに、人々を傷つけた。何らかの悪影響をジムにもたらすかもしれないなどとはまったく考えずに、長い間、同じことをジムにしていた。この意味で、スコットと私はよく似ていた。

私はスコットが好きではなかったが、何らかの価値があった。心理的な脅しをかけるために、どのようにして身体的な力を用いることができるのか、どのようにして人を殴る喜びをゲームやスポーツに変えることができるのか、彼は私に教えてくれた。私たちはスキーの手袋をはめてボクシングをしたり、WWF(8)のレスラーの真似をしたりした。スコットと戦うのに、私は低い位置を保ち、素早く動いたのだが、とても面白かった。兄が私のことを、年下で弱々しいなどと考えずに、同等に扱ってくれたのがなによりも嬉しかった。兄は意識的にそうしていたわけではなかっただろう。私たちは互いにけしかけあい、さらに暴力的なゲームを考えた。

しかし、ジムは私たちのように殴り合うといった生まれつきの傾向はなく、スコットに殴られるままになっていた。床に横たわり、両腕で顔を覆っていた。ジムが他の方法を思いつかなかったのか、それとも、あえてそうしていたのか、私にはわからなかった。私はジムのように生きたいとは思わないし、そうはできないと承知していた。ジムの選択は、感情的なものであって、よくないと、私には思えた。彼の行動は合理的には見えなかったので、私には理解できなかった。ジムを見ていると、彼の感情世界に対する私の尊敬の念は消えていき、私自身の感情や他者の感情を配慮することもなくなっていった。

いつのことか定かではないが、スコットと私は、ジムがあまりにも弱々しいので、もう彼を殴るのは止めようということになった。私たちはジムを守らなければならず、そうしなければジムは人生の打撃に耐えられないと気づいたのだ。私たちは強者であるのだから、この任を負うことができる。最初は、ジムを殴るのを止め、次に、誰に対しても殴るのを控えた。そのうち、他の人々が殴り合っているのも止めに入るようになった。スコットと私はジムを甘やかしてきたと今ではよく話す。十三歳か、十四歳の頃から今に至るまで、ジムの面倒を見てきた。ジムに自動車や自宅を購入してやり、住宅ローンの連帯保証人になった（結局、ジムは支払えなくなってしまうのだが）。もしも私たちが手を差し伸べなければ、ジムは破綻してしまうと心配している。

ジムは私とはまったく違う。あまりにも関係が近かったので、私たちは同じ問題に直面しているのに、それに対処するために正反対の方法を選んでいるようにしばしば感じた。しかし、今の私の大きな特徴である反社会的行動は、長ずるに及んで、はっきりと意識したが、私にとっては最高の選択であった。年齢は、私はジムのすぐ下で、彼にとって何がうまくいって、何がうまくいかないかを観察し、同じ失敗を避けるのは簡単だった。ジムの感情面の感受性と弱さは同等であると、私は考えた。私が必死で前に進もうとしているのに、ジムはすぐに諦めてしまった。私が何かを要求すると、彼はそれを与えてくれた。私は全力で戦っていたが、ジムは受け身で抵抗するか、誰か他の人がジムのために決めてくれたことに唯々諾々と従うだけだった。誰がそのように生きたいと思うだろうか？　私には想像できない。ジムは私の、あるいは父の気分ばかりを気にしていたので、私や父の機嫌を損じないようにと心配し、自分の幸せを二の次にせざるを得なかった。

ソシオパスの遺伝子を持っている一卵性双生児のうちの、ひとりを「悪い」環境に置き、もうひとりを「よい」環境に置いて、対照研究をしたら興味深いだろうと、私はよく考える。こうすれば、遺伝が果たしている役割について何らかの真の答えが手に入るかもしれない。遺伝子が性の発達にどのような役割を果たしているのかを探ろうとする狂気の科学者の夢を有した医師の話を、私は読んだことがある。ある日、彼

（8）世界レスリング連盟。

にその機会が巡ってきた。一卵性双生児のうちのひとりの男児が割礼に失敗して、ペニスがひどく損傷して、受診してきた。医師はその両親に対して、ペニスを全切除し、女児として育てるほうがよいだろうと説得した。両親は同意した。その子は長じて、いよいよ両親に迫って、ペニスが切断された事実を知るまで、どっちつかずの性に対して不安な感じと必死で闘ってきた。この子が男性として暮らし始めた後、兄を見たら、どのように感じただろうか？「（ペニスを切断されなければ）私はどのような人間になっていたのだろうか？」と思っただろうか。ジムが私を見て、同じ質問を自問するだろうかと、私は時々考える。ジムは共感に満ちた人間であるので、彼はきっと私を哀れに思うことだろう。

私の兄姉妹は互いに野蛮なほどまでに正直だった。というのも、私たちにとって野蛮であることはごく自然なことであったし、自分について醜いほどの真実を互いに語らなければ、他の誰もそうしないと考えていたからでもあった。魅力、知能、敏捷性、悪行などのあらゆる傾向について家族を順位づけするようにと言われたら、あまり考えることもせずに、リストを渡すことができるだろう。家族の全員がソシオパスというわけではなく、そのように診断されたのは私だけである。しかし、あからさまな実用性や、道徳感への嫌悪といった視点を共有し、集団として密かに外界を拒否して、私たちは育ってきた。

自宅の外に友達を作る必要性はあまりなかった。友達や許婚者が自宅にやってきても、私たちは無視した。ある時、父がある若者を夕食に招待したのだが、私たちは黙ったままで、その人に口をきかなかった。夕食が済むと、子どもたちは皆別の部屋に行き、コンピュータゲームを始めた。私たちはその若者をゲームに誘わなかったので、父は文句を言った。私は単にその人に帰ってほしいと淡々と応えた。父は私たちが「無礼だ」と言ったが、私たちの態度がやりすぎで、人を傷つけていることを、漠然と示唆していたのだ。私たちはその種のトラブルをあえて引き起こそうとしているのではなく、相手に再考する機会をめったに与えないということである。しかし、いかなる理由であろうとも、私たちは互いを守ろうとする。おそらく、私たちが互いに生き延びて、それもよく生き延びるために、遺伝子を保存するという進化論的必然性であるのだろう。あるいは、これは、個々の生存を守るために私たちの中でずいぶん前に作り出した同盟なのかもしれない。私には正確な答えはない。兄姉妹間の差があったとしても、皆がいつも団結していて、そうすることがほとんどの場合互いの利益になっていた。

私たちは大人になっていった。皆がこの世の終わり（apocalypse）に備えて、生き延びる必要があった。モルモン教徒として、この世の終わりを真剣に受け止めるように教えられてきた。徐々に氷河期が来ようが、突然核戦争が勃発しようが、どちらでも構わない。私たちは団結し、生き延び、けっして生き延びたことに罪責感など覚えない。私たちは一人ひとり皆に認められたその能力で家族の中に役割があり、その義務を能率的に果たすことが期待されている。協力して、私たちは家を修理し、罠を仕かけ、バターを作り、銃を撃ち、火をおこし、風評を正し、衣類を縫い、煩雑な決まりきった仕事に対処する。私たちのほとんどは、銃、弓、ナイフ、棒、槍、拳で、自分自身を守ることを比較的能率的にできる。しかし、私たちは野蛮人でもない。我が家にはいつも音楽があった。兄がピアノを弾き、姉がフロアーで踊っていた。私たちの中に醜い点もあるように見えるかもしれなかったが、それでもいくらかの幸せもすぐそこにあった。

そして、我が家に愛情が不足していたわけでもなかった。必要があれば他者をすべて除外しても、家族が互いに面倒を見なければならないという暗黙の了解があった。家族は私を受け入れてくれて、子どもの頃の私の振る舞いについて何の疑念も抱かなかった。しかし、彼らが私にしたこと、あるいはしなかったことのために、私が今のようになってしまったといって自分たちを責めようとしていたことを、私は知っている。

両親は、私はすべてがうまくいかないと考えていた。その考えは、両親が取り返しのつかないほど私を傷つけてしまったという心の奥底の不安から生じていた。両親は私には生まれた時から問題があり、その後、彼らが何をしてもひどくなるばかりだと考えていた。お転婆だった私を見て、将来は同性愛者になるのではないかと、両親は心配した。暴力、窃盗、放火といった私の性癖を見て、将来、犯罪者になるのではないかと、心配した。子どもの頃よくコリックを起こしたのは、両親と私の関係を決定づけたように私は感じている。私のためにできることは何もなかった。私が大声で文句を言うと、それは両親が十分なことをしてくれていないと、私が訴えていることを示していた。赤ん坊の時でさえ、私は疲れを知らず、容易に諦めず、不合理で、極端だった。私には何か測り知れないところがあり、けっしてそれを解決することができないため、両親は恐る恐る私に接していた。

もしも私が現代に育っていたら、小学校の教師は両親と真剣に相談して、私に心理学的検査を受けさせるように助言するだろう。実際には、私がセラピストのもとを受診したのは十六歳の時だった。当時、母は横暴な父の態度にすっかり心理的に疲れ果てていた。母は母と私が必要としている「心の助け」を得たいと思っていたのだが、専門家の援助が必要なほど傷ついているのは私だけだと母は考えた。私がただひどく自立心に富み、無謀で、無感動であるというのではないことに、母はすでに気づいていた。そして、そのうちそれから自然に脱するようにも見えなかった。しかし、時はすでに遅すぎた。私はすでにセラピストにとっては、あまりにも賢すぎた。あるいは、おそらく私はけっして治療には向かなかったのだろう。いずれにしても、私が変わることはなかった。私はすでに、世界をゼロサム・ゲームの、勝つか負けるかの一連の機会とみなしていて、すべての出会いを活用して私に有利になるような情報を得ようと、決めていたのだ人々の動機、期待、欲望、感情的反応について私が学んだすべてを、後に活用するために、私の心の中にとどめておいた。この点で、セラピーは貴重な発見だった。自己の利益のためにより正確に他者を操るためには、私が正常な人間として何を期待されていて、私はどのように自分をよりよく偽装できるかを、セラピーから学んだ。とくに、弱点はすべての言い訳になるという、私がすでに承知していた貴重なデータをさらに詳しく知ることができた。私の実際の、あるいは想像上の弱点を最大限利用する術《すべ》を身につけた。セラピストの仕事は弱点を探すことであるが、その助けを借りて、私は自分の弱点を探り、その理由を考え、その原因であるトラウマについて検討した。ティーンエイジャーの時に受けたセラピーで、誘惑や搾取に関する数多くの重要な戦術が見つかった。そして、学校はこういった戦術を実際に試してみる場であった。

第4章
広い世界の中の小さなソシオパス

ブログなどで自分がサイコパスかどうかと質問されると、私はその人たちの子どもの頃についてしばしば尋ねる。あなたがいつも外部にいて、内部を窺っていて、他の子どもたちやおそらく家族からも、自分では何も気づかないような感情の壁で隔てられているように感じていなかっただろうか？　さまざまな集団、生徒たち、教師たち、家庭内でどのように力が効果を発揮するかという点を本能的に察知していただろうか？　集団に所属することが自分にとって何の意味もないのに、そこに楽々入り込むことができて、どのような集団も自分の意志で操ることができただろうか？　もしも、これに当てはまるとするならば、おそらくあなたは羊の群れの中にいる小さな狼であり、ソシオパスであることに気づいていない若きソシオパスであるだろう。

私の子ども時代が変わっていたのは、その始まりも終わりもなかったという点に尽きた。非常に幼い頃から、私の人生は小さな征服に満ちていた。他の子どもたちがキックボールで遊んでいた時に、私は人々を弄んでいた。私は悪賢くはなかった。私は友達が持っている玩具や彼らが私に差し出す物に近づくためだけに、友達を利用した。それから数年後に私が編み出したような巧妙な手を使う必要はまずなかった。

私は必要最小限のことをするだけで、友達が持っている素敵なものをほのめかし、必要な物を手に入れることができた。たとえば、私の皿が空っぽならば昼食の食物を、両親がいない時には自宅や行事への送迎を、招かれていないのだが面白そうな場所で開かれる誕生日会への招待を、私が欲している何かをやすやすと手に入れた。他者が恐怖を抱くと、私には力があり、それを行使しているのは私であるとわかった。他者の幸福とか、私自身の身体の安全といった、他の人々が気にしていることについて、私が何も気にしていないことに気づくと、人々は狼狽した。私が同級生を殴って、唇が切れて、泣き出すと、私はただそこに突っ立って、眺めていて、血や大騒ぎに飽きると、その場を離れた。私は他の子どもたちと同様に玩具やキャンディーが好きだったが、それを餌に、脅されるとか何かをさせられることはなく、他の子どもたちのように友達同士で分け合い、楽しく遊ぶようにほのめかされても、私は拒んだ。

他の子どもたちだけが私の獲物ではなかった。大人は子どもを信じやすかった。とくに、子どもがその顔にいっぱいの感情を表している時や、子どもが大人の虐待の犠牲になっているように見える時に、その傾向が強かった。犠牲者の表情というのがどのようなものであるのか、私は他の子どもたちを見て、学んでいた。彼らは、口を半開きにして、小さな頭の中で必死で考えて、不思議そうに目を大きく見開き、言葉を発せず、そして、自分の置かれた状況の現実を徐々にとらえていく（キャンディーをくれると言っている自動車に乗った男の人が本当に親切なのだろうか、それとも、目に見えない所で何かが起きているのだろうか？）ころころと太った顔に恐怖の表情が浮かび、次第に、現実をとらえた悲しみの表情が広がっていき、うつむきがちになる。子どもたちは犠牲になり、あなたのような大人だけが助けることができる。私は自分がそのような表情をしているかどうか、時々、鏡で自分自身を見て、確かめた。

私自身の利益のために子どもを操るよりも、大人を操るほうが巧みだった。そこで、私は発見されないままでいることができない子どものソシオパスが不思議でならなかった。大人は子どもの行動を注意深く観察したりしない。大人が世界を子どもの目で見ていたのははるか昔のことなので、子どもにとっての正常な行動がどのようなものであるのか実際には覚えていない。大人が子どもを理解できないことがよくあるが、子どもの頃に自分が誤解されたことについての記憶も曖昧になっている。同じ過ちを犯さないようにするあまり、大人は子どもの異常な行動に接すると、あまりにも寛大であったり、些細な過ちを犯したりしがちである。大人は子どもが休み時間に虫を集めているのを見て、子どもの頃の一種の奇癖だなどと軽視しがちだが、他の同級生たちはその子どもを変態だとすでに決めつけているかもしれない。

子どものソシオパスは、大人の目にははっきりと見えていない。だからこそ、その存在について議論されるのだろう。小説『悪い種子（The Bad Seed）』[9]に描かれているような、子どものソシオパスの話を耳にすることは稀である。ニューヨークタイムズマガジンの『九歳児をサイコパスと呼ぶことができるか？』という記事の中で、弟が生まれた直後から、両親を驚愕させたマイケルの話が伝えられている。靴を履くようにといった、ほんの少しでも自分の生活の妨げになるようなことを言われると、突然、マイケルは怒り出し、両親を罵り、壁を叩きつけたり、蹴ったりし始めた。母親がマイケルの行動について一緒に話し合ったり、もう済んだことをマイケルに言って聞かせようとすると、彼は怒りをこらえて、「それでは、お母さんはそのことについてきちんと考えなかったんだね」と応えた。別の恐ろしい話は、九歳の男児がよちよち歩きの子どもをモーテルのプールに投げこんだ後に、椅子を取り出して、その子が溺れるのを眺めていたというものであった。なぜそのようなことをしたのかと質問されると、面白そうだったからだと答え

（9）一九五四年にウィリアム・マーチが発表した小説で、その後、この小説をもとに劇や映画が作られた。

た。罰を受けるかもしれないことなどにはまったく動ぜず、その男児は関心の的になっているのを喜んでいるように見えた。

この種の行動は明らかに例外である。少なくとも大人の目には、典型的な子どものソシオパスの行動を理解するのが非常に難しい。ニューオーリンズ大学の児童心理学者であるポール・フリック（Paul Frick）は、子どものソシオパスのより一般的な行動は、悪いことをして見つかった時に、後悔の念が欠けていることであると述べている。たとえば、悪事（例：クッキーの瓶に手を突っこんでいる現場を見つかったこと）に対して、正常な子どもは葛藤を覚える傾向がある。一方で、クッキーはほしいし、その一方で、盗みを働くことは何か道徳的に誤っていると感じている。子どものソシオパスはこれと同じような後悔の念を示すことがない。後悔するのは、悪事が露見したことについてだけである。インタビューをしたニューヨークタイムズの記者も、マイケルがきわめて普通に見えたことに驚いた。「私が自宅を訪れた時、数十年にわたる犯罪歴のために社会の関心の的となっている成人のサイコパスを思い浮かべていた。私はおそらくその子ども版を予想していたのだが、もちろんそんな馬鹿なことはなかった。たとえ成人のサイコパスの中でも、子どもの頃もサイコパスだったような人はごく少数だろう」

私にとって大人を欺くのはけっして難しくなかった。騙すのが難しいのは同世代の子どもたちであり、彼らは自分たちが要求する均一な「正常」な行動についてきわめて敏感であった。私はうまく立ち回ったが、完全ではなかった。しかし、他の子どもたちはほとんど完全を要求した。私が何を言おうとしているのか、一例を挙げてみよう。もしもある人が初めてモルモン教会に行くとすると、モルモン教徒ではない人とは明らかに異なる多くのことが生じる。おそらく、初めて教会に行く人がジーンズをはいていたり、女性ならばドレスやスカートではなく、スラックスや膝上のミニスカートをはいているかもしれない。モルモン教の文化ではきわめて高度の均一性が認められ、モルモン教をよく知らない人にはすぐにはそれに気づかないかもしれない。それは、全員が同じように振る舞うべきだという圧力があるのではなく、むしろ実際には、深い信念の体系や同様の経験が共有されていることを反映している。望む限りモルモン教徒の外観を真似ることはできても、モルモン教の文化を深く学び、実践しなければ、信仰心の篤いモルモン教徒にはけっして見えないだろう。同様に、子ども時代の仲間のようには、私は同一の世界観や根底に横たわる確信や経験を共有できなかったので、できる限り周囲を真似たり、理解している振りをしたりした。しかし、私がどこかよそ者であるようなわずかな差がどうしても残ってしまったし、少なくとも、仲間の子どもたちには私が奇妙であると映っていたようだ。

私は変わっていると思われていたが、普通は友達がいた。しかし、私が皆から避けられ、除け者にされていた時期があった。私は人を圧倒し、追いやってしまうことができた。私は彼らにとってあまりにも攻撃的で、嘘つきで、信用できず、いつも悪巧みをしていると思われていた。他者を排除する面よりは、私の非常な魅力が優勢になることも時にはあったが、その正反対になることもあった。私が時に仲間外れになるということを理解する能力は十分ではなかった。私は他の子どもたちがどのように私に接しているか巧みに観察していたが、それについて何かしようと気を配ることは一切しなかった。私はあまりにも衝動的であり、一瞬の軽率な行為のために、何か月もの間、仲間たちとの関係を失ってしまうこともあった。

もちろん、私はからかわれたり、いじめられたりすることはけっしてなかった。いずれにしても、子どもたちは私を恐れていた。私はとても注意深く的を絞った。けっして皆の人気者に狙いを定めたりしなかった。子どもたちは自警団のような行動を好んだので、私はしばしばいじめを追いかけた。白人のみじめな双子がいた。そのうちのひとりは何か脚に問題があり、装具をつけたり、特殊な靴を履いたりして登校していた。彼の存在は子どもが多様性に耐える範囲をはるかに超えていた。双子は互いによく似ていて、障害のある弟と距離を置くために、もうひとりの子はひどいいじめっ子になった。その子は小さかったが、喧嘩早く、誰が真の敵かわからなかったので、皆を相手にして、自分の優位を示そうとした。誰もがこの子を嫌っていたが、誰も彼の怒りを引き起こそうとはしなかった。私はその子のことはどうでもよかった。私はおそらくその子を脅すことはできただろう。しかし、ある時、先生がいない場面で、旗取りゲームをしていた最中に、彼は私と向き合わざるを得なかった。私が何か不正な行為をしたため、相手チームが彼に私をやっつけるように仕向けた。罵りあいが小競り合いとなり、私は彼を打ち倒して、徹底的に叩きのめした。しばらくの間、私は皆の関心を集めていた。数分間、彼は立ち上がれなかった。この件で、私は少なくとも数か月間、他の子どもたちの人気者になった。私はそのように振る舞えて、嬉しかった。私にとっては、いじめを止めることは、消火を助けるようなものだった。火はまだ我が家には及んでいないかもしれないが、どのように火が広がっていくかわからないし、周囲の野生動物を驚かせて、予想外の行動に及ぶかもしれない。火が私にも影響を及ぼす確率が十分に高いので、自分のために予防策を講ずるのは当然である。そして、いじめっ子を殴ることによって、皆のヒーローになれる。これこそバットマンが活躍する理由だろう。

もしも公教育システムではない所（あるいは、米国以外）で教育を受けていたら、私はどうなっていただろうとしばしば考える。おそらく、今よりもソシオパスらしくないように振る舞えたかもしれないし、実際にそうなっていたかもしれない。すでに述べたように、他の子どもたちの中に混じろうとすると、私は文化人類学者の技術を学ぶ必要があった。部外者が中に入ろうとすると、人々をよく観察して、そのパターンを認識しなければならなかった。私の観察眼は磨かれていった。演技も上手くなった。他の子どもたちが私とは異なる思考や行動をしていることがわかり、私が冷静な時にでも、彼らはしばしば感情的に反応するので、私は他の子どもたちの行動を真似し始めた。正常の行動を模倣しようとする私が最初に試みたのは、騙したりするのではなく、真にコミュニケーションを取ろうとして、乳児が両親の話すパターンを真似るように、実際に正常であることを素直に試してみることであった。その時は気づかなかったが、私はけっして正常ではなかった。おそらく、私が四歳の時が曲がり角であったのだろう。おそらく私のDNAにコードされていたのだろう。どちらにしても、たとえそう試みたとしても、すでに後戻りするには遅すぎた。私は他の人々とは決定的に異なっていた。私はその点について未だに完全には理解できていない。もちろん、当時はその点を明確に述べることができなかったのだが、直観的には理解していた。

私は傍観者を演じていた年月の間、人気のある子どもたちの中に混じっている、人気のない子どもを軽蔑の目で見ていた。私はそのような子どもを弱者とみなし、ひどい扱いを受けるのに、なぜそれほど皆と一緒にいることにこだわるのか不思議でならなかった。自分を貶める人やいかなるグループも私には十分に価値があるとは思えなかった。よく観察し、私が知る必要があったことを学ぶと、私は人気のある子どもたちのひとりに楽々なれた。しかし、誰からも好かれる無邪気な少年、チアリーダー、クラスのお道化者とおしゃべりをしたり、下級生の注目を集めたりしても、私は自分が彼らの仲間ではないことを承知していた。いかに多くの人が私と一緒にいたいと言ったとしても、私が彼らの仲間でないことを十分に承知していた。というのも、彼らが知っていると信じている私は、本当の私ではないからだった。

しかし、私は他の子どもたちとのゲームを楽しんでいた。友達と一緒にいる時には、私は彼らの不安を食い物にする簡単な方法を見つけようとしていた。あなたは瘡蓋《かさぶた》を取ろうとしたことはないだろうか？あるいは、グラグラしている歯を抜こうとしたことはないだろうか？　筋肉痛を調べたことはないだろうか？　こういったことには何かを探っていこうとする側面があり、同じようにして私は友達の不安を探っていった。彼らは非常に興味深かった。こんなことが馬鹿馬鹿しく聞こえることを私は承知している。私がすべてにおいて最高であるということではない。私は自分には多くの欠点があることも気づいている。私は自分の欠点に煩わされることはなく、しばしば人々が陥るような奇妙にこだわった方法で自分の欠点をとらえたりはしないというだけである。

私には不安感がないことがしばしば友達の不安を引き起こした。たとえば、高校時代の友人だった少女は、男子がいるとひどく内気だった。自分には魅力がないのではないかと心配していた。一方、私はいつも少年たちに取り囲まれていた。というのも、私はドラマーで、サーファーで、熱狂的なスポーツファンで、これらはすべて男子が好きなものだったからだ。私の友達のほとんどすべてが男子であったが、彼らが私のことを魅力的と考えているかどうかなど気に留めたこともなく、それこそが彼らにとって私の魅力であった。友人が私のようでありたいと願っていたことを、私は知っていた。その意味で、彼女が私を嫌っていたことも知っていた。何よりも、いつの日か、彼女が私よりも望ましいことを証明したがっていたことも、私は知っていた。そこで私は小さなゲームを仕掛けた。

私に一目惚れしたデイブという少年がいた。彼は私の態度に対してオープンで、一目惚れをしたのを知っていたが、彼が信仰篤いキリスト教徒で、私がモルモン教徒であることとの狭間で身を割かれていた。このために完全にすべてのことについて私の完璧な仲間になった。彼が私に首ったけであるのに、それを行動に移すのは、神に対する反抗と同じだと考えていたので、私は彼をからかっていた。私はデイブと、私の内気な友人（ここではサラと呼ぶことにしよう）とよく一緒に出かけた。というのも、サラがデイブを好きだが、デイブは私に興味があることに気づいていないのが明らかであるのを、私は承知していたからだ。

それとも、彼女は気づいていたのだろうか？　私には実際には定かではなかったが、私たちのやり取りの中に現れる未熟な人間関係が気に入っていた。

ある土曜日に、私たちは出かけて、その日の夜に一緒にパーティーに行くことに決めた。私たちはデイブの家に立ち寄って、彼が着替えるのを待った。彼を待っている間、サラと私はおしゃべりをしていた。より正確に言えば、私がサラに話をさせていた。今夜こそ、デイブが私よりも彼女のほうが好きであることを証明するチャンスであると彼女が考えていることがわかった。おそらく、その日一日中、デイブが私に鎌をかけようとして、サラにいちゃついていたためだったのかもしれない。いずれにしても、サラの顔には自信が満ち、すでに戦いに勝利したといった感じがあった。

「どうして笑っているの？」と私は尋ねた。

「別に」とサラはくすくす笑っていた。

「真面目に答えて。何なの？」

「何でもないわ。馬鹿馬鹿しい」

「誰がデイブに最初にキスをするか賭けたいの？」

「どうしてそんなことがわかるの？」

「今まではわからなかったけど。今ではわかるのよ。賭けたいの？」

もちろん、サラはそうしたかった。自分が勝つと思っていたのだ。サラはとうとう私が恥をかくのを見たかったのだ。私たちはルールを細かく決めて、掛け金も定めた（ルールが複雑であればあるほど、彼女に恥をかかせて、不安をかき立てるのに、より妥当で公正な努力となることを私は承知していた）。できる限りそれを引き延ばし、サラがデイブの前に身を投げたしたものの、すげなく拒絶されて、当然のことながら、私が勝った。新たに生まれたサラの自信を木っ端みじんに打ち壊し、私に対する彼の恋心を諦めさせるのに翌日までしかかからなかったことの、二重の意味で嬉しかった。

私の悪意で行ったのだが、少なくとも学校に反抗心をむき出しにする生徒がいることを考えると、私のしたすべてのことのほとんどはどちらかと言えば生ぬるいものであった。私は強姦も、殺人もしたことがないので、自分のことを肉食獣のように考えたことはなかった。しかし、振り返ってみると、外界における自分の位置の本質を理解して、生き延びて、繁栄するためには、他者を注意深く観察しなければならないという本質的な感覚を理解すると、人間の肉食獣がどのように思考するのかが明らかになる。

もしも私が肉食獣であるならば、私は獲物のために祈りを捧げるだろうか、それとも必死になって生き延びようとするだろうか？　私は生き延びるために今のようになろうとしてきたのだが、そうするのは必要な時だけというのも事実である。多くの肉食獣はいわゆる「過剰殺害（surplus killing）」と呼ばれる、同じような行動に出ることがある。すなわち、とくに差し迫った必要性もないのに獲物を攻撃するという行動である。あなたはシャチが単に殺すためだけに、獲物に襲いかかり、攻撃する映像を見たことがあるだろうか？　シャチは単に面白がって殺しているのではなく、過剰殺害は生存の手段であると科学者は述べる（ただし、どうして科学者はそう断定できるのだろうか？）。過剰殺害に及ぶのはもっとも攻撃的であり、もっとも攻撃的な肉食獣こそが生き延びて、栄えることができるからである。

過剰殺害に及ぶ肉食獣はつねに準備に怠りなく、いつでも殺害に及ぶことができるように備えている。同様に、誰が相手であろうと、その時点で私にとって無害で、脅威がなくても、私はつねに勝負に勝つ備えができている。私が必要な時だけに無慈悲になったり、そうするに値する特定の人だけに攻撃を向けたりするのであれば、それほど効果的であるとは思えない。私はつねに自問している。この人は相手にする価値があるだろうか？　この特定の方法でこの人を狙う必要が本当にあるだろうか？　むしろ、私の自然な傾向としては、誰に対しても攻撃を向けるものである。最近は、私はこの衝動を抑えるために必死に努力している。長期にわたって持続する対人関係を保つために、私は人に合わせようとしてきたのだが、動物的な殺害の衝動がつねに心の底に潜んでいる。多くの人にとって、私は美しくて、毛並みの変わったペットのように見えるかもしれないが、実は非常に危険である。それはまるで家族にとってのホワイトタイガーや友人のジークフリートやロイのようなものである。

この生来の攻撃性が、私の正常の社会生活にとってはいつも最大の妨害だった。成長している間中、私は自分の真の性質を隠すためにあらゆることを試みたが、つねに隠れた攻撃性が何らかの形で滲み出てきた。告げ口をする同級生ややる気のない教師といった誰かが私の怒りを引き出すと、私の眼は暗くいらいらと燃え出し、その表面のすぐ下には復讐の策略が煮えたぎった。私は前屈みになり、拳を握り、目を細め、それはまるで私の悪意に満ちた最大限のエネルギーが敵に向けられているようだった。映画の中の悪漢のように、私はうめき、必死になって装っていた正常という幻想を打ち砕いた。しばしばそれは、少なくとも社会的には、一歩前進、二歩後退のように感じられた。

実際に魅力的な性格を作り出さなければならないと気づいたのは十一歳か十二歳の時であった。同級生たちを見て、どのようにして人に好かれるようとしているのか観察して、すべてを真似ようとした。その頃に、サーフィンをしたり、ロックバンドで演奏したりして、仲間の中で私の位置を上げていった。よい成績を上げることに加えて、独立プロ製作の映画を観たり、アンダーグラウンドの音楽を聞いたり、自転車モトクロスといったスポーツをしたり、ストリートリュージ[10]をしたり、ファストファッション店の服を着たりするようになった。私は独特な形でうまくやってのけたし、才能も、魅力もあったので、当然のことなから、皆によく知られ、好かれる（あるいは恐れられる）ようになった。どのような状況にも合わせられるいくつもの仮面をかぶれるようになったばかりでなく、仮面をいつもかぶっていることも身につけた。

私は怒りにまかせて振る舞うことは止めたが、学校で行儀よくすることにしたため、時に妙なことをしでかしても、ちょっとした失敗として見逃がされるようになった。母の音楽への愛情（母自身はそれを救済ととらえていた）は私に受け継がれた。私は学校のバンドや、他の子どもたちとのロックバンドでドラムを叩いた。中・高校生の頃は、音楽は私の多くの反社会的行動を覆い隠していた。ミュージシャンは自己愛的で、すぐに腹を立てると一般にはとらえられていて、もしもミュージシャンがごく普通に振る舞うとかえって失望されてしまうだろう。そこで、私がしていたことは、将来ロックスターになる野望からとらえると、一見適切なもののようだった。ギターを抱えていたり、ドラムを叩いたりする時には、叫び、激しく踊り、攻撃的になり、聴衆を挑発してモッシュピットへと駆り立てて、聴衆があなたに与えようとしている愛情や注目を引き出すのは当然と考えられる。

私はジムの妹だったが、ジムが私を仲間のうちに入れてくれたのは幸運だった。高校では、ジムの友達皆が私よりも年長で、恰好がよいというわけでもなかったが、エネルギッシュで、スカ（ska）[11]に夢中だった。彼らはビンテージの背広を着て、幅の狭いネクタイをしていた。彼らは週末になるとクラブや自宅でのパーティーに出かけて、お気に入りのバンドの演奏に耳を傾けたが、私もジムに連れられて行った。私はそこでモッシュピット、クラウドサーフィン[12]、ナイフ、砕けた酒瓶、集団の喧嘩に初めて出会い、聴衆が担架やパトカーで搬送されるのを目にした。すべてがスリルに満ちていた。

高校では、私は複雑な争いに巻きこまれがちであった。ある時、誰が授業の指揮を取るべきかということで、私は教師のひとりと口論になった。私は私が主導権を握るべきだと思ったが、教師はある理由から教師にその任があると考えた。私は黒い布を買って、腕章を作り、結局、学校の半分がその教師に対する「抗議」に加わった。（ティーンエイジャーはいかなる権威に対しても反抗したがるものだが、私はまさにそれを利用しようと考えたのだ。）南カリフォルニアで開催されるコンテストのドラム部門に参加したいと考えたこともあった。私たちは楽器が必要であり、正式な許可を取らずに、事後承諾でよいだろうと考えて、参加証を偽造し、週末に学校の楽器を無断で持ち出した。私は自分よりも大きくて力強い人たちと喧嘩を始めたが、そのようなことはロックコンサートでは日常茶飯事で、モッシュピットの一部であった。その当時から私は狡猾で計算高く、自分の自由を守るために深刻なトラブルに巻き込まれないようにしていた。

文句を言われたくなかったし、単にそれを避けようとしていたので、私は子どもの頃、ほとんどの場合、男の子と遊んでいた。彼らは怪我について人にばらしたりすることは滅多になかった。私は男の子たちと庭を走り回り、押し合いへし合いして、汗をかき、埃まみれになるのが好きだった。私はとても幼い時に、下着のシャツを着るのを拒んだが、だからなおさら少年のようになりたかった。兵隊人形で戦争ごっこをするよりも、赤ん坊の人形を抱っこするほうがよいという人の気持ちがわからなかった。

私は身体接触のあるスポーツのすべての面が好きだった。タッチフットボールはまさにその好例だった。とくに雨上がりの、泥だらけのフィールドでタックルをすると、目の周りに青痣をつくることなどごく当

(10) 車輪付きのそりに仰向けに乗り、舗装された坂道を下る米国発祥のスポーツ。
(11) 一九五〇年代にジャマイカで発祥したポピュラー音楽のジャンルのひとつ。
(12) ロックコンサートなどで体を支えられた人間が他の観客の頭上を泳ぐように移動する行為。

たり前だった。あるいは、校庭での鬼ごっこで、人の前に体を投げ出したり、角でサッと身をひるがえしたりして、体がぶつかりあった。私の体を誰かの体にぶつけ、同級生のひとりが鼻血を出して、保健室に運ばれるといったことがひどく嬉しかった。高校のソフトボールでは、私は最高の選手ではなかったが、誰よりも他の選手と衝突したのは確かだ。盗塁を決めると得意満面だった。私が本塁に達するまでにボールが捕手に届くとしても、私は捕手にめがけて必死になって突進していくので、捕手は恐れおののいて、身を退いてしまった。ある時、私がホームスチールを試みると、あまりにも怖がった捕手がまだ捕球していないのに、私にタッチしたこともあった。私の熱狂的な態度が人々を脅かすことがあるのは事実だが、一般には、それは彼らの問題であると私は考えている。

あえて危険を冒し、攻撃的で、自分や他人の安全や健康について一切心配しないというのは、すべてソシオパスの症状であり、私の小児期はその証拠に満ちていた。年長のソシオパスよりも、若いソシオパスのほうが、紙一重で死を免れていると、私は考える。自分が命を落とすかもしれないといった健康な感覚は、後に使われるために心の奥底にしまわれている。八歳の時に、私は海で泳いでいて、危うく溺死しそうになった。この時のことを詳しくは覚えていないのだが、水が私を生きたまま飲みこみ、息苦しくなり、私に襲いかかってくる海の強大な力を覚えている。監視員が私を海から引き揚げてくれて、息を吹き返すと、私が生きている最初の兆候は、ゲラゲラ笑い出したことだったと、母はよく言う。最高のタイミングだった。いつ死が訪れるかわからないが、それもそう悪いものではないと知った。私は死を恐ろしいと思ったことがない。私はよく死についてあれこれ考えたり、死を望んだりすることもあるが、積極的に自ら死のうとしたことはない。

ある土曜日に、私はひどく具合が悪くなった。それは十六歳の誕生日の数か月前だった。私はいつもはこういったことを秘密にしておいた。他者から私の生活の行動が干渉されることになるので、私の個人的なことについて首を突っこんでほしくなかったのだ。しかし、その日は、どうしても耐えられず、胸骨の下が激しく痛むことを母に告げた。いつものように怒りの表情を見せた後、母は私に怪しげなハーブ薬を渡して、休んでいるようにと言った。その後、痛みばかりか、吐気も出てきた。

翌日、私は学校を休んで家にいたが、いつもの活動がまるでできないことを痛感した。私の心や体を占め続ける難しい授業、音楽やスポーツのクラブ活動、他の課外授業、友達や知人や権威的な人の内的な世界を弄ぶことなど、自宅にいては何もできなかった。退屈は私がもっとも嫌いなことであり、病気でもあった。翌日、まだ具合が悪かったが、登校した。その週、私は野球をして、二塁打を打った。

毎日、両親は新たな治療法をほのめかした。タムズ、アドヴィル、イブプロフェン、その他のホメオパシーの万能薬などが入った小さな薬袋を私はどこへ行くにも持っていった。痛みはあったが、その重症度とか原因を突き止めようとはしなかった。それは野球場に選手がひとり足りないとか、老眼であるといったような、高い壁であった。私は心の中で膨らみつつあるものに満足するために、目を酷使し、注意を集中させ、身体を騙しながら、私の身体と必死で闘わなければならなかったのだ。

私がいつもならば人との付き合いで、他者に溶けこみ、他者を魅了するのに使っているすべてのエネルギーを、疼痛を無視したり、それを抑えこんだりする方向に向け直した。数日すると、私は周囲の人にとげとげしい態度で当たり、睨みつけるようになった。私はお世辞を言ったり、口当たりのよいことを言ったりするのを止めた。他の人々に同意するために肯いたり、心配そうな表情を浮かべたりするのを止めて、以前は私がひとりきりで、誰にも見られていない時だけにしていた、死んだような目で彼らを見つめた。わざわざ笑顔を作ることもしなくなった。秘密の考えをどうにか抑えておくこともできなくなって、友達がいかに醜くて、私が意地悪をしても当然の理由などをはっきり口に出すようになった。自分の感情を適切にコントロールして、相手に優しい言葉をかけるような知的な能力を私は持ち合わせていなかった。他者への影響をつねに計算するというタフな精神を失ってしまうと、私の意地悪さ、むき出しのサディズム、他者を無視するような態度が噴出したのだ。

しかし、私はそのように振る舞っていたことに気づいていなかった。というのも、個人的な対人関係を維持したり、私の生来の衝動性を抑えたりするのに、どれほどの精神力が必要であるのか知らなかったのだから無理もない。後になって、周りに友達がまったくいなくなって、私はようやく何が起きたか気づいた。友達は長いこと私を例外としてみてくれていたのだ。私が意地悪をして、不機嫌な振る舞いをしたために友達から見捨てられたのも当然だった。思春期の間、私は服の下に中世の鎖帷子《くさりかたびら》を着けていたのが、急にそれが外に見えてしまったようだった。その重さから自由になったものの、私の動きは不格好で、奇怪であった。

押し黙ったまま、痛みになんとか耐えて、朝、昼、晩が過ぎていった。腹痛は背部に移動し、腎臓のあたりの痛みになった。私は汗ばみ、不快で、顔色も悪くなった。父は私の筋肉が張っていると言った。私はふたたび学校に通うようになり、四十マイルも離れた所で開催されたバンドのフェスティバルに出かけた。しかし、途中のバスの車内で、熱が出て、帰りのバスの中では床に横たわっていた。週末をずっとベッドの中で過ごした。火曜日に登校したものの、あまりにも気分が悪くて教室にいることができず、午後は兄の自動車の中で寝ていた。季節は覚えていないが、その午後はよく晴れていて、暖かく、窓から射しこむ日差しで車内は温室か孵化器のようになっていた。後部座席で丸まっていると、私の身体の一部に広がっていた拍動性の強い鈍痛を、快い暖かさが抑えこんでいるように感じた。帰宅すると、私はベッドにもぐりこんだ。母が夕食を告げにやってきて、シーツをめくると、高熱を発し、発汗し、びっしょりになった私がいた。父が帰宅して、私を見ると、次の手をしばらく考えた。父は私の様子を見て、何かがひどく具合が悪いと気づき、とうとう「明日、医師のもとを受診しよう」と言った。

翌日、皆がひどく心配気で、生真面目で、口もきかずに診療所に出かけた。検査を受け、その結果が出ると、すべてが慌ただしく、互いを非難しあう調子になった。医師は、私の白血球数について怒りに満ちた口調で何かを言った。母が口を閉じ、半ば緊張病のような固い態度になったことに、私は気づいた。それは、父が何かを殴りつけたり、母を怒鳴ったりする時によく見せる態度だった。医師にはすべてが疑問だった。私に痛みがあったならば、この十日間も一体何をしていたのだろうか？　なぜもっと早く痛みを訴えなかったのか？　私が何か間違ったことをしたと言われたように感じて、質問に答えるのを止めてしまった。私はすっかり嫌になってしまい、落ち着かなかった。それ以上そこにいたくなかった。善意に打ち負かされて、受け身で犠牲になっているよりは、自由になって、好きなことをしたかった。誰かが私に横になりたいかと尋ねた。私は丁寧に断ったのだが、意識を失ってしまった。意識が戻ると、叫び声が聞こえて、父が医師に救急車を呼ぶ必要はないと説得していた。意識がはっきりしない中でも、家族が医師を信頼していないことを、私は感じた。

父は非難の眼差しから逃れるためならば、何でもしただろう。私自身も混乱し、目も半分閉じていながらも、父の目に深刻なパニックを見てとった。父は娘が死にそうだというので、パニックになっているのではなかった。あるいはそうかもしれなかった。娘を亡くすことが父の恐れの原因というよりは、私が死にかかっていることについて友達や近所の人々から道徳的な非難を受けることを恐れていた。ネグレクトのために娘を死なせたと非難されることを恐れていたのだ。後に明らかになったが、家族の健康保険が切れていた。そのために、娘が一週間以上も激痛に苦しんでいたのに、両親が何もしなかったと、非難されるのを恐れていたのだ。今この件について考えると、父が母と私で解決を図らせなかったことに驚いている。ある意味で、母は父よりも幸運だった。母は感情を表に出さなかったために、責任を取らずに済んでいたのだ。母は無力ゆえに、罪責感を抱かずに済んだのだ。

私が手術後に覚醒すると、父が怒り疲れて、傍らに立っていた。父が私の病気をもたらしたのだ。虫垂が穿孔し、毒素は腸内に拡散していた。体内に感染が広がり、背部は壊疽《えそ》していた。外科医は多量の腐敗した内臓を切除し、膿を除去するためのプラスチックのチューブを挿入した。永続的な障害はないだろうとのことだった。

「お前は死んでいたかもしれない。医者たちはひどく腹を立てている」と、父の口調が私に伝えているようだった。それはまるで、私が皆に謝罪すべきだという響きがした。

もちろん、病院は気の滅入る場所である。一日のうちで最悪な時は夜明け前だ。病棟はとくに冷え冷えとして、ブラインドを通して射しこんでくる日差しは報いのように感じられた。日勤の看護師が夜勤の看護師と交代し、元気いっぱいで、張り切って、残酷なまでの実用性を発揮しようとする。さらに、研修医と医師の一団が回診してきて、カーテンを開けて、チューブや機械に連結された、たるんで、損傷した肉体を検査し、記録していく。患者たちはまるで医学幻想の中に現れるサイボーグたちのようだ。

防具を奪い去られ、自分が病院によって作られた野蛮人に甘んじるか、それとも、必死になって人間性を追い求めるかの選択が迫られる。しかし、これは私にとって簡単な選択だった。私は自分の中の野蛮な点に慣れていた。すなわち、生き延びて、栄えるという意思以外を知らなかった。自己の威厳とか、絆の必要性を断ち切ることに何の問題もなかった。というのも、そうすることがこれからの日々を生きていくのにもっとも効果的であることを承知していたからである。病院では、誰に対しても仮面を被る必要がないという安心感もあった。多くの精神的エネルギーを使わずに済んだ。私の生活は、睡眠、食事、排泄といった必要最小限のものに削られていき、身体的暴力で妨げられることもあったが、それは予想できて、それに対処することも可能だった。私は病院では模範的な患者だった。呼吸訓練を熱心に行い、病衣の後ろをはだけたまま病棟を歩行するなどと、私は言われた通りにしていた。ある看護師は私のことを「勇気がある」と思った。私の断固たる眼差しや、笑顔で苦痛に耐えているといった態度について、その看護師は述べたのだと思う。私は泣いたり、不平を言ったりしなかったが、それは感情の完全な欠如だった。それは、犠牲者にとっては勇気であり、賞賛されるべきものであるのだが、肉食獣にとっては人間性の欠如であり、恐怖を呼び覚ますものである。

回復傾向が維持されるならば、一週間後には退院となる予定だった。退院の最後の壁は朝食の摂取量だと、看護師が私に伝えた。私は吐気が強くて食事ができなかったため、量が少なくて高カロリーの食物をほんの少し齧っていた。このため、実際以上に食事をしていたのだが、まだ何も食べていないように見えていたのだ。この問題では、父が私を救ってくれた。父は会議の一時間前に病室にやってきて、右手でパンケーキを自分の口に押しこみ、左手でスクランブルエッグをトイレに流してくれた。

父は会議の前に目を通しておかなければならない議事録を小脇に抱え、帰宅する途中で、私たちはミュージックストアに立ち寄り、私がほしがっていたCDを買ってくれようとした。店はすでに閉まっていたが、父はドアを叩いて、店員の注意を引き、私のほうを指して急いでいることをジェスチャーで示した。父は私がほしがっていたCDを手にして、自動車に戻ってきた。人は時々驚くようなことをするものである。

我が家がどのようにして私の入院費を払ったのか、私は知らないが、父が私にCDを買ってくれた時に使ったのと同じスキルを用いて、多額の借財から抜け出したのは明らかである。自宅に着くと、父は私を二階の部屋まで連れて行ってくれて、ベッドに休ませてくれた。汚れた包帯は誰かが手当てをしてくれるだろうと父は言った。父はよくこのようなことを言ったが、実際にそういったことはめったに起きなかった。

私に比べて、両親は自身の安全にはあまり注意を払わなかった。我が家は驚くほどの数の自動車事故を起こした。私たちがまだ子どもの頃、従姉弟の家に行く途中の山中のハイウェーで非常に危険な事故を起こした。私たちの自動車は（後に酔っ払い運転とわかった）後続車に追突されて、何車線も飛び出し、コンクリートの壁に衝突した。子どもたちは皆後部座席に座っていたため、ひどい傷を負ったのだが、何らかの理由で、自宅に戻らずに、そこから十時間運転して親戚の家に行った。それから数年間は、我が家はその時の保険金で生活していたのではないかと思う。（私は運転が実にうまいので、一般には私の責任ではないのだが）自動車事故を起こした場合には、私は最初に何枚も写真を撮り、相手の運転手から非があると認めさせる言質を取ることにしている。

私は幼い頃から、動いている自動車によじ登ろうとしてきた。私は動いている自動車によじ登ろうとしたり、動いている自動車の上で動き回ったり、動いている自動車の下に潜りこもうとしたりしたこともあった。トラックの荷台に乗って、ガタガタ揺られるのも好きだった。

私が十歳の時に、兄のジムと私がガソリンで動く八人乗りのゴルフカートで半マイル離れた駐車場からハロウィーンのパーティー会場まで客を送迎してほしいと、我が家の友人から頼まれた。ジムと私は客を乗せて会場に向かう時は丁寧で安全な運転をしたが、会場から駐車場に戻る時に、どんどん危険な運転をするようになった。駐車場に戻る時に、私はゴルフカートの前部から屋根によじ登って、後部に移ろうとした。兄は注意を払っていなかったので、私の姿が見えないと、会場に置いてきてしまったと思いこんだ。そこで、ジムは急にUターンをしたので、私は屋根から振り落とされて、歩道を数秒間転がった。私は意識を失ったが、しばらくして気づくと仰向けになっていて、赤の尾灯が目に入った。兄はまだ何が起きたのかわかっていなかったが、大慌てで戻ってきて、私は危うく轢かれそうになった。

「どこに行っていたんだ?」私がカートに戻ると、兄は驚いて尋ねた。

「わからない。どこにも行っていないわ」と私は答えた。

自分の自動車を運転するのもけっして安全とは言えなかった。ある日の午後、母が私に最初の自動車をプレゼントしてくれた。それは千二百ドルだった。この自動車は素晴らしかった。一九七二年製のポンティアックのラグジャリー・ルマン、八気筒エンジンで、後尾に二つのマフラーが付いていた。その自動車の車体は実に魅力的な、GTOの姉妹車で、ほとんど同じデザインだった。ポンティアックが曲線的な車体を維持した最後の年にあたり、当時、動物の肉体を模して、名づけられていた(例:ムスタング、チャージャー、クーガー)。そのポンティアックの二段の丸いヘッドライトはあたかも獲物を見つめ、その車体とバンパーは冷笑しているかのようであった。フェンダーは車輪格納部で錆が出ていたし、屋根で唯一錆が出ていなかったのは白いビニール製の部分だけだった。母の目にもっとも気に入っていたのは、デトロイト製の鉄板を使っていたことだった。事故が起きても、傷つくのは相手であって、私ではないはずだと、母は信じていた。この自動車に乗って最初の数年で、母の直感が正しかったことがわかった。

エンジンは非常に単純で、簡単な修理や調整は自分でできた。自動車がどのように動くのか知りたかった。私は自動車をコントロールしたいのであって、自動車に私をコントロールされたくなかった。大学生の時に始動装置が壊れて、友人のアパートの駐車場で立ち往生してしまった。友人に手伝ってもらって、それを替えようとした。私も友人もどうやればよいか知らなかったのだが、よく知らなくても、私はつねに新しいことを試みようとした。蓄電池を外さずに、始動装置を取り出そうとするまでは、すべてがうまくいっていた。突然、火花が飛び、車台に火がついた。ふたりとも車の下部から這い出し、雪を投げつけて、火を消した。

その自動車を運転していると、私は周囲から注目を浴びた。時には放蕩な関心もあったが、けっして弱さを感じることはなく、不敗の感覚をつねに抱いていた。友達とドラッグレースをする時に、どのようにその自動車のパワーを操るか、ターンをするのにアクセルをどのように吹かすか、どのように車線を逸らすかを学んだ。カリフォルニアでは大雨は稀だったが、ガソリンやオイルが溜まって、ひどく滑りやすくなり、車体の後部が振れることに対処する方法も学んだ。

私は、その自動車で感じた自信や力を愛した。というのも、それが、女性、ティーンエイジャー、無力といった不協和音とは対照的であったからだ。人形やままごとといった甘い遊びをしている姉や妹よりも、兄たちのほうが私の無謀な性格に近かった。兄たちが教会のボーイスカウトに参加し、矢を射て、ナイフ片手に森を探検していたのに、私のモルモン教徒の女性としての活動といえば、クロスステッチで枕カバーを作ったり、シナモン入りのバタークッキーを焼いたり、グルーガン(13)をどう使うかといったようなものばかりだった。一般的に、私の人生では女性は自力で活動するのではなく、いつも受け身で、他者に何かをしてもらうのを待っているような存在に思われた。

私が八歳から十二歳の頃、母とよく似ていると男性から言われて驚いた。これは自分が性的願望の対象になり始めているという意味だと正しく理解していた。十歳になるまでには、私の胸は膨らみ、尻はギリシャの壺のような形になってきた。男たちはあからさまに流し目を送り、性的な意味合いは明らかだった。

私には理由がよくわからなかったが、世の大人の女たちは私を尻軽女のように扱った。まず、私の女性として育ちつつある身体に主な責任があるようだった。十分に注意しないと、それが時限爆弾のように働き、女たちの決めつけや男たちのハラスメントの巻き添えになりかねなかった。

ティーンエイジャーの少女たちは皆、子どもから性の対象への移行期にどこかしら不自然な感じを経験すると、私は理解している。たとえそうであったとしても、ソシオパスになりかけの私のような者には、これは一層ひどいものだった。私が手に入れたかったのは権力と支配だけだった。もしも私が男だったら、大きくなって、たくましい筋肉を持ちたいと思っただろう。そして、女性として押しつけられた存在を断ち切るのだ。私はいつもスポーツ好きで、女児としては攻撃的だった。モッシュピットのような男性優位の身体活動であっても、私は剥き出しの敵意を表していた。しかし、私の背は五フィートで、体重も百二十五ポンドしかなかった。私は恐怖と尊敬を手に入れたかったのだが、結局、望んでもいないのに、私の二倍の大きさの酔っぱらった男から言い寄られるのが関の山だった。私は肉食獣のようには見えず、自分では望まないのに、魅力的な対象に見えて、性的な関心の的になってしまった。私は強くて、タフな少女だったが、男たちのほうが一般的にさらに力強くて、タフだった。私は非常に聡明で狡猾であったが、私よりも半分ほどしか聡明でも狡猾でもない大人の権威者を打ちのめすにはしばしば十分ではなかった。私は見かけほど弱くはないし、それほど自分が女性らしいとも感じていないにもかかわらずである。

私は自分が女性という性にぴったりと合った感じがしたことはなく、あるいは少なくともそれに対して両価的であった。しかし、多くの少女が、同じように、性のステレオタイプを拒絶し、反抗するという時

(13) 手芸や工作で、接着剤をつけるための工具。

期を乗り越えていく。少女として成長すると、つねに自分の周囲に約三インチのおぼろげなチョークの線が引かれているように感じる。この線を引いたのは、社会、そしてしばしば宗教や家族、そしてとくに他の女性たちであり、その中でどのように振る舞うべきか、自分の行動がすべての女性にどのように直接影響を及ぼすかを表しているかのようである。このチョークの線は、どのように世界との関係を持つべきかを示唆し、「少女としての」すべての褒め言葉（例：「少女にしてはタフだ」）に関連しているように思われる。大きく腕を広げて、そのような線を消し去ってしまいたいと思うが、チョークの線は付きまとい、つねに三インチの領域の中に閉じこめておく。少女というレッテルは、私の誇大的な自己概念を閉じこめておくにはあまりにも狭苦しく感じて、それをほとんど無視していた。

私の性にもよい点があった。母は父に対して主に受け身であったが、何かがほしくて、ほしいもののほとんどすべてを手に入れるためには、父の身体にただ触れたり、身体的な快楽を半分約束したりするだけでよかった。男たちが私の母が美しいと何百回も私に言った時に、その客観的な美しさではなく、快楽を呼び覚ます能力について言っているのだと、私は気づいた。女性はセックスに応じたり、拒んだりする立場なので、すべての力を握っていると、男性が嘆くのを時々耳にする。しかし、私にはまだその種の力はなかった。高校時代、他の少女たちは自分たちの性について知り、それを試し始めていたが、私はまだ性に目覚めてはいなかった。性が自分に何らかの快楽を与えてくれるものだとは理解していなかった。そして、性が、他の人々と関係を築く方法だとか、したがって、支配する権力を握ることだとかいった点も理解していなかった。性が、愛する方法だとか、人は愛のためならば何でもするといったことも、私は理解していなかった。

しかし、私は自分の性を最大限活用して、多くの不快で、変態の教師たちに影響を及ぼした。そのなかでも私がとくに嫌っていた教師がいた。私がソフトボールの試合かドラムの競技会で不在だったので、母に代わりに宿題を提出してもらった。すると、高校の英語の教師が私の宿題に落第点をつけたのだ。私をあえて目の敵にしようとして、同級生たちの面前で「ママに持ってきてもらったの」と言って、私をあざわらった。この教師は年老いていて、執念深く、卑しかった。私はその教師がけっして好きになれなかった。他の同級生たちに対してもしつこく攻撃するのを目撃したこともあって、けっして私にその矛先を向けさせる理由を与えまいとした。しかし、私の密かな反抗心がその教師を苛立たせたのだろう。とうとう私を攻撃するために何かはっきりしたものを見つけようとした。

「トーマス！　成績がFだったのに気づいただろう。私はお前の宿題に目を通すこともしなかった。次はお母さんの大切な時間を無駄にしたりしないで、自分で宿題を提出しなさい。さもなければ、わざわざ宿題を提出する必要はない」。私は咄嗟に怒りに駆られたが、すぐに落ち着きを取り戻した。

「ふざけるな、デブ」と私は穏やかに言い返した。もちろん、その直後に校長室に呼び出された。

それからというもの、その教師と私は程度の低い権力争いを繰り広げた。私はその教師を引きずり下ろしたかった。その教師があまりにも評判が悪いので、もっとも簡単な方法は、その不適切な行動を記録に残すことだった。授業中の彼の言動についてごくわずかでも疑問な点があれば、詳しく記録した。私はクラスの他の女生徒たちと仲よくして、教師のとくに当たり障りのないようなことに関しても全体として不適切な点はないかあれこれ相談した。彼は実際にはそれほどひどい人ではなかった。ただ歳を取っていて、一九五〇年以前に生まれた男として典型的な、生まれつきの権威主義的な人間だった。試験の際には、黒板に問題を書き、皆に前に来るようにと指示した。これは後部の席の生徒がよく見えるようにするためだった。最前列の席を教壇にまで動かすようにつねに指示を出していた。その最前列の席には、ダンサーのような派手な下着をよく着ている女生徒が座っていた。その教師が生徒に席を移動するように指示するのは、その女生徒の胸の谷間を見るためだといった噂を私は流した。この噂はいかにもありそうな話だった。というのも、その教師の顔はしばしば歪んで、いやらしい目つきになったからである。この噂は実際に事実であったのかもしれない。いずれにしても、格好のゴシップになり、たちまち事実として受け入れられたのだ。

噂だけでは十分ではなかった。その教師が私の胸について下劣で、淫らなことを言うように仕向けても、まだ十分ではなかった。生徒たちは最近の音楽部の演奏について話しあっていた。

「私の独奏をどう思いましたか?」教師の意見を聞き、クラスの他の生徒たちの意見も聞いた後、私は冷笑した。

「トーマス! お前の授業ではない。ステージでどたばた動き回って、ただうろうろしているだけだ。他の女生徒たちとはまるで違う」と、目の前のダンサーのような女生徒を指しながら、その教師は言った。彼はクラス全体が私に反対するように仕向けたのだが、彼にとって残念なことには、私のほうが先に他の同級生たちに取り入っていた。教師が私の感情を傷つけることはなかった。むしろ、目撃者たちの目の前で、彼はとうとう、明らかに生徒と教師の境界線を踏み越えてしまったのだ。

授業が終わると、私はそのダンサーのような女生徒に、危うくベールに包まれたような教師のハラスメントについて不快に感じなかったかと尋ねた。私は相手を親身になって心配しているかのように装った。その生徒は私の誠実さに感動した。彼女は私の意見に同意した。彼女とその教師について私が流した噂も聞いていた(彼女は噂の張本人が私だとは知らなかった)。女生徒はその噂にひどく困っていた。私は同情して、熱心に耳を傾けた。彼女は不快感をすべて吐露し、私は単に彼女の話を聞いているだけでなく、彼女の苦悩がいかに大変だったかを認めて、さらに彼女の苦悩の火に油を注いだ。

　その日の教師の態度を利用して、すでに収拾がつかないと訴えようとした。ダンサーのような女生徒がその教師を恐れていることも必要だった。教師を弾劾する声を上げる生徒たちのひとりであってほしかった。事態がさらに悪化する前に、その教師を止めなければならないと、私は彼女を説得した。セクハラについて、教師に対して正式な苦情を訴えるつもりなので、必要があれば、私の話の証人になってくれないかと、私は彼女に話した。多くの事件があり、おそらく彼女の関与は必要がないだろうと私はほのめかしたが、彼女は同意した。彼女はすぐに、自分が私にとっての最重要証人であることに気づいただろう。

　帰宅すると、授業中の出来事を母に話した。事実だけを話し、教師と私の権力闘争や教師を解雇しようと準備していることには触れなかった。学校の規則が破られたと感じ、教師の振る舞いに対して私だけがそう感じているのではないと、私は母に告げた。私が成長する間、私を大切にしてこなかったことについて母は後悔しているので、母はなんとか私を助けようとするだろうと思った。学区に対してセクシャルハラスメントで教師を訴えることができると、私は母に言った。翌朝、私と一緒に学区の事務所に出かけて、書類を作ってくれないだろうかと尋ねた。父はこの考えに完全に反対だったが、それだけにかえって母には訴えかけるものがあった。

　私は訴えを陳述し、その教師がいかに不適切かを証言する何人かの同級生たちのリストを作った。その教師が校内にいる時にはいつでも誰かが一緒にいることに気づいて、私は喜んだ。教師は公式な非難、すなわち「ストライキ」の通知を正式に受けた。非公式には、早期退職を迫られ、英語科長の地位を辞さなければならなかった。これは私には成功だった。私はけっして貪欲な人間ではなく、「事の本質」にこだわったりはしなかった。次世代の傷つきやすい少女たちを守るために、私はその教師を解雇させようとしたのではなかった。彼こそが哀れな少女（すなわち、私）から傷つけられるということを見せつけるために、私は彼を解雇させようとしたのだ。

それでも、これは公式な法制度の限界について学ぶ絶好の機会であった。法科大学院でもすぐに直面したことであった。私が教師ともめたのはこの時だけではなかったが、私が何をしようとも、私の教師が誰であろうとも、これまでに解雇されたり、地位を辞さなければならなかったりした人はいなかった。そして、私が教師たちに辛酸を舐めさせていくと、私はトラブルメーカーであるとの評判が立った。彼らに破滅をもたらすために、おそらく、私は嘘をつき、騙し、意地悪をしたが、それでも、彼らは子どもの近くにいるべきではない悪い教師であったことは事実である。ある教師は、よい子ばかりを贔屓《ひいき》する馬鹿な男だった。自分が高校生の頃には周囲からけっして受け入れられなかった反動で、教師としてよくない子たちを無視することで、自由気ままに振る舞っていた。他のひどい教師は生徒に対して性的なこだわりを持ち、（私も含めて）大きな胸で、自尊心の低い（これは私には当てはまらない）女生徒に淫らな関心を向けていた。そのような教師たちを破滅させるために、私はとくに目立ったことはしなかった。そんな不適切な教師たちが私に権威を振るうということに我慢がならなかった。そして、これは、若いソシオパスと少女であることの二重の意味での不正義だった。

第5章

私は神の子

私は末日聖徒イエスキリスト教会（The Church of Jesus Christ of Latter-Day Saints）の信者として育った。子どもの頃から家族とともに教会に通い、今もモルモン教を信仰している。これを偽善的であるとか、もしも私がソシオパスと知られれば、私は教会から締め出されてしまうと言う人もいる。彼らには、私がどのようにして自分が何者であって、信仰と折り合いをつけてきたか理解できないだろう。しかし、こういった人々はモルモン教の本質を誤解している。モルモン教の教義では、私たちは皆、永遠の発展と幸福を願う、愛情あふれる神の息子や娘である。皆が、世界の創造者であり、神のようになる可能性がある。（このために末日聖徒イエスキリスト教会はソシオパスの夢であり、モルモン教はソシオパス独自の神聖なる運命と誇大感に一致する。）「皆」には私も含まれると信じている。そして、皆に救済の可能性があるならば、私の行動もその対象になると結論できる。私の感情の欠陥、無慈悲な思考、非道な動機が問題になるわけではない。教会の教義がしばしば私の本性との間に葛藤を生じるものの、それに従うのは、その教義は万人のものであるという証拠であるからだ。その教義は、すべての国、すべての親族、すべての言語、すべての人々のものである。ソシオパスも含めて、万物の創造者が存在するという教義が、私は好きだ。私の行動、すなわち、よきソシオパスとしての意味のために、喜んで協会に寄付をする。そして、よき行いに対する報酬も嬉しい。すなわち、祈り、聖歌、宗教的献身には、高揚感や精神的な事柄に対する関心があふれている。

モルモン教の規則や基準はきわめて明快であるので、とくに私に合っている。子ども時代、私は教会の明快な期待や手引きに従うことによって、自分が狭い社会の標準に合わすことができないことを埋め合わせてきた。純潔についての詳しい教えから、何を着て、誰とどのようにデートをし、何を見たり聞いたりしてはいけないか、教会にどれくらいの金額を寄付すべきかといった便利な箇条書きの決まりまであった。私はこのようなことがはっきりと書かれているのが好きだった。私がコカコーラも酒も飲まず、十分の一税を支払っている限りは、私が何をしてもモルモン教会の許しが得られるなどと言うつもりはない。このようなことは単なる指標にすぎず、教会がけっして完全な安全を意味するものではないが、決まりがはっきりと書かれているので、私が他の人々の輪の中に入っていくのに役立った。

私はついこの間あるテレビ番組を見た。それはミステリーで、全シーズンに及ぶ主なストーリーとは、人々が必死になって主人公を殺したのが誰かを探り出そうとするものであった。陰謀と悪行が繰り返された後、登場人物のひとりが絶望して、「一体、誰が邪悪で、誰がただ悪戯《いたずら》なだけなのか探り出すのはとても難しい」と言った。悪戯と邪悪の間に差があるのだろうか？　誰が慈悲を受けるに値し、誰には希望がないのだろうか？

私自身が邪悪であるとは一度も感じたことがなかった。教会では、私は神の子どもであると教えられた。旧約聖書も読んだ。『列王記』には、神に四十二人の子どもがいたが、彼らは預言者エリシャを侮辱したために、熊に襲われてしまった話がある。これでは神が私の父であるとはなかなか信じられなかった。

そして、欠点のない人などいるだろうか？　そう考えると、私たちのほとんどは基本的には善人である。ダン・アリエリー（Dan Ariely）はその著書『ずる――嘘とごまかしの行動経済学（The (Honest) Truth About Dishonesty）』[14]の中で、ジョン・F・ケネディ芸術センターの土産物店で店員の着服が横行していることについて述べている。主に高齢のボランティア店員がレジから小銭を盗んでいるというのだ。興味深いことに、ひとりの人が多額の盗みを働くわけではなく、多くの人々が少しずつ盗んでいる。誰もが不正を働いていて、もしも他のすべての人がするのと同じ範囲内に留まっているならば、自分自身に対して抱いているよいイメージを（たしかに）維持できるのだ。

私をソシオパスと診断した夏季休暇中のインターンの同僚は、私と宗教について議論していて、キリスト教の罪の概念とは、ある行為ではなく、ある状態を指していると主張した。私たちはすべて「罪人《つみびと》」であり、同時に、すべてが「救われる」というのだ。「もしも邪悪ということに何らかの意味があるとするならば、『私は今日このよいことをし、今日あの悪いことをした』」と彼女は邪悪について考える。彼女の意見では、邪悪とは、カフェインを摂取するとかしないとか、ロザリオを正しい数だけ数えたかといったこととは無関係だという。これは「違反」とは質的に異なるというのだ。

おそらく彼女の意見は正しいだろうし、「罪人」よりも「救済」を強調する「改良された」宗教の時代では、高齢のボランティアたちが誰一人としてわずかな額の窃盗を自身の生来の邪悪な性質の証拠であるとは考えなかった理由である。よいこと、まあまあよいこと、悪いことの間にどのような差があるのか明らかで

（14）邦訳：櫻井祐子・訳、早川書房、二〇一二年。

はない。もしも現代の正義の女神が盲目であるならば、それは選択的盲目であり、正常な人が犯す「正常な」違反を見逃し、私のような人が犯しがちな「異常な」違反を非難しがちである。

私が最初に法律と出会った出来事をはっきりと覚えている。私はつねに読書が好きだった。一日中でも読書をしていた。私が幼い頃、両親は子どもたちにいつも用事を与えて、テレビばかり見ていないようにさせたが、私が読書をしている時には、両親は私を放っておいてくれた。私が七歳か八歳の、ある夏の朝、父と一緒に職場に出かけようとしていた。数ブロック歩くと地域の図書館を見つけて、結局、私は書棚に囲まれて丸一日過ごした。

無料で本を貸し出してくれることに私は驚いた。それは詐欺のように思えて、私は幼い頃にもすでにひどく詐欺に惹かれていた。図書館司書たちとも知り合いになり、私が本の虫なので、一度の貸出しに十冊までという制限を私だけは例外にしてくれるように説得を試みた。司書からそれはできないと言われたので、兄や姉や妹や両親の図書館カードを無断で持ち出して、彼らに頼まれたといって数十冊も借りた。自分の企みがうまくいったことに気をよくして、読書を忘れて、より多くの本を借りることに精を出し、それを返さなかった。あまり生産的な企みではなく、本が私の部屋にうず高く溜まっていった。本の山は、疑いを持たなかった図書館司書に対する私の企みが成功した証拠であり、誰も私を止めることができなかった。

おそらく一か月後、私、兄、姉、妹、両親に宛てた手紙が図書館から数通届いた。全員が返却期限を過ぎていて、すぐに罰金が増していった。間もなく、両親は私の仕業だと気づいた。図書館には実際に、規則に従わなかった場合の違反条項があることを、私は理解していなかった。

両親は腹を立てなかった。私の読書好きが高じて、行き過ぎてしまったと、考えたのだろう。金を手に入れるには、何か手伝いをしなければならないとほのめかされた。皿洗いを百回して五十セントというのは私にはあまり魅力的ではなく、単なる悪気のない失敗の埋め合わせをするのにそんなことをするのはけっしてフェアではないと思えた（「悪気のない」というのは、私が参加しているゲームのルールとその結果は別物であるという意味である）。これで私の企みが終わるのではなく、さらにもう一手を試すのだと、私は確信していた。

「図書館に小切手を書いてくれない？」と私は父に頼んだ。何かを買う際に父が小切手を書くのを見たことがあった。私は貨幣が何であるか知っていたし、小切手とは貨幣の代わりをするものだと思えた。それは貨幣が必要な時にそれを猶予する魔術のようなものだった。小切手もやはり自分の金であり、単に銀行が金を預かっているだけだと、父は説明してくれた。私は驚いた。私の七歳の脳は、皿洗いをするたびに一ドルを要求すること以外に、金の流れについて他の方法を思いつくことができなかった。このようにして法律は機能していた。規則とその結果があり、もしも規則を破れば、その結果に責任を負わなければならない。

これが私の法律との最初の経験であると言ったが、もう少し詳しく説明したい。私はそれ以前にも罰を受けたことがあったが、それにはつねに罰の中に道徳的な非難の要素があって、私にはあまり意味がなかった。そこで、子どもとして生きていくうえで予測不能の仕方がないことであるとして、罰を無視していた。図書館の本の件は何かしら新鮮だった。両親は私に腹を立てることもなかった。道徳的な非難もなかった。そして、図書館の本を期日までに返却しなかったことに対して罰金を支払うことは、妥当な結果であると思えたのだ。私も、そして誰もが罰金を払わなければならないとすると、本の回転が速くなり、人気のある、借りたい本を借りることができる。道徳的な判断にはけっして納得ができなかったのだが、この種の正義は、私には理にかなっているように思えた。

私が法律に魅せられたのは、その裏面についても理解していたからであった。もしもとくによいことをすれば、とくによい報酬が手に入る。モルモンの教義には次のような一節がある。「それはこの世界が創造される前に、法、すなわち天における不変の神意が存在し、そこにすべての天恵が定められている。神からいかなる恩恵を賜る時にも、その恩恵が定められている法に従わなければならない」。懐疑的な人はこの文言の客観的真実を疑うかもしれないが、もしも両親や周囲の誰もがそれを信じているならば、自分が報酬を得ようとして、法というカードを切ることは容易である。

この信念が我が家に及ぼした効果はきわめて重大だった。ほとんどの場合、肯定的な正義は、我が家ではまるでチューインガムの自動販売機のように首尾一貫して機能していた。私がその自動販売機に硬貨を入れると、私はガムを手に入れる。私は自分の努力にもっとも高い報酬を得られる方法を探り当て（それはまるで詐欺まがいの方法に思われた）、その活動に飽きてしまって嫌になるまで何度も繰り返した。ひとつのことを何度も繰り返すのが生まれつき好きな兄姉妹とは異なり、私は冷静に、費用対効果を計算し、ただ金のあるところに目を付けた。たとえば、兄のジムはもっとも音楽の才能に恵まれていたのだが、ピアノの練習をするのが好きではなかった。何とかジムのやる気を引き出そうとして、私たちが習っていたある歌を最後まで弾き終わったら、私たちに毎回五セントをあげようと、母は提案した。私はとくに音楽が生まれつき好きであるというわけではなかったが、何時間もピアノの前に座り、私の指は機械的に鍵盤を叩き、そうしながらも、その金をどう使おうかと想像していた。

モルモン教徒は皆非常に慈悲深い。毎年春と秋には、私たちはテレビの前に集まり、末日聖徒イエスキリスト教会の半年毎の大集会の衛星放送を見た。集会で説教をするのは指導部の人々から選ばれた。私はトーマス・モンソン（Thomas Monson）[15]の説教が気に入っていた。未亡人、孤児、そして神の温かい慈悲についていつも興味深い説教をした。そのメッセージは明快だった。神は未亡人や孤児、そして、私を同様に愛してくださる。

それでは罪人はどうだろうか？　モルモン教の世界では、これは大きな問題ではない。万人が罪人であるからだ。実際に、人々は「人生においてどのような試練や誘惑に遭おうとも」などと漠然とほのめかして、つねに罪について話しあっている。私は説教を聞いて、教会にいる周りの人々を見回しながら、その惨めな情事や暴力に彩られた二重生活について想いを巡らしていた。

誰もが完全ではないのだから、過ちを犯すことがある。だからこそ慈悲が必要なのだ。同じ過ちを繰り返すと問題になるのだが、私は一般にはそのようなことはない。自己の利益のために繰り返し他者を操り、「破滅」させ、打ちのめしているのだから、私は「己の欲する所を人に施せ」という教えをつねに破っていると言われるかもしれない。重要なのは、他者が私に仕返しをしようとしても、私は一向に構わないという点である。私の心の中では、これは単なる取り引きであって、けっして個人的なものではない。私たちは皆、力を競っている。もしも私がサンドイッチ店を経営しているとして、道を挟んですぐそこに誰かが新しくサンドイッチ店を開いたら、私は困惑するだろうか？　私は不快に感じるかもしれないが、それを個人的に受け取ることはない。私は店を開いた人を心の中で憎んだりしない。私はその人の不幸を祈るかもしれないが、それはその人に悪意を抱いているからではない。そういった人というのは、たまたま私

(15) 末日聖徒イエスキリスト教会の現大管長。

のゲームの相手になっただけであって、他者をコントロールしようとするのは、私自身の自尊心をいかに承認するかということである。おそらく、他者をコントロールしようとして、私は他者の力、尊厳、自立を奪おうとしていると反論されかもしれない。私はこれを道徳的な問題とは考えないのだ。人々はそれでも「私の支配に身を委ねるか、それとも、どのような結果が待っていようともそれに向き合うのか」を選択できる。おそらく神もこのように考えているだろう。おそらく神が時に子どもを殺すことがあるのもこの点を強調するためだろう。

モルモン教の信仰で私にとっての最大の障壁は、神を敬う悲しみ（godly sorrow）という概念であった。聖書では、神を敬う悲しみと世俗的な悲しみの間を明確に分けている。世俗的な悲しみとは逮捕されて悲しいと感じることであり、神を敬う悲しみとは道を見失ってしまった時に悲しいと感じることであると、私は子どもの頃に教えられた。神を敬う悲しみは将来の行動を変える。すなわち、「神のみこころに添うたその悲しみが、どんなにか熱情をあなたがたに起こさせたことか」という。神を敬う悲しみは、後悔に先行していて当然であるとされ、それはもちろん神の慈悲を引き起こす重要な鍵となる。私の問題は、私が一度も神を敬う悲しみを感じたことがなかった点である。私が何か悪いことをすると、二重駐車をしたために私の自動車がどこかに牽引されてしまうとか違反切符を渡されるのを心配するのと同じように、精神的な結果や因果応報について考えることができる。これで十分ではないだろうか？

多くの意味で、私の宗教は私の風変わりな点を説明する便利な道具になってきた。とてもよい覆いになっていて、その下に私のソシオパスの特徴が隠されている。私は丸見えの場所に必死で隠れていることに慣れている。私にとっての善が保たれているので、私は反道徳的なことを言う。私のコミュニティの外では他者との関係がうまくいかないことを、宗教的な養育の問題だと非難されるので、反社会的な行動をするのかもしれない。モルモン教徒の中では、私は彼らの純真無垢な心や私たちは皆神の子であるといった寛容な態度が強制されるが、私はそれを利用してきた。

私たちは不滅の存在としての人間について過去、現在、未来について熟考する。その救済は私たちが努力すべき使命であり、永遠の広がりを持ち、神の愛のように深い。私たちは現在、そして永遠に献身する。

ソルトレークシティは世界の詐欺の中心である。モルモン教徒は、実際には正反対であるにもかかわらず、万人のもっともよい点を必死で探そうとする。

高校を卒業して、ブリガムヤング大学(16)に入学した。学生たちは一般のモルモン教徒よりも人を信じやすかったので、私にとって悪行の機会が山のようにあった。私は遺失物取扱所で盗みを始めた。新入生用の生物学の教科書のようなごく一般的な本を失くしたと言って、受け取り、それを上の階の書店に持っていき、売りとばした。あるいは、数日間同じ場所に置いてあった、鍵のついていない自転車を見つけて、なくなったことに気づかれないだろうと思い、私はそれを持ち去った。拾った物は自分の物ではないか？

私は反社会的であろうとしてこのようなことをしたわけでもなければ、こういったことを反社会的であるとさえ考えていなかった。世の中にはまだ何らかの意味があると感じられるように、こういったことをしていたのだ。ユタ州では人々が互いに気を遣いすぎるのが、私の気に障った。これでは非能率的だった。運転している人皆が全方向一時停止の交差点で止まって、決断できずに渋滞してしまう。交通規則では、

(16) 末日聖徒イエスキリスト教会が運営する米国の私立大学。

最初に停車した人が、最初に交差点に入ることになっている。しかし、かならずしもこの規則に従わず、いつも新たに考え直さなければならない、道徳的問題のように取り扱っている。互いに他の人が先に行くようにと身振りで示しているのを見ながら、車内にじっとしているのを目にすると、彼らの頭の中はどうなっているのだろうかと私は考えた。おそらく私が最初で、実際には彼らが最初でなかったと私はどうして言えるのだろうか、といったことを考えているのだろう。そして、私がこの状況で正しいのだから、不正に実行してしまうという意味ではない。善行の犠牲になることは薄々感じていたが、予想していた通りの結果が、交差点の渋滞であった。人々は善行を行おうとするあまりに、あまりにも馬鹿馬鹿しい結果を生み出していた。私はこれはけっして神の意思ではないと思う。神であっても、意味もなく利益を諦めないだろう。まさに私が行っているように、神も自分の力をさらに増そうとするだろう。

こういったことのすべてが私の調子を狂わせた。一方、彼らは私がこれまでに出会ったこともないほど、優しくて、愛情に満ちた人々だった。ある学期に私は新約聖書の講義を受けた（ブリガムヤング大学の学生は卒業までに宗教の十四単位を取得する必要があった）。突然、教授が「もしも私が君のところにやって来て、こんなことをしたら、君はどうするだろうか？」と質問し、ある学生の顔を強く叩いた。自発的に、そして反射的に、その学生は顔をひねって、他の頬を差し出した。私はこれにひどく衝撃を受けた。これが聖書の言葉の文字通りの解釈であることを私は知っていたが、やはりここまでするのはやり過ぎではなかっただろうか。私が獲物にしたのはこの同じ学生だったのではないかと思いついた。私が本を盗んだら、別の頬を私に差し出し、自転車も私に盗ませたのだ。この学生は洗脳の犠牲者なのだろうか？　私が邪悪だったのだろうか？　それとも、私たちは単に正反対であって、何らかのバランスを取るために互いに必要なのだろうか？

モルモン教典は、すべてのことに反対の存在があることを説いている。正も邪もないとするならば、聖も惨もなく、善も悪もなく、それがなければ「神もない」。モルモン教の信仰における最大の「敵」はルシファーであり、悪魔となり、興味深く、詳しい話がある。前世において神の霊的な子として生まれ、霊的な同胞であり、反乱を起こして、私たちにとって必要な敵となるまでは、天におけるもっとも輝かしい星のひとつとみなされていた。神の計画では悪の存在が必要であったので、反乱は神にとって素晴らしいことだった。「人間は互いに誘惑されなければ、自分のために行動を起こすことができない」というのだ。それでは、ルシファーはどうだろうか？　私が日曜学校で最初にこの話を聞いた時に、ルシファーは神の計画においてあまりにも都合のよすぎる存在ではないかと思った。神はルシファーが反乱を起こすように企んだのだろうか？　神はルシファーと裏で何かの取引をしたのだろうか？　あるいは、神はまさにこの目的のためにルシファーを創造したのだろうか？　モルモン教典には、「神が存在し、神がすべてを創った。行動を起こすすべてと、行動を起こされるすべてを創った」とある。ルシファーは行動を起こされるのではなく、自ら行動を起こすべくして創られたのだろうか？　そして私もそうだったのだろうか？

私はブリガムヤング大学のコンビニエンスストアで入念に計画して、万引きを実行した。ある友人がサンドイッチなどの軽い昼食について話してくれたが、まるで店の目が行き届いていなかった。一、二学期の間、私は合計千ドル以上の商品を盗んだ。幼かった頃に図書館で本を盗んだように、私は、最初は、盗んだ商品を食べてしまったり、貯めこんだりした。しまいには、私はいかにも気前がよさそうに振る舞って、盗品を人にあげるようになった。私は金がほしくて万引きしたわけでもなかったし（私は十分な奨学金を得ていた）、それが罪深いなどとは実際には考えていなかったので、スリルを求めて何か悪いことをしていたわけでもなかった。自分が逮捕されるかもしれないなどとも考えていなかったので、逮捕されるのではないかというスリルでもなかった。私は当時は考えつかなかったのだが、今となって理由を考えると、あまりにも善良なブリガムヤング大学の同級生たちがこの真空状態を作り出し、私がそこにはまりこんでしまったのではないかと思う。私たちは皆、食物連鎖の一部であり、その中ですでに自分の役割を選択（行動を起こされる側）しているので、残された唯一の場所は食物連鎖の最上部に自分の位置を見出すこと（行動を起こす側）であった。鮫が獲物を狙う際にその命についてけっして考えたりしないのと同様に、私もこの行為の善悪について考えたことはなかった。食物連鎖の力関係を想像したのは私ではなく、神であった。そして、私が食物連鎖の頂点にいることを望んだのではなく、それはまるでそうなることが決まっていたかのようであった。

人々が良心とか、後悔と呼ぶようなものは私には一切ないというのが現実である。道徳の概念を、善悪についての感情的な理解と定義するならば、そんなものは、私とは無関係のジョークのようなもので、頭の上を通り過ぎていく。したがって、私には道徳などにはほとんど関心がないし、邪悪について特別な洞察もないし、ほんのわずかな自意識以上のものもない。しかし、物事の善悪を感じたり、私を道徳的に導いてくれる精神的な指標があったりすると、人生はどのようなものになるだろうかとしばしば考える。明らかに多くの人々が世界をとらえているように、物事についてつねになんらかの「感情」や確信を抱いたりすると、人生はどのようになるのだろうかと、私は考える。

社会的認知や共感の専門家であるシカゴ大学のジーン・ディセティ（Jean Decety）は、道徳意識ははじめは感情的なものであることを明らかにした。とくに幼い子どもは、公正ではないとか、傷つくといった社会的状況に対して非常に強い感情的反応を示すが、子どもの感情的な道徳判断は発展していき、成人になると、結果と行動に関連する脳の領域である背外側・腹内側前頭前皮質によって統御されるようになっていく。したがって、子どもはすべての悪い行為は悪意に満ちているととらえるのに対して、大人は悪意の程度について道徳的判断を下したり、自己を認識したり軽視したり、その程度を判断していたりする。

ソシオパスや他の反社会性パーソナリティ障害の人の脳では、反道徳的な行為に直面した時に、なぜ不快な否定的感情を生じないのかという点について、ディセティは神経学的機序を研究している。ソシオパスがこの感情刺激を感じないとか、共感性に富む人に比べて感じ方が弱いとするならば、ソシオパスの道徳感が比較的鈍いというのは私には当然のことと思われる。これはまさに私に当てはまる。私はひどい行為に及んだ時に心配になるが、道徳的な強い怒りは覚えない。進化によって、人間の感情反応が形成されていき、子どもを愛し、育てるとか、肉食獣が人間を狙っている音を恐れたり、そこから逃げ出すといったような、有益な行動を強化してきた。本能的な直観によって、道徳的な人間でいることは、進化論的には有効であったかもしれない。一方で、感情的な道徳判断の影響のために、人間はリンチや「名誉」殺人[17]といった残忍な行為を互いに行い、「道徳的」と呼ぶことでそれを正当化している。

ソシオパスが道徳を感情的にとらえていないのであれば、ソシオパスはより合理的かつ寛容であると、私は主張したい。純粋に合理的な態度の普遍性について一言述べておくべきだろう。ソシオパスが引き起こした出来事よりも、精神的に健康であると考えられる集団内で宗教が引き起こした集団ヒステリーなどのほうが、世界に大きな被害や大虐殺を引き起こしてきた（ただし、その先頭にソシオパスがいて、集団を先導していたといった場合も時にはあったことも、私は想像できる）。ハンナ・アーレント（Hannah

(17) 家や親族の名誉を守るという名目で、夫・父・兄弟などの男性が、家族である妻・娘・姉妹などの女性を殺害すること。

Arendt）著『イェルサレムのアイヒマン――悪の陳腐さについての報告（Eichmann in Jerusalem: A Report on the Banality of Evil）』[18]の中で、この考えについて詳しく述べられている。二十世紀前半に起きた数多くの残虐行為は、私のようなソシオパスによって引き起こされたのではなく、感情に訴えることによって操られた、共感に富む人々が手を染めたものであると、この本は示唆している。

同様に、道徳的に行動するためには罪責感を覚えなければならないというのは、無神論は道徳的無関心だと断言するのと同じように、明らかな誤りであり、危険である。筋金入りの、感情的で、道徳的で、共感性に富む人は、他者がよいことをして、悪いことをしないようにするのを必死で助けるが、よいことをするのには、道徳の感覚以外の理由もある。私は刑務所に入れられたくないので、法に従うというのは合理的である。誰もが人を傷つけるような社会では、必然的に私にも危害が及ぶので、私が他者を傷つけたりしないことは合理的である。もしも私たちが下す道徳的な選択に正当で合理的な理由があれば、単に本能的な直観に頼らなくても、正しいことを選ぶことができるはずである。もしも道徳的な選択に合理的な理由がなければ、なぜ私たちはそれを選び続ける必要があるのだろうか？

ソシオパスにはよいことを行うという道徳的衝動がないと私は思うので、自分自身の利益を追求するという理由で道徳的に振る舞う。よく似た例として企業が挙げられるだろう。ワクチンを開発したり、電気自動車を製造したりといった、あなたが好ましいと思うことを、おそらくよいことをする多くの企業があるが、その主な動機というのは利益の追求である。しかし、利益を追求しようとすることは、自分の好きなことをして利益を追求できないということではないし、あなたがそれをするのが巧みであるということでもないし、あなたの世界観と一致しているということでもないし、世間の目にあなたがどう映るかということでもない。実際のところ、道徳的で善良な行動は、自己の利益を追求する過程を円滑にするかもしれない。互いをよりよく扱えば、社会機能は良好になるし、社会が良好に機能していれば、個人的にも効果的に物事を進めることができる。

刑法では、犯罪とみなされる不法行為に対して、自然犯（malum in se）と行政犯（malum prohibitum）という二種の概念がある。前者は、それ自体が誤っている不法行為であり、一般的な例として、殺人、窃盗、強姦などがある。後者は、本質的にはかならずしも誤りではない犯罪だが、社会の目的を達成するために社会秩序によって禁止されている行為であり、一般的には、適切な秩序や公共の福祉の維持を目的としている。たとえば、対向車線で自動車を運転する、門限を破る、免許なしに酒類を販売するといったことである。自然犯を扱う法律は一般的には不変であるが、行政犯に関する法律は、状況の変化に合わせていかなければならないので、変化し得る。

もちろん、この二種の分類はしばしば分けるのが難しい。たとえば、版権のあるデジタルメディアの違法な複製について多くの議論がある。音楽業界はこれを窃盗とみなし、本質的に誤った行為とみなす傾向があるが、ティーンエイジャーや法学者は経済的統制という状態によって禁止されているという理由だけで、犯罪とされていると示唆する。

私の個人的な世界では、自然犯を構成するようなものはほとんど何もない。本質的に違法な行為など何も感じない。しかし、より重要な点は、何かが誤っているからという理由だけで、すなわち、望ましくない結果を生じるかもしれないという理由だけで、それをするのを控えなければならないと私は一度も感じたことはない。それは誤った行為に対して抱く感情を表現する単語であるが、私は一度もそのように感じ

(18) 大久保和郎・訳、みすず書房、一九六九年。

たことはない。

私は平等主義とか正義に何ら期待していないので、邪悪とか絶望の存在に対して同様に失望も感じない。（もちろん、私はしばしばわずかばかりの献金をするが）貧困、乞食、貧しく飢えた孤児、スラムなどの兆候に、私は心を動かされることはない。私は不平等に怒りを覚えることもないし、実際に、それを死が避けられないのと同様に受け入れる。私はほとんどの人が感じている、福祉を受ける権利といった感覚もわからない。そもそもこの世で物事が正しい方向に進むことも期待していない。正しいことを信じてもいない。私はすべてのことをあるがままに受け入れるばかりである。そのもの自体が実に美しいのだ。

不正だと感じたことに動揺するのに、不平等は気にしないというのは、ひどく奇妙だと私は思う。私が言いたいのは、人生のあらゆる面には運とかさまざまな状況が関わっているので、たとえ同じ行動をとったところで、同じ結果を期待することはできないということである。対照的に、私は不正とは、秤《はかり》に指をかけるようなもので、意図的にさまざまな結果を生み出すことができて、物事の自然な経過に対して意図的に干渉することであると考えている。というのも、私は危険を冒すことを気にしないし、それにスリルを覚えるが、八百長試合をしたいとは思わない。もしも私が自分の人生を八百長だと思うならば、どうしてよいかわからなくて、おそらく、自殺するか、誰かを殺してしまうだろう。私は他者よりも試合運びがうまいからこそ（そしてほとんどしばしばその通りである）、試合を続ける興味を保っていられるのだ。

今から二百年以上前にフランスの人道主義者であり現代精神医学の祖であるフィリップ・ピネル（Philippe Pinel）は、一八〇六年に自著『狂気論――従来よりも新しく実用的なマニーの分類の原則（A Treatise on Insanity: In Which Are Contained the Principles of a New and More Practical Nosology of

Maniacal Disorders Than Has Yet Been Offered to the Public)』の中で、ソシオパスを独立した精神障害として最初に認識した。ピネルは、彼の友人が精神疾患にかかり、自殺したため、心理学に関心を抱くようになった。ピネルは、精神障害の患者を対象とした長期にわたる観察と会話に基づく「心的」療法を広めた。

その著の中で、ピネルは精神疾患を次の三種に分類している。（1）メランコリーあるいはせん妄、（2）せん妄を伴うマニー、（3）せん妄を伴わないマニー。（3）は衝動的、反道徳的、暴力的、破壊的な人間であるものの、責任能力や合理性は保たれているとした。ピネルの学説によれば、せん妄を伴うマニーに罹患している患者は精神機能のごく一部が障害されているが、主に、知能は保たれているという。ピネルはこの分類の状態について次のように述べている。「これは持続性か、あるいは間欠性であるだろう。理解の機能には明らかな変化はないが、暴力行為に及ぶ抑制不能な傾向を伴う、極度の怒りといった、実際の能力の倒錯を認める」

マニー患者にまったく知能が障害されていないことがあり得る点に驚いたとピネルは述べている。一六九〇年にジョン・ロック（John Locke）が自著『人間知性論（An Essay Concerning Human Understanding）』[19]で述べたように、当時は狂気は知的合理的能力の障害によって引き起こされるという考えが一般に受け入れられていたのだが、ピネルの学説はそれとは相反した。ロックによれば、合理的な思考ができないために、社会で機能できないのであって、正気であることの鍵は合理性であり、それを失った人は狂気、すなわちマニーになってしまうというのだった。しかし、異なる種類の狂気、あるいは精神

（19）大槻春彦・訳、岩波文庫、一九七二〜一九七四年。

疾患、道徳的な疾患が存在することを、ピネルは発見したのだ。

一八六三年に、英国の心理学者ジェームズ・カウルズ・プリチャード（James Cowles Prichard）は、「道徳的狂気（moral insanity）」という術語を用いて、私のような人間を記述した。私はこの術語がすっかり気に入っている。プリチャードは『狂気およびその他の精神疾患論（A Treatise on Insanity and Other Disorders Affecting the Mind）』において、ピネルの症例報告に同意して、「この狂気の分類を修正したものにある程度罹患してはいるものの、社会から完全に隔絶されることなく、社会の中で生き延びている者も数多く存在する。彼らは奇妙で、気まぐれで、風変わりな性格と評判の人物である」と述べた。

プリチャードは信仰心の篤い人であり、精神疾患が精神だけでなく、魂の病気である可能性について懸命に検討した。すなわち、道徳的な堕落は病気であり、医学的に分類し、臨床的に治療できるのではないかというのだ。最初ではなかったものの、プリチャードはおそらくもっとも熱心にソシオパスについて取り上げた人のひとりであった。精神機能を完全に自力でコントロールできるのに、正しい生き方ができないとか、しない人が存在するということがプリチャードにはひどく気に障るものであった。プリチャードは、合理的であることは、すなわち道徳的であると考えていたことがあった。せん妄はかならずしも悪行の原因ではなく、ある意味で、悪行は完全に合理的であるかもしれないと考えて、ピネルと同様に、プリチャードもひどく動揺した。

ほとんどの人が経験する感情的な道徳心は、ソシオパスたちの合理的で道徳的な意思決定よりも本質的に優れていると、ピネルは確信した。私はこの意見に同意しない。誰もが決断を下すにあたって、近道を用いる。そのような決断が必要な時にいつも、完全に状況を把握して、合理的な決断を下すことなど不可能だろう。たとえば、バーで喧嘩の最中に、あなたの顔を殴りつけた男を、ナイフで刺すか刺さないかを、どのようにして決断を下せるというのだろうか？　共感性に富む人はどのように行動するかを決めるために、直ちに情緒的な近道を用いるかもしれない（この場合、「こいつには腹に一刺ししてやるべきだ」あるいは「私がこの男を殺したら、ひどい気分になるだろう」のいずれかだろう）。ソシオパスはこういったことをしないし、できないので、他の近道を思いつく。

多くのソシオパスは、「何が起きるかわからない」とか「自分の利益が第一だ」といった近道を使う。人生で自己の利益を増す合理的な方法とは、自己の欲求を満たすことだけを考え、他者の欲求を無視することだと、このようなソシオパスは決めている。ソシオパスの行為が完全に利己的な衝動に基づくものであったとしても、彼らがつねにまったく自由で、一般の人々が近くで彼らを目にすることもあれば、ソシオパスが刑務所に収容されていることもあるだろう。もっとも衝動的で暴力的なソシオパスを脇に置いておいたとしても、決断を下すことに対する内省や熟考には広い幅がある。ソシオパスの中には、自己の衝動をある程度抑えて、刑務所で過ごすのは自己の利益に背くと判断し、重大な法律違反を避けるようにしている者もいる（例：「こんな馬鹿を殺して満足しても、刑務所暮らしの不便さは割にあわない」）。あるソシオパスは私のブログで、自分がほとんどの場合、危険で、間違っていたことを認めつつも、「いかなる理由でも私がけっして超えることのない微妙な一線がある」と述べている。だからといって、不正経理とか心理的虐待など、共感性に富む人ならば眉をひそめるような不法行為を、その男がしないというわけではない。

他のソシオパスもいる。私もそのひとりであるが、人生に対してより「原則」に基づいたアプローチを身につけていて、宗教や倫理的な信念に基づいて行動し、あるいは、少なくとも宗教や倫理の関心やその維持に関心を払う。決断を迫られる場合には、参考にすることのできる行動や指針の標準に基づいて決断する（例：「私は人を殺さないと決めたのだから、この馬鹿を刺したりしない」）。私のブログをよく読んでいるソシオパスが述べたように、「道徳感を抱くのは重要ではない。倫理こそが重要である」。私が人為的に作り上げた道徳観は自分の利益のために一般的によく機能しているし、ほとんどの時間、私の方法は社会の大多数の人々が道徳的だと考えることと一致している。ソシオパスの「規範」の共通点は、かならずしも集団の行動を定める無言の決まりや慣習という、社会の優勢な基準に沿っているわけではない。たとえば、自分の妻（優しく扱う）や自分の従業員（優しくは扱わない）と向き合う時に、自分自身の行動基準を持っているソシオパスの違法薬物の売人がいる。同様に、私はいつもは犯罪行為に及ぶことはないが、だからといって、それは私が必要な物を奪わないという意味ではない。必要な物とは、下着のような不品行で、目を覆うような物から、自転車のような便利で高価な物にまで至る。他の人々も同じことをすると思う。私の経験や他のソシオパスと話した経験からは、この純粋な御都合主義とより実用的な功利主義を都合によって使い分けることは稀ではない。ブログに寄せられたコメントに次のようなものがある。

私は「知的」なソシオパスである。違法薬物の問題はないし、犯罪にも手を染めないし、人を傷つけることに快楽を覚えないし、とくに対人関係の問題もない。私は完全に共感性に欠けている。しかし、ほとんどの場合、それを長所だと思っている。私は正邪の差を知っていて、善をなしたいだろうか？　もちろんだ。酢よりも、蜜のほうが多くの蠅《はえ》を採ることができる。平和で、秩序ある世界のほうが、私は快適に暮らすことができる。では、それが「正しい」から、私は法を破ることを避けているのだろうか？　答えは「いいえ」だ。法を破ることに意味がないから、それを避けているに過ぎない。私が気に入った職業でたくさんの金を稼ぐ能力がないならば、犯罪を試みて、利益を得ようとするかもしれない。しかし、私の職業で、犯罪の人生が意味があるような本当の大当たりをしなければならない。あなたが他者にひどくあたると、彼らもあなたに仕返しをする。私はキリスト教徒ではないが、「己の欲する所を人に施せ」は効果があるのだ。

しかし、効率性は、ほとんどの人が道徳的に正しいこととかならずしも完全に一致しないことがある。法律事務所を解雇されて間もないある午後に、私は近所の人の自転車に乗って、遠くから訪ねてきた友人と一緒に海辺に向かった。その自転車は地下の共同駐車場に鍵をかけずに置いてあった。うっすらと埃を被っていて、タイヤに空気を入れる必要があったが、自転車はそこにあり、ひどく好都合だった。私は持ち主が誰か知らなかったが、持ち主が自転車がなくなったとは気づかないだろうと考えた。私は効率性を重んじるのが習慣になっているので、自転車の持ち主と交渉したら、どのようになるか考えてみた。もしも自転車に傷をつけたり、なくしたりしたら賠償するという条件で、私は持ち主に説明し、同意を求めるだろう。自転車に乗ったほうが、回転部分のオイルも循環して、自転車のためにもよいと私は思う。そもそも自転車は乗るためにあるのであって、乗る必要のある人がいるのに、まったく使用されずに、車庫に置いておくのは社会的な損失である。もしも持ち主が希望するならば、私は喜んでレンタル料を払うだろう。このようなことを私は考えた。

私は自転車の持ち主と、実際にこのような仮定の交渉をしたわけではない。その人が私と同じようには考えないかもしれないという大きな危険を冒すのではないかとも思った。人々はひどく非合理的なことがあり、効果的な結論を下すことを期待できないことがあると、私は自分に言って聞かせた。持ち主は見知らぬ人に対して非合理的な怖れを抱いていて、私の申し出を断るかもしれない。両者の状況には情報の偏りがあるため、相手の決断を歪める可能性がある。その人の心の中では、私はまったく見知らぬ人間であるのだ。しかし、本当のところ、私にはその自転車を盗むつもりはなかった。数時間したら、私は自転車を元の場所に戻しておき、私が見つけたとでも言っただろうか。しかし、どのようにして私は自転車の持ち主にこのような説明を納得させられるだろうか？　最近では、人は皆あまりにも不信感が強い。

さらに、たまたま自分の持ち物であるために、その人は自転車の価値をおそらく過大評価するだろう。おそらく自転車を百ドルで買って、毎週海辺まで乗っていきたいと思っていたかもしれない。心の中では、快適な生活を送るというファンタジーのために百ドルという感情的な価値が根づいてしまっているが、実際にはガレージセールで十ドルでも売れないかもしれない。彼女とその夫は身分不相応な生活を送っていると、私はしばしば考えた。夫婦はふたりとも一九八〇年代製のシビックを運転していたが、若い専門家たち向けの素敵なアパートに住んでいた。そもそもあまり多くの物を持っていなかったので、彼女は古びた自転車でさえも失うと、ひどく狼狽したかもしれない。自転車にとって最善のことを私のほうがよくわかっていると私が確信するのは容易であった。さらに、彼女が知らないほうが彼女を傷つけないだろうと考えたし、私もその人とわざわざ話したいとは思わなかった。

素知らぬ顔で自転車を元の場所に戻しておいたが、その晩、私の部屋のドアが激しく叩かれた。そして、私は激しい怒りで非難された。彼女が帰宅して、自転車がないことに気づいたのは明らかだった。何時間も自転車を探しまわったのだが（探した？　どこを？　何時間も？）、諦めた。しかし、それが駐車場の元の場所に戻されていたではないか。夫の自転車はずっとそこにあったのに、まったく同じ時間、彼女の自転車だけがどこかに行ってしまったのだ。私はもはやここまでと観念し、無断で自転車を使ったことを白状した。

私が素知らぬ顔で認めたことに、彼女はひどく驚いた。私は料金を支払うと申し出たが、かえって彼女の気分を害してしまい、彼女は警察に電話するとさえ脅した。しかし、警察が何か多くのことをしてくれるとは思えないと、私は彼女に言った。私は彼女の所有物を永久に奪い去る意図という必須の精神状態になかったので、私の行為は理論的には窃盗には該当しないことを説明しようとした。私のしたことはせいぜい家財に対する侵害であり、実際の損害を証明しなければならない。彼女は恐怖に駆られてしばらく私を見つめていたが、アパートの管理人に通報すると言った。私はそれを単なる脅しに過ぎないと考えたし、いずれにしても、失業した身では、どこか家賃の安い所に引っ越そうと考えていた。

私は逮捕されても構わなかった。それはあることをした当然の報いであった。もちろん、もしも私が逮捕されていたら、この出来事を覚えていなかっただろう。私の人生には他にも似たような出来事がたくさんあり、あまりにも多すぎて思い出せないほどだ。しかし、こういったことは人々を苛立たせ、私のことを、悪事が露見しても後悔の念をまったく表さないと見るようになった。私が子どもの頃に、兄姉妹と一緒に悪戯をして、それが見つかってしまうと、父は皆を一列に並ばせて、次々にベルトで叩き、感情的な屈辱と身体的な脅しを加えた。私はけっして反応せず、泣いたり、謝ったりしなかった。私はそうする衝動を覚えることがなく、さらに重要なことに、その意味がないと思っていた。父が私をやっつけたいと思い、私は父に満足感を与えまいとしていたのが部分的な理由だった。また、私が涙を流すのは普通は自分の利益のために他者を操ろうとする時であって、罰を与えている父にはこの種の操作は役に立たなかったためでもある。私は冷めた怒りに駆られて、私の関心はどのように仕返しをするかという点ばかりに向けられた。私のふたりの兄は私よりも大きかったのだが、私が一番強く父から叩かれて、小さな尻や腿がみみず腫れになった。大人になって、私は父になぜそんなことをしたのかと尋ねた。細かいことは覚えていないが、私が兄姉妹の命を危険にさらしたか、叩かれても当然のひどいことをしでかしたのに違いないからだと、父は答えた。しかし、父が望んだようには、体罰が私には影響を及ぼさなかったようだ。罰してもまったく応えないので、私はひどく頑固に見えたに違いなく、さらに激しく叩いて、父は私の頑なな態度を打ち破りたいと考えたのだ。

自転車の持ち主の明らかな苦悩を目にしても、家財に対する侵害といった法的な要素を無表情に言い立てる私の態度に、彼女も同じように苛立った。彼女は自分が味わった個人的な損害についての何らかの補償、すなわち賠償よりも謝罪がほしかったと、私はようやく理解した。このようなはっきりとわからない漠然としたことを理解するのが私には難しい。私がそれを感じないというのではなく、他者の中にそれを予測することが私には難しいのだ。しかし、私が態度を変えて、謝罪を始めても、彼女は不満足だっただろう。私の父と同様に、自分がしたことを本当に申しわけないと私は思っていないと、彼女も感じているようだった。後悔に先行する、神を敬う悲しみ（godly sorrow）といったものを、私はまったく感じない。というのも、私に迷いはないし、少なくとも、私自身の合理性に照らせば、迷いはないからである。あの自転車を持ち主に内緒で乗ってしまったことには私なりに意味があったのだ。

この種の行動は配慮に欠けるように見えるかもしれないが、本当に反道徳的だろうか？　プリチャードはソシオパスが反道徳的であるといって反感を抱いていたが、彼が特殊の道徳を押しつけようとしていたことを考えると、この意見はけっして正統であるとは思えない。私が一時的に無断で近所の人の自転車に乗ったことは本当に悪いことだったのだろうか？　他者の個人の所有物を侵害したというだけで、あなたは反道徳的と考えるのだろうか？　法でさえもつねにこのように判断するわけではない。嵐に行く手を阻まれたとすると、誰かの山小屋に入り込んで、一夜を明かすことは、小屋に起こした何らかの損害に支払いをすれば、許される行為だろう。このいわゆる必要性に迫られた弁護を正当化するのは、もしも山小屋の所有者を見つけて、使用の許しを乞うたならば、その許可が得られるだろうというものである。しかし、たとえば、あなたとその山小屋の主が仇敵同士で、もしもあなたが必死になればなるほど、その人があなたにひどいことをするのがわかっているといった場合にも、この弁護法を使うことができる。山小屋の主は反論できるが、それは非合理的であり、おそらく反道徳的でさえあるので、法はこれを支持しないだろう。（プリチャードの宗教的なレンズを通してよりも、むしろ）この合理性のレンズを通して見ると、近隣の住人が、自分が使用していない自転車を私に貸してくれないというのはおそらく非合理的で、不適切な行動であるだろう。もしも私が社会的規準から見て、不適切な行動をしているとするならば、私が少しも後悔の念を示さないという点が非難されるだろう。

契約法では、「効率的違反（efficient breach）」と呼ばれる概念がある。本質的には、約束を破ることになるので、ほとんどの人は契約に違反することは「悪い」と考える。しかし、契約に違反することがよいこと、あるいは、法学や経済学の用語では、効率的であるとみなされる場合がある。不履行の結果生じた他の関係者が被った損害を単に賠償するよりは、契約条件に従うことによって、より大きな経済的損失が生じる際に、効率的違反が生じる。たとえば、私がある特定の人とだけデートすると約束したとする。おそらく私はその人と結婚するかもしれない。もしもどちらかが誰か好きな人を見つけたら、私たちは約束を破ったほうがふたりにとって実際によいかもしれない。私と同様に、あなたが効率的違反の価値を信ずるのであれば、相手があなたを裏切ったとしても、あなたが当惑することはないだろう。

効率的違反では、全員が幸せになるようにするために、しばしば反道徳的な選択がなされる。この専門用語について法科大学院で学ぶはるか前から、私は人生をこのように送ってきたのだ。私は子どもの頃には、選択と結果、原因と結果といった点で世界を理解していた。もしも私が規則を破りたくて、その結果を進んで引き受けるならば、私は誰にも邪魔されることなく選択することが許されるべきである。

危険がとても高いような時にはしばしば、ほとんどすべてのことについて私はこのように自分なりの計算をする。私の親友の父親が癌と診断されて、私は彼女との関係を断ち切った。友達甲斐がないと思われるだろうが、実際その通りだった。私が彼女のことを嫌っていたというわけではなく、実は、好きだった、おそらくとても好きだった。しかし、素晴らしい助言や楽しい会話といった、彼女が私に与えてくれるものをもはや楽しむことができなくなってしまった。というのも、一緒にいてもほとんどの間、彼女はひどい状態であったからである。私は何か月間も一生懸命に彼女に関わったのだが、結局、何も改善しなかった。共感や献身の仮面を永遠に被り続けるのが難しくなり、結局、ふたりとも傷つくような振る舞いに及んでしまった。

そして、私はすべての関係を断ち切って、彼女の前から姿を消した。彼女にとっても私にとっても傷はとても深かったが、それを和らげる他の方法はまったくなかった。これこそがまさに効率的違反であった。彼女の負った傷や苦しみを考慮したとしても、彼女は私に同意してくれるだろうと思う。これは全体的に否定的な形で友情が終わる典型例だろう。私はすでに彼女を支えることができなくなっていて、私の態度が悪くなるばかりだったことを考えると、この状況では、彼女を見捨てたことは彼女にとっても有益だったのだ。もはや彼女のことを大切に思わなかったから、私は彼女のもとを去ったのではなかった。彼女のことがとても好きであるからこそ、関係を絶ったのだ。それでも、最初の数か月は、私はとても安心した。親友のことを思い出しても、もはや続けられない状況に置かれていないことに安堵した。しかし、何か月も過ぎて、私は彼女が私の中に占めていた部分がポッカリと空いているのに気づき始めた。それは不幸であった。しかし、これとても費用効果分析の一部であった。私は自分がしたいかなる決定についても後悔しないものの、状況はしばしば後悔に満ちたものになり得ることに気づく。

もちろん、効率的違反には否定的な現実の結果がある。市場においては、約束を破ると信用を失い、将来、契約を結ぼうという相手が減るだろう。たとえば、あまりにも離婚を繰り返してきたならば、信用を失い、そんな人と関わりを持ちたいとは思われなくなってしまうだろう。これは問題である。私がどれほど合理的に、いつ決まりを守って、いつそれを破るかを選択したとしても、私が関わっている人々には不十分であることがしばしばである。彼らはそれ以上を要求する。感情、愛着、関与、彼らがいつも手に入れている以上のものだ。ある時、私の合理的な決断によって、私が共感する能力がない点を埋め合わせることができているだろうかと考えてみた。その答えは、そうできてはいないという結論だった。一般の人は、共感は生まれついて備わっているものだと思いこんでいる。愛している人が泣けば、自分も泣いて当然だと思っている。私はこのように他の人々の心とただちに共鳴するようには生まれついていない。誰かを傷つけた時に抱く罪責感は、相手を失うのを防ぐ心理的な安全弁であるが、私はそれを身につけることができなかった。なんとかそのように振る舞おうとしても、うまくいかないことが多かった。

しかし、幸い、私のソシオパスの他の特徴は、楽天的で、けっして負けない自意識であり、壊れてしまったものの中には直せないものもあると学んだ。私に立腹した自転車の持ち主が、二度と私を煩わせることはなかった。親友の父親が亡くなると、私たちはふたたび仲良くなった。友達や家族は過去に傷ついたとしても、私を赦してくれた。ソシオパスというと病的な部分が強調されて語られてきたが、私は時々自分がアキレス[20]のように感じられる。超人的な面とは裏腹に、アキレスにはたったひとつ弱点があった。長所も短所もあって当然だとは思うが、アキレスの死はとてもあり得ない。

しかし、私がまったく抑うつ的にならないということではない。私が抱く否定的な感情の中でも、後悔がもっとも悲しくて、強い。人生の多くの部分は偶然であり、一生の間には悪いことも我が身に起きることがあると、私は承知している。私はそれで一向に構わない。何よりも私を悩ますのは、知らず知らずのうちに私自身が不幸の原因になっているかもしれないという点である。不幸は私にはまるで予想外であって、予期せぬ形で生じることがある。私の力が及ばない究極の状態であり、私の行動が何の意味もないということではなく、私の行動が他の展開をもたらしたかもしれないのに、実際には事態が悪化したということが問題である。

大学時代の半ば頃に、私は音楽課程である少女と出会い、それがきっかけとなって、私の本性が表れてきた。同じ楽器のオーディションで出会い、彼女のほうが明らかに腕は上だったのに、私が合格した。彼女は気のよい少女で、彼女が笑うと、それは周囲の人々に伝わっていった。人に気に入られ、真面目で、親切で、ありのままに振る舞っても、反感を買うことなく、皆からうらやましがられることを少々居心地が悪く感じていた。

私はつねに気楽に彼女の近くにいたので、私の評判も彼女と同様によかった。私は彼女が周囲の人々から好意を持たれることを利用していたが、私の欠点が目立ったり、比較されたりしないように気を遣っていた。しかし、おそらくこの点で私は失敗したのだ。彼女独自の魅力と世間一般の魅力が見事なバランスを保っているのは、彼女が意図的に作り上げているものであると私は思って、それを分析しようとして、彼女を一生懸命に理解しようとした。しかし、彼女はたまたまそうであったのであり、風変わりな点と予期せぬ状況が偶然重なり合って、今の彼女になったのだ。彼女も自分自身がどのような人間であるのか述べたり、発見したりできなかった。彼女はありのままの彼女であった。それはあえて意識して、そう振る舞っていたのではなかった。

私がこれを知っているのは、彼女が無意識的に表している自己不全感をすべて理解しようとして、私は彼女の手紙や日記を覗き見たからである。ある日、彼女は私がそうしているのを見つけてしまった。その後、彼女は完全に私を避け、同じ課程の他の皆もそうした。

誰も私の行為を話題にしたりしなかった。しかし、このように個人的な境界を無視することは私がいつもしていたことだったので、仲間外れにされたことはとくに気に障った。彼らは私がまるでモンスターのように振る舞った。これはひどく些細な、馬鹿げた違反行為で、ほとんど誰もがしたことがあるか、したいと思っていることであるのに、悪質な行為であることは明らかだった。そこで、私を辱めることで、他の誰もが自分だけはよい人間であると見せかけたかったのだ。私は自分が完全に理解していない道徳的な決まりを破ってしまったので、誰も私と関わろうとしなくなった。

人々の善意の恩恵を受けることができないとなると、私の企みのすべてに必要だった信頼が損なわれてしまったので、私はすべてのことを必死でやらなければならなかった。しかし、それは私に起こり得る最善のことであった。私の行為はようやく自分でも無視できない方法で我が身に降りかかってきたのだ。完全に周囲から孤立してしまったので、私は完全に自分自身に率直になる他に選択肢はなかった。

自分自身について、私の過去の行為（そして現在の行為）に及んだ理由について、私はほとんど何も知らないことに気づき始めた。自分が何者であるかを知らずにいることに我慢できなかったので、自分自身について率直に探っていこうと決めた。判断や自己操作をせずに、私は九か月間自分自身を観察した。私

(20) ギリシャ神話の英雄。トロイア戦争において、たったひとりで形勢を逆転させたが、戦争に勝利する前に弱点の踵《かかと》を射られて命を落としたという。

はけっして禁欲的ではないが、真の自己を発見しようとした。その時期の私の大原則は、徹底的に自分に正直であり、発見したことを受け入れようということだった。自己についての認識が深まれば、幸福や私が人生で望んでいるすべてに近づくことができるだろうと、私は考えた。それはまるで、囚人が間に合わせの道具でもってコンクリートの壁を穿《うが》って、脱獄しようとしているようなものであった。

その九カ月間が終わろうとする頃、私はいくつかの結論に達した。第一に、私には実際に自己なるものがなかった。私はまるでエッチ・ア・スケッチ(21)のように、いつも自分自身を振って、またやり直そうとしてきた。ここ数年間というもの、どこかで、何とかして、実際に真実ではない自分自身について、あることを信じるようになってきた。たとえば、私はしばしば非常に魅力的で、外見上は人当たりもよいので、心の温かい人間に違いないと考えた。人々の期待に沿うように振る舞うことはあまりにも簡単だったので、自分がそのように振る舞っていることを忘れてしまっていた。成長し、子ども時代の奇癖から抜け出し、大人になるための本を、私はすべて読んでみると、それはまさに自分に起きたことだと感じた。しかし、私は実際には、子どもやティーンエイジャーの時に持っていた自意識をただ失ってしまっただけであった。私が信じるようになったのは蜃気楼であった。近づいて、よく観察しようとすると、それは薄らいでいき、しまいには完全に消えてしまう。ほとんど例外なしに、これこそが私の人生のすべてについての真実であると、私はすぐに気づいた。自分の人生について最近私が話してきたことのすべてが幻想であった。脳が幻視の間隙を埋めることがあるように、脳の一部が、穴を埋めるように私の人生の間隙を占めていたのだ。私は正常で、おそらく少しばかり知能が高いかもしれないが、私の感情は純粋で、同じ年齢の若い女性に典型的であると、自分自身に言い聞かせていた。しかし、ようやく夢から覚めた思いがした。積極的に話を編み出さないと、私には自我がなかった。もしも私が悟りを求めている途中の仏教徒であったとしたら、この無我の境地は大きな突破口であっただろうが、このような状態を達成できたという感じはしなかった。しかし、自己の感覚がないのに感じることができる唯一の方法を自覚した。それは自由であった。

私が人々と「関わって」いる時に自分がしている何かがあると気づいた。私は笑いながら、企みを進めた。自己の利益のために他者を操ることもたくさんしたと、私は気づいていた。他者を操るというのは、私なりに他者に関わる方法であった。すべての対人関係は、まるで私がいつも振り付け師で、どの踊り子が私の利益のために最善であるかを計算する、ギブ・アンド・テイクのダンスのように感じられた。私は権力や興奮といったものが好きだった。私は自分の行為の内容には実際のところ興味はなく、他者に対して私が行うスキルに関心があっただけである。私は、性的にだけではなく、他者を誘惑したり、他者の心を独占してしまうのが好きだった。他者を魅了するのは実に簡単だった。私は多くの嘘をついたが、とくにその理由がないこともしばしばだった。私は快楽を求め、自身の自己が何であるかという真の感覚はなかったが、それでも自分自身をよく知っていると思っていた。私は存在する自我は必要ではなかった。私はこの世界で独特な役割があった。私は分子の中の酵素のようなもので、自分自身は影響を受けずに、反応を引き起こしていた。あるいは、私は宿主を探しているウィルスのようなものだった。私は正常な人々とは異なっていたが、自分がたしかに存在していることは承知していた。私は人々と関わりを持っていた。私の大部分は幻想であったが、幻想は幻想として、たしかに存在していたのだ。人々はそれを実感し、さらに重要なことに、それに反応する。

独特の魅力、他者の操作、虚言、性的奔逸、易変性、仮面、共感性の欠如といった、ソシオパスの特徴

(21) 幼児用のお絵かきボードで、絵を描いた後に、ボードを振ると、描いた絵を簡単に消すことができる。

の多くは、自己の意識が非常に弱いことが原因であると、私は確信している。すべてのパーソナリティ障害は自己の意識の歪曲や異常という共通点があるとも確信している。ソシオパスはきわめて柔軟な自己に対する認識を持つという概念は完全に私独自の考えではないが、学術文献にはそれほど明確には述べられていない。私自身の個人的な経験と照らし合わせて、ソシオパスについての文献の一見異なるように思われる要素をつなぎ合わせながら、私の情報を蓄積してきた。心理学者たちはソシオパスの特徴の一覧を見て、ソシオパスとは「何」であるかを理解したと考えているが、「いかにして」ソシオパスになるのかという点は理解していない。いかにしてソシオパスになるのか、すなわち、ソシオパスに観察される多くの行動の起源とは、ソシオパスには自己に対する一貫した認識がないという点であると、私は確信している。これこそがソシオパスを定義するもっとも優勢な要素であるのだ。

このソシオパスの特性を定義することにもっとも近づいたのは、カリフォルニア州立大学ノースリッジ校のハワード・キャムラー（Howard Kamler）教授である。「ソシオパスは単に確固とした道徳的同一性を有していないというだけでなく、確固として定義された自我同一性も欠けている」という。ソシオパスに後悔の念が欠けているとすると、それは良心の欠如というよりは、むしろソシオパスは自分自身を裏切ったという感覚がないことにより多くの原因がある。「一般的に、自己についての確固たる感覚がなければ、他の人々が自我同一性の中心部分と考えるような人生の計画を破ったとしても、同一性を喪失したといった強い感覚は覚えない」。たとえば、私が誰かと別れてもけっして動揺しない。というのも、そもそも「ガールフレンド」という地位に対していかなる愛着も感じていないからである。同様に、私はある知的で、経済社会的な階級に自分が属しているとは考えていないので、高い地位の仕事から解雇されたり、福祉の補助を受けたり、友達や家族の世話になって生活したり、長期間失業していても、実際にまったく気にならない。私には何ができるかわかっていれば、それで十分であるのだ。地位に応じて他者が私をどのように見て、私をどのように扱うかという点を除けば、ある時点での私の特定の地位など私にはまるで価値がない。

自我構造のない自意識とはどのようなものなのだろうか？　私の自意識の多くは、私が他者に及ぼした影響を観察した結果である。他者が私の存在を認識するから、私は自分が存在していることを知る。それはまるで、私たちが宇宙に暗黒物質（dark matter）が存在することを認識するのは、それを直接目にしたり、測定したりできるからではなく、その目に見えない重力が周辺の物質の動きを歪曲するからであるのと、まさに同じである。ソシオパスはすぐそこにいるのに、典型的にはその存在を隠そうとしていて、ただしその影響は明らかに見えるので、まるで暗黒物質のようなものである。私は他者に及ぼす影響を探して、「私が他者をこのように見つめると、彼らは恐怖を感じる」と理解できる。私の自意識はこのような非常に多くの小さな観察から成り立っていて、それはまるで点描画のようである。

子どもの頃は、私の自我が何であるかを発見するのも、それを無視するのも容易だった。というのも、私は家族の一部であり、学校では生徒であり、教会の一員であった。よくない振る舞いで自分を傷つけることを心配する必要などはなかったが、他の人々を傷つけないようにしなければならなかった。私はつねに人から見られているように感じていたので、いつも自分の振る舞いに気を配っていた。大人になってからは、同じように外部に気を配ることはなくなった。大人として自力で決断することが多くなったが、私の行動はより持続的かつ深刻な結果をもたらすようになった。そこで私の意図的な道徳の尺度が、自分が何であるかを決めて、自分の振る舞いを抑制し、効率性や宗教についての私の個人的な行動規範を律するのにとても役立ち、私は何とか真っ当な生き方を続けることができた。

私は規則をあからさまに破ることはめったにないが、それをねじ曲げてしまうことはよくある。モルモン教徒には食餌《しょくじ》の制限があることが広く知られているが、もっとも有名なのは、煙草、アルコール、カフェインの禁止である。私は緑茶やダイエットコークを飲む。これは一見、戒律を犯しているように見えるかもしれないが、私はこの戒律を原理的に解釈している。カフェインの禁止に関する実際の言葉は「熱い飲物」について述べているのであって、これはおそらく冷たいコーラは含まれないと解釈できる。戒律ができた時代には、緑茶は容易に手に入らなかったので、緑茶が禁止されていたとは考えにくかった。だから、私はひどいカフェイン乱用である。

結婚前のセックスの禁止はモルモン教徒にはより深刻な影響を及ぼしているが、これについてもいくらか曖昧な点がある。祖父母の時代には、その境界は「性行為」そのものであったと聞かされたことがあり、人々は明らかに境界ぎりぎりまで迫っていた。今ではそんなことを言ったことはないと否定するが、父はかつて私に、教会の指導者が若者に向かって「道徳を守って、オーラルセックスに留めるように」と説いていたと話したことがある。抜け道は完全に塞がれないまでも、狭められていき、広い意味での「性的な関係」の可能性のある範囲が禁止されるようになってきた。このような漠然とした言葉で、教会は信者たちが自力で複雑な性的経験を解釈するように迫っているようである。私がこの戒律を守っているかなど気にしないでほしい。詩人が自由詩でもってソネットを書くことを選択するように、私は教会の指標の範囲内で私の豊かな性生活を楽しんでいる。

モルモン教徒は十分の一税として収入の一部を教会に支払うことを求められているが、他のほとんどすべてのことと同様に、この決まりにもさまざまな解釈がある。これを納税のように考えて、私はこれを守るが、法の条文の範囲内でできる限り控除額を増やそうとする。実際のところ、教会の活動や教会の主張に対して、私はそれほど多くの注意を払ってこなかった。

教会の正統性や信仰に関して道徳的に正しいと感じるよりは、教会とのつながりがあることは、効率性という点で私には意味がある。実際に、宇宙の中で創造主が存在するか、存在しないかということに関して、実証的に確実なことは何もないと私は認めざるを得ない。私はその存在をあたかも知っているかのように受け止めて、ただ信じるだけである。私が信じてきた教会の教義が真実であるならば、永遠の未来に我が身を懸命に委ねてきただろう。もしもそれが真実でないならば、妥当な道徳的規準を守り、不確定な未来に明らかな影響を及ぼされることなく、私は少なくとも現世に我が身を懸命に委ねてきただろう。私は信仰が生活の基礎であることを理解している。それは多くの快楽や本質的な喜びを私にもたらしてくれる生活を、私が作り上げる基盤となる。

宗教的、あるいは倫理的規範がなかったとしても、高機能のソシオパスは自らの能力を善用する方法を学んでいく。ソシオパスは故意に他者の弱点を利用しているのではなく、むしろその能力を使うことを自ら選択し、破壊的にではなく、生産的に利用しようとしている。時には他者の弱点を操ったり、利用したりすることを選択し、ソシオパスは自分の中に弱点を作り上げようとさえする。たとえば、自らの評判を落としたり、薬物乱用をさらにひどくして、きわめて反社会的な行動に及んだりすることもある。自分の衝動性をコントロールすることでソシオパスが孤立を克服し、長期間持続する、意味ある対人関係を築くこともできるだろう。真に力を蓄えようとするソシオパスは、自分が手に入れることのできる最大の力とは、自分自身をコントロールできる力であることに気づいている。

第6章
聖人、スパイ、そして連続殺人犯

私は最近ニュージーランドを訪問し、非常に多様な生態系について学んだ。人間が到来するまで、その地はほとんど完全に鳥だけが住んでいた。鳥は食物連鎖のどこにでも位置し、小さな飛べない鳥から、夕食に百ポンドもする獲物を捕まえることができるような非常に大きな鳥までいた。何百万年もの間、鳥は人間も、そして他の哺乳類もいない世界を支配し、そこは羽と嘴《くちばし》と鉤爪だけで、他の高等動物について何も知らずに暮らしていた。鳥は環境に適したさまざまな能力と自然の防衛力を身につけていた。

しかし、十三世紀になって、ヨーロッパ人が未だに十字軍遠征にかかりきりになっていた頃、ポリネシア人の探検家たちがニュージーランドにやってきた。そして、鼠《ねずみ》もやってきた。鼠には、羽ではなく毛が、嘴ではなく歯が、恐ろしい鉤爪ではなく前足があった。他の鳥に対してうまく機能していた防衛の方法が鼠に対しては有効ではなかった。小さな飛べない鳥は危険を感じると、頭上を飛ぶ肉食の鳥に見つからないように、まったく動きを止めたのだが、鼠に出会った時にも同じことをした。受け身のやり方で必死に命を守ろうとした小さな鳥はひとつの筋肉も動かすまいとしたのだが、その場で鼠に食われてしまった。

鼠や人間に出会ったことのなかったこの小さな鳥のような動物に対する単語とは、馬鹿正直である。この小さな島はニュージーランドというまるでエデンの園のような道徳的な世界に住んでいたのだが、抜け目のない動物の侵入によって、新たな外敵を知らなかったために、従来からいる動物が餌食になったと考えると、私には興味深い。

私が出会う人は馬鹿正直だと思うことがしばしばある。ただし、彼らは私のような人間にこれまでに一度も出会ったことがなかったのかもしれない。ソシオパスは世界や他者について一般とは異なる期待を抱いているので、一般人が目にしないものを見ている。あなたや他の皆が一般の人を厳しい現実から目をそらさせようとして何かごまかしをしようとしても、ソシオパスは目を逸らすことがない。ソシオパスは鳥の島に侵入してきた鼠のようなものなのだ。

恐怖と受け身の本能に囚われきっていて、大きく目を見開き状況の犠牲になっている小さな鳥に、私は一度も自分自身を重ね合わせたことがない。人間に対する平和や善意に満ちあふれたエデンの園のようなものを、恋い焦がれたこともない。私はまさに鼠であり、謝罪や言い訳をしないで、可能な限りすべての利益を取り尽す。そして、他にも私のような者がいる。

私の人生で出会ったもっとも反道徳的で、自己の利益のために他者を操ろうとする者たちに法科大学院時代に出会った。彼らは他者のことをほとんど顧みずに、巧妙にシステムを操ろうとする鼠であって、私でさえも当惑させられた。すべての出来事や出会いを計算しつくし、たとえほんの少しましな朝食といったわずかばかりの利益であったとしても、自分の利益を最大限にしようとした。こういった人の多くは、もしも十分な動機さえあれば、大虐殺、大規模な窃盗、大規模な破壊などに及ぶことも可能であるように見えた。彼らのうちの何人がソシオパスと診断できたか私にはわからないが、臨床研究や私の経験からすると、その率は一般人口よりもはるかに高いはずである。しかし、この種の人の多くは、私が知っている非常に興味深い人であり、実際には、それほど危険でもない。ソシオパスは狂信者ではあり得ず、自分以外に大義を見出すことができないだけであるのだ。

学生たちは自分の成功をゼロサム・ゲームの中で正確な数字で測ることを奨励されるため、法科大学院の環境というのは一般社会よりも少しばかりソシオパスに近いものであった。全米の法科大学院の各学期末には、成績が照合されて、詳細な順位が公表される。同級生の成績順位は将来のキャリアの見込みと直接関連した。それはまるで一人ひとりの学生が頭の上に数字を掲げて歩いているようなもので、駅名の看板のように輝いていて、数字が変わると、それぞれの将来の展望が変化したとはっきりわかった。

もちろん、私はこのシステムを完全に楽しんだ。法科大学院は三年間で、毎年二学期あるので、計六学期となり、それぞれの学期が私の履歴書にさまざまな影響を及ぼした。希望に満ちた第一学年の夏季インターンシップ、法学レビュー誌に掲載されるか、第二学年の夏季休暇中の有給のインターンシップや、連邦裁判所法律書記の応募締め切りまでに成績の平均点を改善できるかといったことがあった。私はエクセルで表を作り、確率を計算した。Aの成績が取れそうな講義と教授を選んだ。法科大学院の寛大な方針を活用して、ジャズの即興、音楽の民俗学、映画への招待といった大学時代の成績の合否を大学院の講義スケジュールに当てはめていった。同級生たちが複雑な連邦司法権について学んでいる間、私は講義室でリラックスして、ふたりの熱心な学生がトゥバの歌手が女性差別であるかについて必死で討論しているのを聴いていた。これが好都合だったのは、私がしていることに何も悪いことはなかったことである。これこそが数字の利点だ。善か悪かと見られて、何かを与えられたり、何かを奪われたりすることがなかった。少なくとも成績というものは、私たちソシオパスのように匿名である。

私は実生活よりも、試験のほうが上首尾に見える。試験では、私は成功の指標をすべて手にする。しかし、実生活では、厳しい出来事がしばしば生じた。それは一般の性格形成といった意味ではなく、私は才覚にあふれ、平然としているといったことが迫られる有形無形の圧力があったという意味である。

何かを要求し、前に突き進み、自分の欲するものを他者から得ようとする時には、どのような犠牲があろうとも、私は完全に恥を捨てる。ブリガムヤング大学では、最高級の合奏団で演奏したし、冬季オリンピックの閉会式でも演奏した。私が実質的には強制して、この結果を得たと知らなければ、私の履歴書はずいぶん立派なものに見えるだろう。いったいどのようにして実現させたのだろうか？　演奏者がすべて男性であったので、大学当局に対して私の学部の性差別を訴え出たのだ。法科大学院では裏から手を回す方法をとった。女性やマイノリティのさらなる参加をうながすプログラムを通じて、学生が編集する法学レビュー誌の高名な編集委員会の一員に選ばれるように裏で手を回した。その補助プログラムを通じて、女性の編集委員が少ないことを訴え、必死に働きかけて、編集委員になることに成功した。最優秀の成績で卒業するために、私は教授のひとりに成績を上げるように働きかけた。最初のインターンシップに参加するためには、別れ際の握手の際に、私は面接官に懇願した。私はその人の目をじっと見つめて、懇願するように、そして真面目に「私は本当にこの仕事をしたいのです」と訴えた。

私は自分が賢くて、成功していると見られるのが嬉しい。そうするには、何人かの人の前で醜いことをしなければならなくても気にしない。相手がすっかり失望して不快そうな表情をしたり、頭を振ったりしても、私はまるで平気だ。私がいくつもの賞を勝ち取ったことを示す、卒業式のプログラムの中の小さな星印のほうがよほど私は気になった。そのような印を目にして嬉しかったと認めるのは恥ずかしいことではない。

法科大学院を卒業すると、私はロサンゼルスの法律事務所で高級売春婦のような仕事（そして弁護士はすべて高級売春婦だ）に就き、馬鹿馬鹿しいほどの高給を得た。まず私は最初の給料をあらかじめ使って、衣装を揃えて、派手でスタイリッシュなロサンゼルスの住民のように見えるようにした。しかし、事務所の机に座ると、弁護士の仕事に何の興味も湧かなかった。外見だけを気にして、実質を無視していることをますます認識した。

このようにして生き延びるのに重要なのは、裏で手を回すというやり方だということにまったく後ろめたさを感じなかった。むしろ、この手法に誇りを持っていた。私は自分が望むものを手にして当然と感じていた。そして、なぜそう感じてはいけないのだろうか？　必要なことをして、私は人生の成功の印をすべて勝ち取った。成績はつねに同級生の上位であり、履歴書も輝かしいものだった。悪巧みのように感じていたのでとくに職歴は素晴らしかったし、私はこの種のゲームが大好きだった。若い頃は、すべてのテストでAの成績をとるだけでは満足できなかった。そんなことは簡単だった。ほとんど勉強をしなくても、全Aの成績を叩き出すことに何とも言えない快感を覚えた。弁護士であることも同様に感じられた。私には弁護士になりたいという真の願望はなく、単に弁護士としてゲームに参加したかっただけである。そして、実際に、この業界のすべてが詐欺であるのと同様に、私は多くの弁護士の中でひとりの肉食獣でしかなかった。

法律事務所内で繰り広げられる、微妙な、そしてあまり微妙ではない、権力闘争が私は好きだった。そこで働く人々の不安をよく観察し、それを利用して、自分の利益のために、部下や上司をさまざまな形で操った。強い権力を持つ弁護士の不安はとくに興味深く、程度も強く、複雑だった。ペニスの大きさ、ボディイメージ、年齢といった、ごくありふれたものに不安を感じている者もいたが、もっと漠然としたことに不安を感じている者のほうがはるかに興味深かった。

たとえば、法律事務所で隣の机の同僚は子どもが六人いることに不思議なくらい負い目を感じていた。信仰心から子どもをたくさん作ろうと思ったわけではなかったと、しきりに釈明した。事務所のクリスマスパーティーの時に、彼はアップルティーニ[22]ですっかり酔っぱらって、部屋の片隅で私に語りかけた。彼は都会に住んでいる専門家としてはあまりにも多くの子どもがいることに罪悪感を抱いていると打ち明けたが、私にできることといったら、笑顔を浮かべて、優しくするくらいしかなかった。するとし、私に彼の最新の論文の共著者にならないかと言ってきた。私は月曜日にその提案を断っていたのだが、心の内をあまりにも打ち明けすぎたという感情を引きずっていたのだ。

傷つくことから自分を守る防衛手段、すなわち、弱点を隠し、搾取される可能性を避けるための戦略が誰にもある。たとえば、貧民街で育った少女がクリスチャン・ルブタンの靴だけを履き、エルメスのスカーフしか身につけない。ナチの孫が多くの人種の人々が集まる無料食堂で働く。学習障害の子どもが、大人になって非常に有名な大学で博士号を取ろうとする。しかし、このような防衛機制で重要なのは、それが目に見えない時にしか、有効ではないという点である。それが何らかの形で外に現れてしまったり、誰かに気づかれてしまったりすると、丸裸も同然で、じっとそこに立ち止まって、食われてしまうのを待つばかりになる。正体を暴かれてしまう、実際に真の姿を見つけられてしまうというのは、身を切られるような思いがする。というのも、人々はあなたの中に貧民街のゴミや、必死で隠している早鐘のように打つ心臓を見てしまうからである。

ポーカーのように、多くの人には無意識的なヒント、すなわちあなたの人生で手の内を相手に知らせてしまうような行動や振る舞いに現れる小さな変化がある。階級に関与するヒントというのは普通はうまく機能する。自分の階級や社会経済状態について何らかの不安感を示さないという人はいないと思う。そして、この自己疑惑はその人物のすべての側面に優勢になる。それこそ、寿司屋でどのように箸を持つかということから、郵便配達夫への挨拶の仕方といったことにまで及ぶ。このような状況では、気楽な、寛容な態度で、ほんのわずかに反対を示すことによって、好意的な力関係を打ち立てることができる。これは一種の、親切で、相手を見下すような、高い身分に伴う精神的義務である。

私は法律事務所の支所で、ジェーンという年長の上司と働くように指示され、数週間に一度は彼女に会うことになった。法律事務所では、数年だけでも年長の人に対しては、人生で行うすべてのことに対して完全な権威があるかの如く振るまうことになっていて、ジェーンはこの秩序を非常に真剣に受け止めていた。彼女が他の社会状況でこのような権力をけっして味わったことがなかったのは明らかだった。青白い皮膚、年齢による皺、栄養不良、衛生状態の悪さ、これらのすべてが生涯、社会のエリートとは言えない場所で暮らしてきたことを示していた。けっして巧みではなかったが、彼女なりにいかにも壊れやすそうな階級の特権を築こうとしていることも明らかだった。彼女のすべての夢に対する答えとして、そして、非の打ちどころのない勤勉さの結果として、ジェーンは支所で中程度の権力を得ていた。それは弁護士事務所で強い権力を持っている弁護士のために献身的に働いた結果、手にしたものだった。彼女は上司の権力の一部でも得ようと必死だったが、あまり手際がよくなかった。ある状況では居丈高に出たり、他者を押しのけたりしていた。ジェーンが意識的に権力の掌握を図ろうとしたのは明らかであったが、誰の目にも権力志向と自己疑惑の混合が明らかで、興味深い存在であった。

(22) ウォッカにリンゴ果汁かシードルを混ぜたカクテル。

おそらく私はジェーンにとって最高の部下ではなかっただろう。私がこれまでに出会った人以上に、私がこれまでに達成してきたことはすべて私には値しないものだと彼女は考えていた。彼女は弁護士らしい服装をしようと必死だったのに(肩パッドのある身体に合っていないベージュのスーツ)、私はほぼ正式な場所でさえいつもビーチサンダルを履き、Tシャツを着ていた。彼女はつねに人間が可能な限りの時間働いたが、私は三日間の週末と数週間の外国での休暇を取り、法律事務所の休暇制度を満喫した。その法律事務所では有給休暇を取らないのが当然とされていたが、私は明らかな規則だけに従うという自分の人生の方針を守った。というのも、そうするのが私の利益に反した場合に、証明がもっとも容易であったからである。勤務時間や気ままな職場の服装を一瞥して、私が休暇規則や他の不文律を軽視していることに、彼女は気づいただろう。彼女が私のことを嫌っていたというのではなく、私をどう扱ったらよいのかわからなかったのだ。彼女にとっては、私は不正行為そのものだった。そのためにジェーンは不快に感じていたのだが、もしも私が魂を悪魔に売っていたならば、彼女は悪魔の名刺を手に入れて、情報を得たいと考えただろう。

私は会議に出席するために自動車で彼女のオフィスに行ったが、ちょうど昼食から帰ってきた彼女とたまたまロビーで出会った。私たちは一緒にエレベーターに向かい、そのドアが開くと、中には二人のハンサムな男性が乗っていた。ひとりはフランス人で、ふたりとも私たちの事務所と同じビルにあるベンチャー企業で働いているのは明らかだった。彼らが数百万ドルのボーナスを稼ぎ、地下駐車場に駐車してあるロータスかマセラティに乗って来たことは一目でわかった。弁護士は裕福かもしれないが、彼らのほうがほとんど例外なく、はるかに裕福である。

その二人の男性は前の晩に出かけた交響楽について話している最中であったが、たまたま私も同じコンサートに行っていた。私はいつも交響楽を聞きに行くわけではないのだが、友人がたまたま切符を何枚か余分に持っていた。私は気楽にそのことを彼らに伝えると、その目が輝いた。

「あなたに会えてとても幸運です。友人と私の意見が分かれているのですが、あなたの意見を聞かせてくださいませんか?」とフランス人の男性が言った。「私の友人は昨晩演奏されたのはラフマニノフのピアノ協奏曲第二番だと言うのですが、私は第三番だと思います。あなたはどちらだったと覚えていますか?」

私は動揺しなかった。「第二です。素晴らしい演奏でした」。実際のところ、私は覚えていなかったし、後になって第三であることがわかった。もちろん、何が正しい答えであるかなどということはほとんど問題ではなかった。

二人の男性は私にとても感謝して、エレベーターを下りていったが、ジェーンと私は彼女のオフィスの階に着くまで黙ったままだった。おそらく彼女は私の豊富な知識と巧みな対人関係の持ち方について考えていたのだろう。それは、ジェーンがティーンエイジャーの頃に『マンスフィールド・パーク(Mansfield Park)』[23]を何度も読みながら、いつの日にか希望していたまさにエリートとの出会いであった。彼女もクラシックのコンサートに出かけて、見知らぬハンサムな男性と音楽について知的に語ったりするのが夢だった。有名大学に入学して、高名な法律事務所に就職すれば、このような瞬間が来るとジェーンは夢見ていたが、その夢は実現しなかった。そのような夢は私だけのものだったのだ。

オフィスに戻るまでに、ジェーンは少しイライラしてきた。それは昼食の際にとったカフェインの作用

(23) ジェーン・オースティン(Jane Austen)の長編小説。

と、人生を無駄にしてきたのではないかとの危惧の念が、入り混じったものだった。私たちは、私が彼女のために取りかかってきたプロジェクトについて議論するはずだったが、その代わりに、彼女が十八歳頃から決めてきた人生の選択、職業や身体についての不安、数年間にわたってある男性と婚約してきたが実は女性に魅力を感じていることなど、あれこれ話した。エレベーターを下りた後、私は彼女を捕えたと気づいた。すなわち、彼女が私を見る時には、いつも彼女の心臓が激しく打ち、私に打ち明けた秘密の弱点について心配し、私を裸にしたり、顔を叩いたりしたらどうなるだろうか、などと考えていたのだ。私は長いこと彼女の夢にとりつき、何年も経った今でも、私は彼女に笑顔を向けながら、その手を不安で震えさせることができるだろう。もちろん、権力そのものが報酬なのだが、ふたりの間に成り立った特定の力動により、私は彼女に短い間、恐ろしい恐怖感を呼び起こして、三週間の有給休暇を手に入れた。これもまたある種の報酬である。

私はソシオパスであるために、脳にしっかりと刻みこまれた独特の思考法という、生まれながらの競争力がある。自分にはほとんどけっして負けないという自信がある。ある集団における影響力や権力の流れを観察するのがきわめて巧みである。危機に直面してもパニックになることはけっしてない。誰もがほんの少しばかりソシオパスのようになりたいと考えるようなことがたくさんあると、私は信じている。ソシオパスであるので、人前で話すのが恐ろしいとか、感情的になるのではないかといった怖れは私にはまったくない。自分に恐怖感とか感情があるのかよくわからないこともあるが、他の人のようには、そのようなことに影響を受けないのだ。

ケヴィン・ダットン（Kevin Dutton）は自著『サイコパス——秘められた能力（The Wisdom of

Psychopaths: What Saints, Spies, and Serial Killers Can Teach Us About Success)』[24]の中で、凶悪な殺人犯のハンニバル・レクター[25]と共感性に欠ける有能な外科医の間にはほんのわずかな差しかないと述べている。ソシオパスは勇敢で、自信に満ち、カリスマ性があり、無慈悲で、集中力が高いので、成功する可能性も高い。サイコパスにはこのような特性が備わっているのだが、これはまた「二十一世紀で成功をおさめるために必要な条件」であるとも言える。私はこのような特性を活用して、出来損ないの子どもから、才能あるミュージシャン、優秀な法科大学院生、高給の弁護士へと、出世階段を上ってきた。そして、この特性のために、私は将来どのようになっていくのかわからない。

ソシオパスは自力で素早く考える。ソシオパスの脳は混沌《こんとん》とした方法で学習し、それは注意欠如障害（attention deficit disorder）の脳に似ていて、情報を多くの小部分に分解して、両半球に無作為に蓄えることを、最近の研究が示唆している。おそらくこの変わった情報蓄積システムのために、ソシオパスの脳梁（左半球と右半球をつなぐ神経の束）は、平均の脳よりも、長くて、薄いのだろう。結果として、ソシオパスの脳では、情報が両半球間できわめて速く伝達される。

もちろん、脳の半球間の情報伝達速度が高いからといって、ソシオパスの脳が共感性に富む一般の人よりも優れているといったことを、研究者たちは主張しているわけではない。しかし、この効率性が、「後悔の念や感情的な反応に乏しく、他者との絆もあまりないという、ソシオパスの古典的な指標」の原因であることが、漠然と示唆されている。正常な人、たとえ科学者でさえ、ソシオパスの脳のほうが実際には

(24) 小林由香利・訳、NHK出版、二〇一三年。
(25)『羊たちの沈黙』（アメリカ映画、一九九一年）に登場する凶悪殺人犯の精神科医。

優れているとはけっして認めようとはしない。ソシオパスの長所のいくつかについて取り上げようとした論文で、私が読んだものはすべて、結局は、それを否定し、ソシオパスがいかに障害されているかについて早急な結論を下している。実際に、ソシオパスの脳梁に関するある論文の題で「故障」というのがある。しかし、この題にはふたつの意味があり、そのうちのひとつは科学という薄い仮面を被った一種の偏見である。

私は複数の課題に同時に取り組むことにきわめて優れているというわけではないと認めるが（そして、実際にほとんどの人もそうではないが）、冷静に焦点を当てる能力はきわめて高い。私の場合、注意はつねにひとつのことに向けられて、それから素早くさまざまなことを考えるのだが、これはまるで私が注意欠如障害のように思えることがある。とくにアドレナリンが高まって、集中が向けられている時には、私が単一の焦点に向ける集中力はきわめて高い。しかし、故障中のエスカレーターのところを歩いたといって、私にひどい仕打ちをしたワシントンＤＣの地下鉄作業員を殺そうなどということに囚われていたような時には、これは非常に不都合である。しかし、この特性はピンチの状況では非常に役立つ。というのも、他の人ならばひどく煩わされるような雑音や、他者を悩ます心配や不安をすべて遮断することができるからである。私は非常に混乱した状況でも、リラックスして、平穏な状態になれる。私が神経質でないことは、学校の試験で非常によい成績をとることができた原因である。試験で九九パーセンタイル以下だったことはなかった。模擬裁判で、判事は次のように述べた。「あの時、私はあの件に戻って、あなたに脈拍を触れることができるか確かめたかった。あなたは非常に冷静に見えた」

カリフォルニア州の司法試験では、受験生たちはまさにストレスに圧倒されていた。試験会場となった会議センターはまるで災害時の避難所といった様相を呈していた。床にスペースを見つけて、受験生は大の字になって横になり、これまでの八か月以上もの間に頭に詰め込んだことをすべて思い出そうとして必死であり、リュックサックやカバンの中身が周囲に散乱していた。私は試験の準備期間にメキシコで休暇を取ったり、山野を横断する旅をしたり、甥や姪たちに水泳を教えたりしていた。どう見ても十分な準備はできていなかったものの、私は冷静な態度を保ち、十分に集中して、自分の持っている法律知識を最大限活用することができた。私と同様に知能が高く、準備万端だった友達の多くが試験に落ちたのだが、私は合格した。心理学者は、ひとつのことに集中するこの能力を特性ととらえ、トップのスポーツ選手や優れたミュージシャンなどがこのように集中する時に、最高の能力を発揮するという。他の受験生たちが多くの時間をかけて準備したことを、私は過度の集中力によって、最小の努力で学校や職場で成績を上げることができた。私はその場で必要な精神力を集中させることができたので、それが可能だったのだ。

しかし、他の活動にはもっと広く注意を払う必要がある。たとえば、飛行場の中で効率的に歩く、複数の人たちと会話をする、ポーカーをする、スタッフ会議で職場の力関係に気を配るといったことである。こういったことについては、私は一点に過度に集中する傾向を改めて、徐々に、複数の焦点に注意を向けていき、フリーダイバーが「注意分散」と呼ぶ技法を通じて、さまざまな標的に注意を払うことを身につけていった。他の実践家がこれと似たことを「状況意識（situational awareness）」と呼ぶのを私は耳にした。瞑想はすべての思考を除去しようとするのだが、それとは異なり、集中分散では、すべての事柄に同時に集中し、すべてを同時に感じることである。フリーダイバーのナタリア・モルチャノバ（Natalia Molchanova）によると、「まず最初に学ぶのは、まるでスクリーンを見ているかのように、物の中心ではなく、縁に焦点を当てることだ」という。持続性のストレス要因に曝されている人にとっては、注意を拡散させて、「危機的な状況において、誤った結論を下したり、パニックに陥ったりする感情反応」を和らげることは、ただちに決断を下す必要があるような状況で有用である。私はすべての感覚刺激に非常に敏感なので、恍惚感と呼ばれるような全身の経験に達する。それには強い快感が伴う。そして、それは有用でもある。とくにより大きな像にあえて目を向けることによって、望ましくない衝動に打ち勝とうとすると、単一の衝動は比較的意味のないように思われるからである。あるひとつの活動に過度の焦点を当てると、他の刺激には無感覚になるので、過度に焦点を当てることは同様の効果をもたらす。注意を向けたり、逸らしたりというゲームは、私が自分の衝動の虜になることから自己を解放し、結局、対人関係や職業的な安定をある程度もたらしてくれる最善の方法のひとつになった。

私は長い間ソシオパスと診断されないまま暮らしてきて、成功するために他者との差に取り組み、広い世界で正常とみられるようにできる限り努力していた。しかし、その努力はあまり実を結ばなかったため、そのうちに止めてしまった。私は法律事務所の同僚たちになんとか我慢していた。結局、課題をこなすことができずに、私は解雇された。友達や恋人との関係も私の目の前で崩れ去った。自己分析を始めて、ソシオパスであるというのはどのような意味があるのか理解するようになると、私が自分自身や身近な人々に多くの苦悩をもたらしてきたが、ソシオパスの特性を有していること自体に客観的には何も悪いことはないことにも気づいた。私が有益で生産的な方向に他者を導く方法を探り出すことができるならば、自分自身に対して正直で、自分や他者に及ぼす害を最小にするような満足できる人生を送ることができるだろう。まさに私の人生を私自身が支配する時が来た。その出発点が自分の職業であったことは明らかだ。

私はどちらかと言えば怠け者で、一般的な興味はなかったのだが、本気を出せば、実際に優れた弁護士だった。私は法律事務所から解雇された後は、地区検事局事務所の軽犯罪部でしばらくの間、検事として働いた。ソシオパスの特性があるからこそ、私はとくに優秀な検事になった。たとえば、並みの検事は、必死で勉強して、法廷の書類の細かな指示に従ったり、膨大な書類をチェックしたりして、細部にわたって訂正をしなければならないのだが、そんな検事に比べれば、私のほうがはるかに優秀だった。私はストレスがかかっても冷静である。魅力を振りまいて、自己の利益のために他者を操る。私は罪責感や良心の呵責を覚えないが、これはこういった汚い仕事には実に便利だった。

裁判が近づいてくるととくに、そして検事としてはとくに、法律には過ちを犯しがちな点が非常に多い。検事は証拠と倫理という最大の法的な重荷を担っていて、過ちを犯すと、資格の喪失や懲戒処分を受ける可能性がある。それにもかかわらず、軽犯罪を取り扱う検事は、ほとんどつねにこれまでに扱ったことのない裁判を担当させられることになる。それはまるで競売会場で、抵当物件の家を下見しないまま購入するようなものだ。窃盗物件かもしれないし、とんでもない問題を抱えているかもしれない。何も問題がないかのようにこけおどしの態度を取るか、もしも何らかの問題があるならば、何とかそれを手早く片づけることができなければならない。大丈夫、何の問題もない。少なくとも私のような人間には問題はない。ソシオパスの長所といえば、恐怖によって影響を受けることがまずないという点である。これまでの人生では何でもうまく切り抜けてきたとはいえ、私がかならずどんな仕事でも素晴らしくやってのけるというわけではない。私の知能で、素早く判断し、冷静な態度を保ち、たとえ裁判官を印象づけることができないにしても、少なくとも素晴らしいショーを演じて見せることはできる。

冷徹な弁護士という固定観念は、少なくとも優秀な弁護士については正しい。共感などでは、ろくな弁護も、ろくな主導も、ろくな証明もできない。検察側と弁護側の両者は、少々頑固なまでのソシオパスのような弁護から利益を得られるだろう。あなたが落ちぶれた生活保護者であろうが、億万長者の会社重役であろうが、私のようなソシオパスの弁護士から最高の弁護を受けることができる。私はあなた自身やあなたの道徳的欠陥を判断したりせず、法の条文に忠実に従い、すべての側面を検討して、無慈悲に裁判に勝とうとする。そして、私はあなたのためにと同じくらい、私のために裁判に勝ちたい。

弁護士は、一般の人々のほとんどが目をそむけるような事柄を扱う。神経科学者でソシオパスの研究者でもあるジェームズ・ファロン（James Fallon）は、ソシオパスは「汚い仕事」をするのに優れていると述べている。「汚い仕事」とは、たとえば、悲惨で不快な行動に及んだ人の弁護にあたるといった、ほとんどの人はそのような仕事をすることに関心がないが、いずれにしろしなければならない仕事のことである。世界中のバーナード・メイドフ（Bernard Madoff）[26]やO・J・シンプソン（O. J. Simpson）[27]のような人を誰かが弁護しなければならない。ソシオパスが汚い仕事を進んで引き受けるばかりでなく、ソシオパスは他の人々よりもしばしば見事に仕事をやってのける。善か悪かの微妙な状況を私の利益が上がるように操作するというのは、個人的な満足ばかりでなく、よい弁護士としてさらに価値が増す。数多の推量と格闘して、ようやく事実は事実として認定されることを、弁護士は知っている。誰の心にも自己利益が隠れていて、隠された動機や犯罪の背後に潜む暗い秘密を探り出そうとすることは、すべてのソシオパスと同様に、弁護士も承知している。

法律用語に、他の文脈ではほとんど使われることのない「解決の手がかりをもたらす（dispositive）」という単語がある。これは「ある案件の解決に関連するとか、解決をもたらす」という意味であり、関係者が論点に関して一か八かを法によって解決の手がかりを探ることになる。たとえば、誰かが歩道で傷ついて、出血している傍を私が通り過ぎたのだが、病院から二十フィートの距離だったので、私がわざわざ助けることをしないとする。私はその犠牲者と以前に何の関係も持っていなかったという事実が、解決の手がかりをもたらす点である。法によれば、私は見知らぬ人として何らの援助義務もなく、法的な責任を免れる。これで一件落着である。犠牲者は救いを求めて叫んでいた、私は携帯電話を持っていたので緊急電話をかけることができた、その時に私は応急処置の道具と外科の手袋をもっていたといった、他の要因はすべて価値がない。「解決の手がかりをもたらす」という単語が法律以外の領域で使われるのは稀であるのは、一般の生活ではほとんど何もそれほど最終的ではないからである。生活のほとんどは、複雑で非効率的な、漠然とした道徳的・社会的規準から成り立っている。法は非常に直截的であり、素早い対応はつねに正攻法に勝り、細かい点にこだわることとは無関係である。これ故、法は力強い。あなたが誰かを殺していないと法が認定すれば、その意図や目的を判断してあなたは殺人を犯していないとされることは、O・J・シンプソン事件でも明らかに示されている。法にも欠陥があるのだが、そのようなものは存在しないかのように取り扱われる。法を自分の側に置いておくように状況を操ることができる限り、法はいざという時の切り札となる。

おそらく一か八かの大勝負といった側面があるため、法廷は最大の人間のドラマの舞台となるのだろう。しかし、多くの人々を打ち負かすことができそうだといった感情にあまり幻惑されることがない点こそが、私の長所であると信じている。とくに、私は極端な正義の怒りに、まったくとは言わないまでも、ほとんど影響されないようだ。子どもの頃に、兄姉妹や私は、些細な違反行為と私が思うようなことで、罰を受けたり、辱めを受けたりした。母は暴力や侮辱といった行為を、躾や罰であり、親として当然すべきこと

(26) 証券会社社長として、巨大な金額の金融詐欺事件を引き起こした。
(27) アメリカンフットボールの有名選手で、元妻の殺害嫌疑でマスメディアに大きく取り上げられた。

だと正当化した。それは、まるで残酷さの一側面であり、正しい道徳という言い分にくるまれているのだが、時々、幼い子どもの泥棒が現行犯で捕まると、姿を現すのであった。

この点について認識し、私自身には何の責任もないと気づいたのは、ようやく法科大学院に入学した頃だった。どの講義をとっても、判例集には、詐欺、欺瞞、迫害といった言語道断な事例が満ちていて、人間がいかに深く、そして創造的に互いに不正行為をなすかが示されていた。時には、同級生たちにはあまりにも過度な負担となるような事例があり、皆が激怒し、数十年も、数世紀も前の見知らぬ死者たちの身のうえに起きた出来事に対してひどく困惑した。同級生たちを見て、私は惹きつけられ、不安になった。同級生たちは私が感じていないことを感じているのは明らかだった。このような怒りに駆られて、同級生たちは、慎重に法の尺度をまったく検討せずに、非論理的で、反射的な自警主義を要求することを愚かにも示唆するのを、私は耳にした。同級生たちは児童を虐待した人や強姦犯が事例集の中に存在していることをもはや認識できなくなっていて、犯人たちを自分たちと同様の善良な人とはとらえることができず、正義の怒りをぶつけて、道徳的に卑しむべき人に対して無原則に法を当てはめて、判決を下そうとしていた。共感の限界に達すると、規則がねじ曲げられることを、私は講義室に座っていて、目撃した。

この種の衝動は、法科大学院の講義室といったごく稀な空間だけで起きるのではなく、一般的な場でより多く起きている。ほとんどすべてのアクション映画は、暗くて、暴力的な願望を満たす行動から成り立っている。たとえば、息子が母親に復讐する。父親が娘に復讐する。夫が妻に復讐する。復讐の行為はどんどん陰惨なものになっていく。悪人が悪行を妨げられるだけでは十分ではなく、そのような人物はできる限り苦しまなければならない。邪悪な存在、あるいはそのような役割を担わされている存在は、善人が邪悪な行為をしないための安全な避難所を提供しているようなものである。そこは、崇高な苦悩を経験し、害を及ぼすことに耽《ふけ》る安全な場所であるのだ。

弁護士、判事、陪審員の役割で、共感に富む人たちがただちに判断を下し、罰を与えるようなことを、私は理解できないし、そのような行為に加わることもない。もしもあなたが残虐な犯罪に及んだとされて、誤って起訴されたとしたら、あなたはソシオパスに弁護してもらいたいか、それともただ座して判決を待とうとするだろうか？　あなたが犯したと見なされている犯罪の性質などに、私には道徳的な関心などまったくない。私はさまざまな事実、部分的な事実、誤解の中から、真実を探り当てるという、法律のゲームに勝ちたいだけである。

事務所ばかりにいて、教育だけは高い、無名の怠け者たちのひとりでいるよりは、私は陪審や判事の前で法を執行しているほうがよほど満足できる。裁判は、それまでに起きたことのすべての頂点であり、裁判が終われば、他にほとんど何も問題とならない。「解決の手がかりをもたらす」ことは裁判の本質である。裁判とは食うか食われるかであり、私が望む方向に投票するよう十二人の陪審員を首尾よく説得して、勝訴できるか、あるいは敗訴するかしかない。裁判では、私は一芝居打たなければならない。私は猛獣使いのようなものであり、現代の法廷というサーカスの中で、すべての関心を一身に集めている。一対一ではなく、非常に大規模に、人々が何を聞きたいのか、私は理解する必要がある。法廷では、私は人々の心を読む能力を酷使し、同時に、注意の拡散を行い、一時にすべてのことに集中する必要がある。私が必要とするものを得るには、説得力のある話をしなければならない。私は人々の希望と期待を、先入観と偏見をぶつけ合う。どのようにすると話がもっともらしく、そして信じられるようにできるかについて一生にわたって嘘をつくことを学んできたが、私はそのすべてを用いて、私の話こそが「真実」であり、相手の弁護士の話が嘘ばかりに見えるようにする。そして、ついに、（とくに道徳が関与しているような場合には）

私は人々の合理性を信じていないので、人々がかならず反応すること、すなわち恐怖を煽ることにしている。人の恐怖を呼び起こさせるためにはどのボタンを押せばよいのか正確にわかっている、癌を嗅ぎ出す犬のように、私はなる。

陪審選択の間、そして、州の法律によって、弁護士は陪審が活動する前に、各陪審員にいかなる先入観についても質問することが許されている。陪審選択は、陪審員が私について第一印象を得る機会である。それは背広を身にまとった誘惑であり、誘惑するのがうまいいかなる人とも同様に、私もごく気楽に始める。私はまず職業について質問し、陪審員がそれを誇っていようが、恥ずかしく思っていようが、肯いて、職業に賛同を示す。

陪審員が自分の職業を恥ずかしく思っていると感じたら、私は残りの陪審員たちの前で、私の賛同を示すように、「その仕事はきっと需要が大きいでしょう」などと言う。このような意見を述べることで、私はその陪審員にとって仲間になり、尊敬も得られる。私はその陪審員に好意を示したのであって、陪審員は私にある種の忠誠を負うようになる。陪審員がその職業を非常に誇りに思っていると気づいたならば、私はその人がこれまでに達成したことに対して驚きを表す。誰かがあなたのことを好きになるかを示す指標とは、その人があなたと同じように感じるかということである。私は自分の機会を最大限にしたい。

陪審員は、大変な仕事である。証拠が順序立てて示されるわけでもなければ、よくわからない証拠や手続き上の理由ですべてが提示されるわけでもない。証人はその都合によって法廷に現れ、単にパズルの小さなピースについて述べるばかりである。その証言の目的が明らかでないような場合もしばしばである。

この理由で、弁護士と検事の間に起きるドラマに、陪審員はしばしば多くの関心を向けてしまう。これは自然なことだ。弁護士はいつも法廷にいて、ショーを進行しているように見える。陪審員は陪審席から裁判の間中、弁護士が動き、話し、振る舞うのを見つめていて、弁護士の行動を統制している何らかの目に見えない規則があると思っている。判事、検事、弁護士が討議室に引っ込んでいる間、法廷では何か重要なことが起きたのだと、陪審員は理解している。さらに、判事や弁護士が陪審員の耳に入らないように協議することは、とても腹立たしく感じる。たとえ、裁判所の廊下でさえも、陪審員は弁護士に話すのは許されていない。このようなことのすべてが、弁護士は陪審員にとって歩く神秘となっている。それは有名俳優が街に現れるのは特別なショーの時だけのようにである。

私は相手側の弁護士に対してはつねに礼儀正しくしているが、かといってその弁護士のことを気に入っていると見えるまでにはしない。法廷では、私は少しばかりの微笑とわずかな色気もたたえて、困り果てるような場面になると陪審員に向かって狼狽を共有しているというサインを送る。

法廷では、私は感じがよいように振る舞うが、陪審員たちにはない権力、権威、知識で身を固めている。権力を自ら引き受けるか、あるいは、「信頼できる」人に権力を委ねるかを選ぶようにと尋ねられると、一般の人々は権力に伴う責任を負うよりは、しばしば権力を放棄するほうを選択する。これがとくに当てはまるのは、自分には特殊な専門的な能力がなくて、弁護側が有罪であるか無罪であるかを選択する際に、過ちを犯すのではないかと心配している場合である。陪審員が自分に自信がなく、信頼できる他者を探し、権力の重荷を引き受けてほしいと考えていることを、私は承知している。私は自信と権威がにじみ出るようにして、信頼して権力を任せても大丈夫だと見せるようにしている。事例の論点を議論する際には、私はしっかりと相手の目を見つめる。相手は話のすべてを聞いているわけではなく、もしも私が事例について理解していることを知れば、私と同じ結論を下すだろうという点を伝えたいと思う。私は他の弁護士に比べてつねに自分の独特な性格を前面に出す。私は法廷外では一般の人々とよく似ていることをほのめかす。何か困った問題があれば、解決の手助けを依頼できるようなタイプの人間であることをほのめかすのだ。

陪審員たちとの間にこのように絆を築くというのは、彼らが審議の過程に入るととくに重要である。彼らは提示された証拠を合理的に理解したうえで合意に達するようにと指示される。もしも陪審員のうちのひとりが他の陪審員と意見が異なるならば、自分の立場を他の陪審員たちに主張しなければならない。その人に起こり得る最悪なこととは、誰にとっても信じられないことが明らかなことを確信して、自分がまるで無知な人間のように見えてしまうことである。優秀な弁護人はこの仲間からの圧力を二通りに利用する。第一に、その陪審員は、学校でもっとも人気のある少女であった私と提携していて、仲間外れになるなどということはあり得ない。けっしてそんなことが起きるはずがないと信じさせて、私がその人が持ち得るもっとも信頼できる力強い仲間になることである。私は審議室で目に見えない陪審員となり、私の操り人形である陪審員に、どのような反論があっても「検事がこう言っていたのを思い出してほしい」と応えさせる。もしも私が首尾よく仕事をして、私の主張がいかにも「真実」であるかのように見せることができていたならば、私の主張に沿った判決を得られる可能性は十分にある。

しかし、人間がかならずしもつねに合理的に行動するわけではないので、恐怖を用いて、私の主張を巧妙に信じさせるようにする。私がいつも発しているメッセージは「事件に関する弁護側の主張を信じるなんて、あなたは馬鹿だ」というものである。人間は自分が騙されたなどと感じたくないため、陪審員が馬鹿のように見えるのではないかという恐怖心のほうが、仲間の市民を刑務所に送り込むことについての不安よりも、強い。私は無理やり陪審員に恐怖感を抱かせたりせずに、陪審員が知的で合理的な人であると思えるので、私と同じように事件を理解できるはずだと、陪審員一人ひとりに働きかける。陪審員と私は同じチームに所属していて、私たちのチームが勝利するのだ。

私は検事という仕事を楽しんでいたし、成功もしていた。私は危険を冒すと、興奮した。たとえば、ひとつの過ちを犯したために無効審理に終わったり、証人が意見を変更させてしまって審議が妨げられてしまったりする可能性もある。関心を我が身に一身に浴びることによって得られる権力の感覚は言うまでもなく、陪審員や判事に打ち勝つという誘惑もあった。裁判を大きな道徳的問題ととらえるのではなく、私はポーカーのゲームのように楽しんでいた。どちらの側もある特定の手があり、自分の手のほうこそが強いと確信してゲームに臨む。法律はその点で力強く、確実な方法で、実際に勝者と敗者が明らかになる。正義の執行は素晴らしいと思うが、誰かを叩きのめすこと自体が報酬である。幸い、法制度はこの種の党派心のために整備されていた。すなわち、相対する双方が裁判に勝つために全力を尽くして、真実に可能な限り近づこうとする、敵対制度である。

実際のところ、ソシオパスの一連のスキルがとくに向いている職業が数多くある。ジム・ファロン（Jim Fallon）[28]は、外科医や投資家を挙げている。ソシオパスの研究者であるジェニファー・スキーム（Jennifer Skeem）は、映画『ハート・ロッカー』の主人公で、イラクにおける爆弾処理の専門家が、典型的なソシオパスであるとした。彼は規則を無視し、即席爆発装置の信管を大胆に外し、恐怖心も見せなかったが、爆発処理班の他の隊員たちと心理的な絆を保つことが難しかった。ソシオパスの特徴のリストを眺めてみると、他には、兵士、スパイ、ヘッジファンド運用者、政治家、ジェット機のパイロット、水中溶接工、消防士なども挙げられるだろう。危険に対する許容度の高い私のような人間は、厳しい競争にさらされる

(28) 米国のテレビ司会者、コメディアン、俳優、歌手、ミュージシャン、プロデューサー。

環境に身を置いてこそ長所を発揮できるので、他者がとてもできないような機会を活用できる。

前最高経営責任者で、おそらくソシオパスのアル・ダンラップ（Al Dunlap）が述べているように、冷淡、大胆、魅力、自信などといったソシオパスの特性は、企業という環境では実に有利に働くという。多くのソシオパスは野望を抱き、権力や名声を必死に追い求めるが、その特性のすべてがビジネスの世界では褒めたたえられる。『ザ・コーポレーション──わたしたちの社会は「企業」に支配されている（The Corporation: The Pathological Pursuit of Profit and Power）』[29]の著者であるジョエル・ベイカン（Joel Bakan）は、もしも企業に法に基づく個性があるとするならば、それはどのような個性なのかを問う意味があると述べている。ベイカンは、企業人はソシオパスの古典的な兆候のすべてを表しながら、活動していると仮定している。彼らは生まれつき反道徳的であり、何よりも自己の利益を優先し、自己の利益の追求のための行動に課せられた道徳的制限や、時に法的制限を無視することもある。この種の組織は、ソシオパスという同種の特性を持つ人々に率いられて繁栄する。そして、実際に、管理発展プログラムに関する研究によると、企業の最高レベルの管理職の人々は「コミュニケーションや戦略に優れていて、非常に創造的である」と見られていたが、ソシオパスの特性の尺度でも評点が高かった。彼らは同僚の間ではあまり評判がよくなくて、「チームプレイヤー」とみなされることは稀であるのだが、一般的にリーダーシップをとる可能性があると考えられていた。「ソシオパスを社会の中で不愉快な（時には他者を傷つける）存在にしているまさにそのスキルが、否定的な業績評価に直面してもビジネスの世界でのし上がることを可能にしている」とその研究者たちは結論を下した。おそらく企業資本主義に何か過ちがあるのだろうと反論されるだろうが、そのシステムの上に社会が成り立っているのであり、そこでソシオパスは長所を発揮するのだ。

これまでの職業について考えてみると、私はつねに刺激を求めていたことに気づいた。締め切りが近づいてもストレスに感じるどころか、むしろ興奮してくるという意味に気づいたのだ。どんなゲームであってもなんとしても勝ちたいという欲望が強くて、私は無慈悲なほどに能率を上げて、かならず勝つという確固たる自信があり、それが他者を惹きつけた。私は論理的で、決断力があり、とくに他の人々ならばパニックに陥ったり、倒れてしまったりしそうな危機の最中でも、私には生まれついての指導力がある。私は瞬間的に怒りを覚えることがあるが、それをまた瞬間的に抑えることもできる。このために、私のチームの他のメンバーたちが倒れそうになっても、失敗は許されないし、誰も不平を言うことはできないと気づかせる。私の特性を有効な方向に活用しようとしてきたので、ソシオパスの特性があっても、いや、むしろそれゆえに私は生まれながらのリーダーであり、職業では成功をおさめてきた。私のブログに寄せられたコメントでも同様の経験について証言されている。

私はペットボトル入りの水を生産している米国最大の会社で生産・営業部門のマネージャーである。以前、米国最大のコンクリート会社で労働者として働き始めた。十二か月すると、私には二人の上司（その会社のオーナー）と三百五十人以上の部下ができた。建設業界からの進路変更が難しかったことは言うまでもないが、私たち（ソシオパス）は適応できるし、適応を迫られる。十代の頃、私は重症の適応障害であると伝えられた。私は環境には適応していないが、環境が私に適応するようにしている。操作や威嚇によって、私はそうしている。私たちは羊たちの中にいる狼なのだ。

(29) 酒井泰介・訳、早川書房、二〇〇四年。

他の人もブログにコメントを寄せて次のように述べている。ソシオパスのマネージャーは「互いに競い合う。同僚を気にせず、自分と同レベルの誰かを褒めることもしない。自己中心的である。しかし、仕事はきちんと仕上げて、それこそが同僚たちが気にすることである。もしも出世階段の高い所に昇ってしまえば、どのようにして昇ったのかと厳しく問われるようなことはまずない」と語った。

ソシオパスの特性が悪い方向で現れることもあり得るし、実際にそうなることもある。しかし、とくにビジネスの領域では、ソシオパスは共感性に富む人に比べると、現実に問題を起こすことは少ないと、ある人が次のように述べている。

> 共感性に富む一般の人のほうが大きな問題だと、私は考えている。彼らは無益な権力闘争に陥ったり、一時の感情に基づいてほとんどの決断を下したりするが、最大の問題は、他者によって陥れられて、権力を奪われるのではないかという（おそらく根拠のない）恐怖感である。無能で、恐怖にかられ、強欲な人々や、数人の病的で自己愛的な人のために働いてきたが、私にはソシオパスのほうが悪いとはどうしても思えない。論理、たとえそれが生き馬の目を抜くような厳しい論理であったとしても、素晴らしい変化をもたらすことになるだろう。

実際に、企業や管理職の人々がビジネスを個人的な気分や道徳観と混同してしまうと、しばしば決定的かつ否定的な結果をもたらす可能性がある。たとえば、チックフィレイ（Chick-fil-A）[30]が同性婚に反対したために営業成績が落ちたことや、会社のビジネスとは無関係な政治的信条を会社が支持したことで、株主が会社に対して訴訟を起こすといったことである。他にも次のようなコメントもあった。

ビジネスはほとんど良心を持たない人に向いているかもしれない。その唯一の理由は、企業自体は社会に利益をもたらすような目的で作られていないからである。会社は自らの利益を上げる目的で作られている。それ以上でも、それ以下でもない。したがって、企業は、ソシオパスであろうとなかろうと、企業の利益を上げるという目的を達成してくれそうな人を選ぶ。それこそが要なのだ。会社はあなたに良心があるとか、ないとかは気にせず、必要な時には、あなたが道徳を脇に置いてでも、利益を上げようとするかが重要であるのだ。

少なくともビジネスについて言うならば、金こそが王なのだ。これは企業が社会にとってよいことをすることはできないという意味ではない。私のブログを読んでいる人が指摘したように、「企業は、ソシオパスと同様に、自己の最大の利益を除外視してでも、善意に基づいて行動するように選択することができるし、実際にしばしばそうする」

私は金が大好きだ。それは個人的な感情を差し挟まない。全員が勝ちたいという世界で、金はしばしば尺度となる。私は必ずしも金を使うのは好きではなく、買い物をしたり何かを所有したりすることにそれほど快感を覚えない。金自体は私にとってはどうでもよい。しかし、金を得ることは、私が好きなゲームである。他の人々はこの世の何よりも金銭に関心があるように見える。彼らがひどく金銭に関心があるために、私に対しても、あるいは他者に対しても、必死になってそれを得ようとする。彼らは私と同じように必死で勝とうとするので、私にとってそのゲームは非常に興味深い。

(30) 米国の大手の鶏肉料理専門店チェーン。二〇一二年に同社社長が同性婚に反対を表明し、物議をかもした。

とくに株式市場のようなものの場合には、必要なことは単に勝つための異なる視点だけのことがある。アイザック・ニュートン（Isaac Newton）卿が一七〇〇年代初頭に株式市場で財産を少しばかり失った後に次のように言ったことが広く知られている。「私は天体の動きを計算することはできるが、人々の狂気については計算できない」

私には驚くほどの利殖の才があり、とくに株式投資が得意だ。三十歳になるまでに、定年後の備えが完全にできていた。二〇〇四年に投資を始めて以来、株式投資で平均九・五パーセントの収益を得た。これは、同時期のS&P社五百社株価の平均収益三・七パーセントよりも、二五七パーセントもよかった。このように首尾よく、そして一貫して株式を運用していくのは前代未聞で、多くの人が不可能だ（あるいは単に幸運だっただけだ）と言った。二〇一一年には、投資信託会社の五社のうちの一社のみがS&P社五百社の値を上回ったに過ぎず、個人投資家ではほんの一握りの人だけが通常の運用をできたに過ぎなかった。私は毎年利益を上げている。私が有利な情報を元に投資しているわけではない。私は実際には比較的単純に投資している。しかし、私は特別な視点で投資を行っている。私が世界を見ると、人々の欠点や脆弱性、彼らが形成している社会組織が私の目に飛び込んできて、それは私のためにスポットライトが当てられて、私だけが見えるように思える。

鮫は白黒でしか物が見えない。科学者によると、肉食獣が獲物を捕らえるには、背景とのコントラストのほうが役に立つらしく、それは、不必要な詳細な点よりも、重要な空間的関係をとらえるのに役立つからだという。私はある意味で色盲のようなもので、集団ヒステリーを、正常の、予想される行動と比較すると、とくに印象的である。私は共感性に欠けているが、それは他者のパニックに関わらずに済むということでもある。そのために、私は独特な視点を手に入れられる。さらに、多くの人々とは正反対に考えることこそが必要なすべてである。

　投資家は「逆張り投資家」の精神を賞賛する。ウォーレン・バフェット（Warren Buffett）[31]は「他の人々が慎重な時には、強欲であれ。他の人々が強欲である時には、慎重であれ」と述べている。これは、大多数の投資家にとっては、「言うは易し行うは難し」である。そして、私が株式投資をする時には、私が反対するのはこのような人々である。すべての株式取引では、少なくともある特定の値で、買いたい人と売りたい人がいる。どちらも、相手が馬鹿だと考えがちである。ごく単純に言えば、売りたいと考えている人は自分は時機を逸せずに済むと思い、買おうと考えている人はこれで金を儲けることができると考える。

　実際の株式投資では相手の顔は見えないので、いつも私が使う人を読み解くスキルや自己の利益のために他者を操ることはできないが、そんなものは必要ない。現実には、株式市場は、効率的な市場仮説に基づいた株について魔術のような完全な査定などを実際には反映していない。現実の個人投資家が株式をどのように査定しているかを全体として反映しているに過ぎない。ある会社に何ができるかという点に関する希望と不安の合計に過ぎない。人々の希望や不安を餌食にするというのは私の得意とするところであり、たとえ集団に対しても同様である。これは私が陪審員たちに働きかけるやり方でもある。探り当てる方法を身につけて初めて明らかになる、必死の希望や不安がある。私の色盲の目では、このような特徴が他の何よりもはっきりと見える。

　このような必死な感じを数人に認めれば、それはすでに非常に多くの人々の中に起きていることに気づくはずだ。ジョセフ・ケネディ（Joseph Kennedy）[32]は一九二九年に靴磨きの少年から株式投資の助言を

（31）米国の著名な投資家、経営者、資産家、慈善活動家。

受けて、株式相場が崩壊する以前に、すでに株式取引から手を引くべき時だと述べていた。ジョセフ・ケネディはソシオパスではなかったかもしれないが、ソシオパスのように振る舞っていたのは確かである。一九六三年のライフ誌はケネディについて特集を組んだ。彼は社会の最上層のエリートからグリニッジビレッジに住む無名の俳優まで、すべての社会階層の人々の間に入りこむといった、ソシオパスの特徴を表していたと報じられている。「非常に丁寧に観察すると、ケネディが実際にはこれらのグループの誰ひとりとも真に仲よくしていたわけではないことに気づいただろう。彼は自分自身以外のどの世界にも属していなかった」という。こういった群衆に属していながらも、完全に距離を置いておくという能力があったので、ケネディが株式市場で大失敗をしないで済んだことに疑いはない。実際に、会社を共同経営していた株式仲買人はケネディを「熱心に事実を追い、感情を交えず、好機をつかむ感覚が素晴らしかったので、投機には理想的な性格であった」と評している。ジョセフ・ケネディほどの才能はないかもしれないが、私もまた感情が完全に欠けているという点で株式投資に向いている。

ケネディと私だけが冷静であったために、株式投資に魅力を感じた唯一の人間ではない。二〇一二年に、ウォール街で働く人の一〇パーセントがソシオパスであるとメディアがとくに根拠もなく報じたが、今のところ、これを確認した研究はない。ロバート・ヘア（Robert Hare）博士が二〇一〇年に実施した企業の専門家のソシオパスについての研究によると、約四パーセントが臨床的にソシオパスの基準を満たしたが、一般人口ではこの率は約一パーセントであったという。ただし、「ウォール街で働く人々の中のソシオパスの率について、私たちはわからない。おそらく一〇パーセント以上かもしれない。というのも、ソシオパスの特徴のある起業家は、とくに莫大な儲けが出る可能性があるのに、規制が緩やかであったりすると、あえて危険を冒して、経済的な好機の潜むところに引きつけられる傾向があると推定されるからである」とヘアは述べていた。

エンロン社の倒産と二〇〇八年の銀行破綻では、ソシオパス的な活動が非難されることがあるが、その首謀者たちが実際にソシオパスであったか否かは明らかではない。一方で、グランマー社への電力供給を絶てば、カリフォルニア州からさらに巨額の資金を得られるだろうといったエンロン上層部のソシオパス的話し合いが報道された。他方、(1)ほとんどのエンロン社幹部はかならずしも違法行為に手を染めていたわけではなく、むしろ法の定める範囲に慎重に留まろうとしていた、(2)彼らは当然すべきことをしていたにすぎず、非倫理的な方法で市場を操作していたかもしれないが、会社のために多くの利益を上げようとしていただけである。ほとんどのエンロン社幹部が自社資金を使って、不都合な規則を廃止したり、変更しようとしたのだから、彼らが理論的には不法行為に手を染めたことにはならないと示唆する者もいる。エンロン社の栄枯盛衰は、企業の驕りと反道徳的行為を社会に曝け出したので、人々には大きな衝撃を与えた。ソシオパスはエンロン社のような会社では張り切って仕事をするだろう。また、ソシオパスは告発者として何か無謀で危険なこともするかもしれない。多くの点で、ソシオパスも会社も天気のようなものである。雨は天恵のこともあれば、災害のこともある。ほとんどの人ができることといえば、最善を望みつつ、最悪の事態にも備えることである。

私は優秀な弁護士だったと思うが、数年前に弁護士としての活動を止めてしまった。というのも、私は飽きてしまい、人や会社を助けることにあまり興味がないことに気づいたからである。私は自分の考えを

(32) 米国の政治家・実業家で、第三十五代大統領のジョン・F・ケネディの父。
(33) 総合エネルギー取引とITビジネスを行う米国の大企業だったが、巨額の粉飾決算が明るみに出て、二〇〇一年十二月に破綻した。

人々に教えるほうが好きだったので、法科大学院の教授になった。たまたま法律を教えるという機会に出会ったのは幸運だった。友達のひとりが教授で、緊急に教官が必要な場合に雇ってほしいという手紙を大学に送るようにと私を励ましてくれた。私は教育に向いていることがわかった。ライフスタイル、給与、自主独立といったすべてが気に入った。毎年多くの魅力的な学生が入学してくる。私とともに一方的に勝利する、法律の「復讐者」の一群を迎えるのだ。この考えを、同じ領域の他の教官たちは同意しないか、あるいはひどく毛嫌いした。私の学風は彼らのそれを打ち砕くことにしばしば向けられた。私が週に六時間以下、年に八か月間以下しか働かないと知って、人々は驚くことが多い。これは多くの点で、生まれつき怠け者で、つまらない仕事を続けられない私のような人間には夢のような仕事であるが、それでもそのうちこの仕事にも飽きてしまうだろうと思った。この仕事に飽きてしまったら、どうするか今はよくわからないが、かならず事はうまく運ぶと確信していた。たしかにいつもそうなってきたのだ。

私は教官として、変わった基準で決められた組織の枠組みの中で働いている。たとえば、法学の教授は、教授連の中でももっともフォーマルであり、学生が法律家となった暁には適切な服装をするようにという理由で、ビジネススーツを着用することが当然とされている。ところが、地域の基準に合わせることはさほど期待されていない。というのも、彼らの役割は、既存の法体系に疑いを持つことであるからだ。換言すると、スーツを着なければならないが、スーツを着るべき人になる必要はないのだ。法学のある有力な花形教授が飼い犬を職場に連れてくるかと思えば、ひどくぱっとしない教授がパワータイをしていたりする。私は決まりを守ろうとするし、またそれを完全には守ろうとしないので、この種の環境は私にぴったりだった。

学生たちは私の醸し出す不思議な魅力の虜になった。私は学生の欲求に対して多くの注意を払う。最初の数年間、膨大な市場調査を行い、学生に対して数百もの話題について調べたところ、私の講義は学生に大人気となった。私はつねに教育について非常に高い評価を受け、私が学生に配慮し、公平だとされた。私はウィットに富み、学生を見下すような態度はけっして取らないと、高く評価された。さらによいことには、私の講義は楽しい。よく冗談を言い、ビデオやグループワークを用いて、無味乾燥な事件を生き生きと講義した。二年目には、難解な科目をわかりやすく講義する私の能力が学生から激賞されて、講義に登録する学生数が二倍になった。学生による教員評価のひとつによると、私が「冷たいが、セクシーな女性」というのが役立った。これはかならずしも正しくはないのだが、魅力的な人のほうが、醜い人よりも、はるかに好意的に受け入れられ、有能であるととらえられるという研究があることも、私はよく承知している。そこで、私は講義の時には注意深く服装を整えた。私はコンサーバティヴかつセクシーに見える服を買った。たとえば、胸を強調するベストと膝丈のスカートといった、スリーピースのスカートスーツなどを着た。パンツスーツを着るとすれば、サスペンダーを付けて、タイを結んで、性別を少し変化させて見せようとすることもある。男子学生には、私は欲望の対象で、既製の「セクシーな教師」の空想となる。女子学生にとっては、私は知的で、成功のシンボルであり、ファッションセンスもあり、講義中にタンポンなどという単語をためらいもなく口にできる。こういったことはすべて慎重に計算された仮面であり、非常に多くの学生に訴えかけるものがある。

もちろん、これが大失敗につながる可能性もあり、実際そうなることもある。私はセックスアッピールをしすぎてしまうことがある。私が男子学生におもねりすぎると、ある学生が私を非難した。事実は、多くの新入生ははじめは私の気楽な魅力に懐疑的だったのに、次第に私が醸し出しているパーソナリティを礼賛するように見え始めていたということだった。これは職場のソシオパスにとって非常に危険なことになりかねない。ブログを読んでいる人が同じような話を語っている。

私は最近、ひどくうぬぼれ屋の直属の上司のもとで働いていた。小ボスと呼んでおこう。私の部下たちは私が好きで、私が望むことは何でもしてくれることが、小ボスにはひどく気に入らなかった。彼らは、私を通さなければ、小ボスの指示に一切従おうとはしなかった。実質的には彼は私の部下たちにとっての大ボスなのだが、彼らは私に忠誠心を抱いていた。私はいわゆる「ナイスガイ」なので、部下たちは私のために仕事をしたがった。私も彼らを全面的に信頼し、私は大ボスたちの目にもよい男と映るようになった（大ボスたちというのは、私の小ボスたちである。意味が通るだろうか？）。私の小ボスはさらに怒り、これは私の個人崇拝で、ビジネスにとっての癌だといって、私の評判を落とすようなことを大ボスにしきりに訴えた。とうとう、ある日また彼が私に難癖をつけてきたので、私も堪忍袋の緒が切れてしまった。今や、私は別の仕事を探すか、あるいは、暴行罪と向き合わなければならない。いやはや、大変な人生である。

学生が私の魅力を前にして懐疑的な気持ちになることは、私は一向に気にしない。彼らは法科大学院生であり、私たちは彼らが皮肉屋になるように訓練する。裁判の際に陪審員との間で試みるように、学生たちとの間にラポールを築くことにも少々時間がかかる。学生たちの不信感に気づいているので、私は最初は、直接的で、効率的で、専門家らしく振る舞う。私はもったいぶった感じに見られたくない。しかし、私が学生と同じレベルで、いつでも彼らの助けになるといった感じに見られたくはない。私は自信に満ちていて、冷静である。もしも誰かが越えてはならない一線を越えようとしたら、私は素早く、そして断固たる態度で元の位置に戻るように指示する。私は学生のわずかな誤解でもただちに訂正するか、きわめて難解な質問をぶつけて答えさせるかするのだが、すると講義室の学生すべてが縮み上がる。講義は次のように進んでいく。彼らは自分たちにおもねる教官が好きではない。また、それ以外には、権力闘争はない。私には証明すべきものが何もない。彼らの学費は私の給料となり、それもかなり高額である。彼らは私と戦おうとすることもできるが、講義室においては私こそが全能の神である。試験問題を作るのは私であり、学生の成績をつけるのも私である。私が何かを法律だと言えば、それこそが法律なのだ。たとえこれが事実であったとしても、私はこういった態度を少しばかり表すことにとどめておいて、学生たちが、他のあまり魅力的でない人ではなく、私が担当でよかったと感じられるようにしている。

学生たちは私に対して個人的な関心を抱くようになる。彼らは私に少しずつのぼせあがってくるので、私も少しずつ個人的な情報を与えていく。たとえば、私はミュージシャンであるし、多くの有名なクライアントを担当したといった興味深い法曹経歴があるが、あえてその社名は口にしない、といった具合である。私が何かにつけてあからさまにすることは稀である。私の人生について詳しい点は相手の想像に任せて、自分で結論を下すようにさせる。こうすると、情報は彼らにとってより一層正統で、価値があるように見えてくる。

私が講義の第一日めに、私の資格を自慢し、個人的な生活について語り、学生たちの私に対する思いこみを膨らませたとしたら、悲惨なことになっただろう。時々、私はあまりにも時期尚早にジョークを口にしたり、親し気な態度をすぐに振りまいたりしてしまうことがあり、すぐに新たに中立的な態度に戻して、やり直さなければならなかったが、徐々に慣れていった。しかし、今ではこれも昔ながらのレシピに従って料理をしているようなもので、そのうちに飽きてしまうのではないかと心配している。

同僚や部下の期待にどう応えるか、品格を保ちつつ冷静に振る舞うことでどのようにして彼らを惹きつけるか、といった点を分析することは、多くの人々にとって自分の仕事に役立つと私には思える。私は平和な職場を乱すような感情的な混乱に巻きこまれることはないが、多くの指導者が賢明に問題に対処するのに失敗しているように、私には思える。ある時私は教会で「苦情を吐き出す」ミーティングに出席したことがある。数分もしないうちに、人々は怒りに満ちた非難の言葉を口にし始めた。一人ひとりの苦情それ自体は大したものではなかったが、かなりの数の人々がそこにいる全員を驚かせた。人々は、教会の指導者たちがこのような切迫した問題に無関心でいることに腹を立てていた。怒りに駆られた誰もが、以前からこのような怒りを覚えていたことに気づいていなかった。私はこれをひどく愚かなことだと考えた。これほどひどいミーティングの進行を想像することができなかった。

講義や専門家の会合などでひと騒動持ちあがると、私は大声をあげて文句を言っている人を一人ひとり相手にしていく。私は個別に話し合う予定を立てるか、短い電子メールを送って「あなたがXさんにひどく不満だったようだと、私は気づきました」と伝える。気の済むまで話をさせて、かならずしも特定の立場を取らずに、私は相手に同情していることを伝える。私はいかなる特定の立場に対しても正当化も言い訳もしなければ、その人の立場に同意することもしない。相手を不憫に思う態度を伝える一環として、彼らの感情に焦点を当てて、「大変でしたね」とか「次の講義に備えて関連文献を読んでおくことはとても骨が折れることを、私はよくわかっていますよ」などと伝える。私は相手の立場を思いやるような単語を使おうとするが、問題は解決可能であるとか、研修中の弁護士や、どのような地位や技量であっても、当然起こり得る問題であると響くように伝えることにしている。ほとんどの人にとってガス抜きが必要であることはわかっているのだが、私は微妙な形で恥を知るようにと伝える。たとえば、「法律は厳しい仕事だ。だからこそ、あなたたちには将来、多額の報酬が支払われる」と言って、学生が泣き言を言っているだけで、もっとタフにならなければならないと示唆する。

問題を引き起こしそうな人を孤立させ、前もって牙を抜いておき、そういった人が人前で意見を述べたり、支持を得たりする機会を私はけっして与えない。他の人はすべて自分自身の特定の問題についてだけ知っているのであって、私との問題や、クラスとの問題はすべて、より大きな組織の欠陥というよりも、自分自身の個人的な欠陥と関連していると思わせる。たとえば、法科大学院では講義中に教官が学生に引っかけの質問をする伝統がある。私は、しばしば学生が十分な準備をしていないし、時間の無駄なので、こうするのが好きではない。しかし、私が引っかけの質問をしないと、学生たちがこの点を指摘したり、講義の準備を完全にしないようになってしまったりする。そこで、私は前もって、ある学生にメールを送って、特定の事例について質問することを告げておく。他の学生たちには、私が突然、引っかけの質問をしたように見える。質問された学生は見事に私の質問に答える。すると、他の学生たちはどうしてそうなるのか不思議でならない。他の学生たちは、自分だけがこの事例について完全に理解していないのではないかと不安になる。そして、一生懸命に勉強するようになる。私がメールを送った学生は、必死でメールを秘密にしておこうとする。何故ならば、そうすることによって、講義室での彼の振る舞いがより印象的になるからである。この分割統治法は、講義室でも職場の管理でも私にとって多くの状況で有効だった。私はもっと多くの人がこの方法を使わないのか不思議でならない。

私はひどく威張り散らす人と働いたことがあった。私が働き出したばかりのオフィスで、彼女には実際の権限はないのに、まるで自分がその職場にとって必要不可欠な存在であるかのように振る舞っていた。最初、その人は一見すると善人で魅力的なので、私も気を許した。私がどんなプロジェクトに関わっているのか、仕事は順調かなどと質問してきてくれて、感じのよい人だと思った。しかし、私の新たな同僚のひとりが、彼女が望んでいるのはただ私が失敗することなのだと注意してくれた。

威張り散らす人が皆に「さようなら」と言っていたので、私は彼女を傍らに引き寄せて、手を彼女の肩に置いて、次のように言った。「ええと、私はあなたに謝らなければなりません。私は今朝あまり品のよくないジョークを言ってしまいました。あなたが、新しいプロジェクトがすべて順調にいっているかと私に質問したので、私は『今のところまずまずです』と答えました。これは、このプロジェクトに私の全神経と技能を向けようとしているというつもりではありませんでした。しかし、私は百パーセントこのプロジェクトの成功に全霊を捧げています。私は少しばかり謙遜が過ぎたように思いますが、このジョークが受けなかったことに気づきました」。私の謝罪に彼女は面食らってしまった。

彼女は次のように言い出した。「そうですね、これまでにあのプロジェクトの責任者だった人たちは数人、解雇されました。でも、私の考えではおそらく、……おそらくあなたは前任者とは違うでしょう」。そして、このようにして、彼女は自分の手の内を曝け出したのだ。（それ以前には何の知識もないように見せていたのだが）私のプロジェクトがどのようなもので、これまでの進展、その重要性、私の失敗を明らかに願っていることなどについて意識していることをとうとう認めたのだ。

翌日、私は大変な目に遭った。彼女が私に質問し、私はそれに答えずに、ほとんど意味のないことについて、彼女に質問し返した。「昼食に何を食べたの?」「わかっているでしょ、いつもと同じものですよ。あなたは何を食べたのですか?」「今どんな仕事をしているの?」「これを少し、そして、あれを少し。あなたはどんな仕事をしているのですか?」。答えが短ければ短いほど、彼女の苛立ちは増していった。彼女はすっかり嫌気がさし、権力がどちら側に移ったか察して、「親し気な」間接的な質問ではなく、直接的な尋問に切り替えた。「それでは、そのプロジェクトは、昨日はどのような進展があったのですか?

承認は得られましたか?」。彼女は本当にこの答えがほしいのだろうか。

威張り散らすことについて、ブログに次のようなコメントが寄せられた。

ソシオパスこそが最大の威張り散らし屋だと思っている人もいるようだ。知的なソシオパスならば誰でも、暴力や脅迫は簡単だが、もしもそれに頼れば、そのしっぺ返しが大きいことも理解している。ソシオパスは、群衆を抑圧するよりも、むしろ群衆を喜ばそうとする。権力を握ると、威張り散らす人は敵になり、ソシオパスは友達を作る。

このような戦略は感情的な混乱を避けようとするソシオパスの個人的な願望によるものであるが、いかなる組織にとっても有益である。

教育に携わる喜びに加えて、私の気に入っている活動のひとつが、専門職の学会に参加することである。ここでは専門家としての行動のすべてが生じるので、私のこの場での振る舞いのすべては綿密に計算されている。第一に、他の人々が皆ビジネススーツで身を固めているのに、私はあえてジーンズにカウボーイブーツを履いて、周囲の関心を引こうとする。カウボーイブーツは私のこれ見よがしな歩みを強調し、説明し、私は一般的な基準で判断されることに興味はないと示そうとする。これが重要であるのは、人々は私の名札を見つめて、私がどこで教えているのか知ろうとする。私は超一流校で教えているわけではないので、人々は私がそれほど優秀ではないだろうとすぐに結論を下すが、実際には私はきわめて優秀である。男性優位の専門職では、女性が対象物であると記憶されるのが役立つことにも気づいた。私は彼らの期待と戦うのではなく、それを弄ぶ。彼らは弄ばれるのが好きであり、彼らが私の視点で物を見るように仕向ける。

彼らが私を見くびっているのはわかっているが、あえてそれに逆らおうとはしない。私の特技は、私は厳正な事実を伝えるメッセンジャーに過ぎないという点である。「でも、Xがこの角度からはただYにしか見えないことがあなたにはわかりますか？　この別の角度から見たら、X以上には見えないと思いませんか？」といった具合に、彼ら自身で現実に向き合うように仕向ける。そのほうがはるかに説得力があると思う。私はこれを、陪審員たちとのやり取りから学んだ。私はある考えを陪審員の頭に植え付けようとする。十分に根付く前に、彼らがそれを拒否することがないように、私は慎重に提示する必要がある。

しかし、私はそれが少しばかりでもマジックのように見せたい。なぞなぞの答えを聞いて、少し驚くが、そんなように感じさせたい。もちろん、なぞなぞ自体が謎めいているのではなく、重要な情報を隠しておいて、なぞなぞが提示される仕方が謎めているのだ。なぞなぞは解くことが可能であるといった様相を呈しているし、だからこそ何とか答えを考えて、それを見せつけようとする。私が学会で発表する時にも、参加者があれこれと考えるように仕向けることにしている。実際に、私は結果についてどう考えたか手を挙げてほしいと依頼することがある。最後に、なぞなぞの答えを打ち明けると、まるで天才のように見えるし、これはまさにそう見えるように仕掛けた結果でもあるのだ。

私が法学の議論の際にしばしば使うなぞなぞに、なぜソルトレークシティの空港が全米のいかなる空港の喫煙施設の中ですばらしいかを問うものがある。ユタ州の人口の多数はモルモン教徒である。モルモン教徒は煙草を吸わない。彼らは身体は神殿であり、喫煙は神殿を汚すと信じている。私は人々に、なぜ禁煙者にあふれている州が空港にそのような施設を作ろうとしたのだろうかと質問する。全員がこれは答えられる質問であり、自分たちは知的な人間であると考えているので、必死で答えを見出そうとするのだが、誰ひとりとして正解を思いつかない。私だけがこの謎を解いたのだ。天候による遅延の際に、私は空港のあちこちを歩き回りながら、このなぞなぞの答えを探そうとしていた。私はなぞなぞの答えをあれこれと考えていた。

このなぞなぞのよい点は、とても単純な答えがあるということだ。この空港は一九六〇年代に建設された当初からつねに禁煙だった。ロサンゼルス空港、ラガーディア空港、そして米国の他の大空港の多くは、喫煙施設は後から付け加えられていった。そして、こういった空港はもともとターミナル内で喫煙が許されていた。このような空港のメインターミナルは一九六〇年代には煙草の煙に満ちていたのだが、ソルトレークシティ空港は最初から喫煙しない人のために建てられていたのだ。公的施設でも室内の禁煙がごく当たり前だった大都市の喫煙者たちをなだめるために、他の空港ではターミナル内でアクセスしやすい場所に新たに「喫煙室」を設けた。このようにして、一般の空港では、実際には非喫煙者に対する特別な配慮から、喫煙者のための快適な空間が設置されるようになっていった。人々はこのわずかなひねりが好きである。これは意図しない結果を予測するのが難しいことを示す寓話のようにも見えるし、優勢な多数派があっという間に抑圧された少数派に転ずるという注意を喚起する話にも見える（おそらく、ソシオパスに特別な手加減をするというのもそれほど馬鹿げた考えではないだろう）。私がこのなぞなぞが気に入っているのは、道徳的な曖昧さと、世界の複雑さをきわめて単純に示している点である。

ソルトレークシティ空港についての私の答えが出鱈目ではなかったように、私の法律の仕事も偽物ではない。操作的な部分は、私がそれをどのように提示するかという点である。私は特別なやり方で彼らを導いて、たったひとつの結論、すなわち私の結論に達するように仕向ける。彼らは自分たちが最後にはどこに着くのかわかっていないのだが、それこそがスリルの一部でもある。これはほとんど知的なマジックのように見える。実際のところ、これは単に効果的な弁舌の才でもあるのだ。

法律の教授として、私独自のアイデアは、学校に対する私の価値の合計を意味する。私は学生たちの怒りを引き起こすようなことを言い、彼らが私に反論するように仕向けるのが得意である。私は論争が好きだ。議論が激しくなればなるほど、人々は私の話を覚えてくれるだろう。私にはすべてのことに対して解答がある。はじめは私を見くびっていた人も、私の激しい議論を聞いて、考えを改めていく。彼らは資格さえあればすべてがまかり通るような世界に慣れきっている。私が主張する点は、私はあなたが考えているような人間ではないということである。彼らがまた私に反論するようなことがあれば、その前に恥ずかしく感じてほしい。彼らに私からの激しい反論を恐れてほしいのだ。法律は見かけを装うものであって、確実なものなどごく稀にしかないので、もしも確実なものが手に入れば、私はそれを最大限利用する。

オックスフォードシャツ[34]を着ているようなタイプや、最新の最高裁判所の数十もの判例を早口でまくしたてるようなタイプと、私は争えないことを承知している。他のどの場所とも同様に、男性の弁護士や判事専用のクラブがあり、自分たちと同じように見えて、同じように振る舞い、あるいは、少なくとも若くて、元気な男性を会員に迎えようとする。会員たちは実体法について自らの知識をひけらかしあうが、それはまるでペニスの大きさを互いに比べあっているかのようである。私は法学論議に加わるのは構わない。しかし、私のようにつねに刺激が必要な者にとってはとくに、実体法のほとんどは退屈である。私の脳はこの種のことに向いていないし、実体法について百科事典のような知識を持ちたいとも思わない。さらに、私は最新の法的問題につねに新たな知識を備えておくことに関心がない。これこそまさに私が弁護士として実務につくのに向いていない理由である。たとえクライアントにとって非常に重要なことであったとしても、ほとんどの人がするようには、私はできない。幸い、学問の世界では、私は何でも望むことを学び、教える自由がある。

しかし、私が保守的な法曹界と向き合って、私の評判が危機に瀕しているような時には、少なくとも自分に能力があるかのように見せておかなければならず、戦いの相手を選ばなければならない点についても承知している。植民地独立軍がイギリス兵と戦う時のように、敵を安全地帯からおびき出して、私の力で待ち伏せする。敵の心を読み、組織で利用できそうな欠点や領域を見つけて、常識論に囚われずに考える。私は愛想よく敵の話に耳を傾けているが、相手が何か間違いを犯したら、ただちにそれに反撃する。それは敵が慣れ親しんでいる戦闘というよりは、ゲリラ戦のようなものだ。これはフェアな戦いではないという者もいるかもしれないが、そもそもフェアな戦いなどないことを私は承知している。私が教鞭をとっている学校の教官たちばかりか、現在の最高裁判所判事九人全員の名前さえ私は覚えられない。

人の集まる場所もまた、私にとっては複雑な感情の地雷原のように感じる。私はカクテルパーティーが苦手で、時にはその晩に仮面を被り、自分以外の役割を担うことになる。この風変わりな点にまず魅力を感じたのだと、私の愛人のひとりが打ち明けた。私が被っている仮面のどれが本当の私であるのか知りたかったし、目に見えるもの以上に、多くのことが私の頭で起きていることに気づいていたという。というのも、私が知人ととても楽しそうに会話をしているように見えるのに、相手の言葉のほとんどを巧みに無視していたからだという。それはまるで、笑顔を浮かべて会話しているのに、頭の中ではそこから逃げ出すことを考えているかのようだったという。私はとくに誘惑の言葉を伝えたりしない場合には、むしろ人

(34) オックスフォードクロスという生地で作られたシャツ。オックスフォードクロスとは、平織りで糸を交互に織り込んだ生地で、生地が薄く、通気性がよいので暑い季節に向く。

と話をしたいとは思わない。何か自分に不利なことを言ってしまう危険があったり、とくに利益にもならなかったりするので、私はただ黙ったままでいる。

しばしば出席しなければならない社交の場での雑談に加わるために、前述したなぞなぞのように、私は実際にいくつかの小話を用意している。これは、同僚や友達を誘惑するのに不可欠であり、そうでなければ、苦痛に満ちた居心地の悪い晩を過ごさなければならないだろうが、仕事上でも大きな利益を生んだ。無関係な細々した出来事を無理やり進行中の会話に押しこもうとする衝動を避けるためには、長さの異なる、少なくとも五つの個人的な話を用意しておくことがつねに重要であることを、私は学んだ。社交の場を切り抜けるのは、私にとって、講義室や陪審員との対応ととても同じように感じる。それは、自己の最大の利益のために、いかに自分を演出するかということなのだ。

私は、より効果的で、専門家的な態度でもって、自分のソシオパスの特性を満足させる方法を身につけていくと、若い頃の衝動性もコントロールできるようになった。私は若い弁護士として無謀であったが、利益のほうが損害を上回るという感覚をつねに持っていた。私はすぐに不正請求とわかってしまうような、少額の払い戻し請求といった、馬鹿なことをよくした。ある夏など、テニスのレッスン費用の支払いを法律事務所にさせた。私は法律事務所幹部のひとりを誘惑しようとした。彼には長年にわたって非常に幸せな関係にあったパートナーがいた。さらに、あまりぱっとしない同僚のひとりを誘惑したが、些細なことがきっかけで、彼は私に対する興味を失ってしまった。私はこういったことから立ち直ったけれども、誰も私をデートに誘わなくなった。そして、法律事務所を解雇された。

しかし、今では、事がうまく運ばないと、あまりにも失うものが多い。たとえば、経済力、安定した生活、仕事、親しい同僚たちなどである。このような事柄が頭の中に詰まっていて、無数の異なる危険に向き合わざるを得ず、これらが一緒になるとけっして無視できない危険となる。こういった点を意識すると、私はこれまで不安などまったく感じてこなかった（あるいは、まったく気にしていなかった）のだが、おそらく「不安」という単語でもっとも適切に言い表せられる症状が私に出てきた。私は過去においてはこのようになると、辞めてしまって、一からやり直してきた。しかし、歳を取れば取るほど、やり直しがきかなくなってきた。

人々が必要以上に恐れているのに、私は比較的冷静でいるような場合にはとくに、私の振る舞いは今でも無謀に見えるだろう。私は今でも人生において興奮するような出来事が好きだ。たとえば、最近も友達とバンジージャンプを楽しんだように、新たな、危険の可能性がある経験を追い求めている。私は歳を取るほど、危険も高いが、その報酬も高い、精神のゲームや知的な追求による興奮やスリルに魅力を感じるようになってきた。完全に止めたとは言えないし、そうする必要があるかもしれないが、私は同僚の感情を弄ぶことが少なくなってきた。

実際のところ、弁護の多くの部分はまやかしである。私は人々が期待する役割を演じる。まったく悪い役割がないというわけではない。実際に悪い役割もある。私は少々、法律的に無知な部分があり、少なくともある件に関してはこれが当てはまる。私のファッションセンスもひどい。会話を始める時の衝動もしばしば最悪である。私は間違いを押し隠す術を身につけ、ファッション（そして道徳）の決定に外部の意見を参考にし、間違った言い回しを気の利いたジョークでごまかすようになった。自分には長所も欠点もあることを承知している女優のように、恋人、雇い主、友達と場合によって使い分け、まともな観衆にはそれに見合ったショーを提供するように、私はつねに慎重に振る舞ってきた。

この自己分析の時期から長年が経過し、今では、私は自分自身、家族、数人の親しい人々に対して基本的には正直であることを学んだ。しかし、仕事を続け、生活していくといった、何とか生きていくために、私は今も正常という仮面を外界に対して被っている。孤独なこともある。あまりにも長期にわたり必死になって正常であることを装ってきたので、私は落ち着かなくなる。しかし、正常で安定している振りをし続けて、それがある程度は現実になってきた。よき弁護士の役割を演ずることと、実際にそうであることの差とは何だろうか？　有能な同僚である振りをするのと、実際にそうであることの差とは何だろうか？新参の弁護士として私が行ってきた悪巧みを通じて、現実の重みを知ったことに気づいた。そして、それはまさに私自身の人生であるのだ。

第7章　感情と人を破滅させる技

子どもの頃、姉のキャサリンと私は『オズの魔法使い』を読んだ。私はドロシーにも、カンザスの自宅に戻りたいという彼女の希望にも、自分を重ね合わせることはなかった。私は妙な仲間たちを邪悪な力から救い出す主人公ではなかったのだ。むしろ、私は、この話に出てくるブリキの木こりニック・チョッパーの中に自分自身を見出した。

マンチキンの少女に深く恋をしてしまい、彼のトラブルが始まった。親は娘との別れを拒み、東の魔女と手を組んで、ニックの斧に呪いをかけて彼を傷つけようとした。ニックが木に斧を入れようとすると、それは手を滑り落ちて、左脚を切り落としてしまった。翌日には右脚を、次に両腕を、次に頭を、とうとう胴体は真っ二つになってしまった。斧で傷を負うたびに、彼はブリキ屋に出かけて行って、失った肉体をブリキの人工装具で補ってもらった。しかし、ニックが最後の修理にやって来た時には、胴体は真っ二つで、ブリキ屋は人工心臓を入れるのを忘れてしまった。

ブリキの木こりに動揺しなくなった。心臓がないのだから、かつての恋人と結婚できるかどうかなどということはもはやどうでもよかった。心臓がないのだから、何についてもほとんど気にならなくなってしまった。これはまるで、魔女が彼に残酷で苦痛に満ちた呪いという贈り物を授けたようなものだった。ブリキの木こりの新しい皮膚は、古い肉体よりも、長持ちしたし、日中は光り輝いた。心臓こそないものの、彼は新たに改良された自己の美と力に喜んだ。ブリキの木こりの肉体を切り刻んで、魔女は彼が手に入れようのないものをほしがるという、苦痛に満ちた呪いを取り除いた。すなわち、彼の幸せのために、マンチキンの少女にこだわることから解放したのだ。ブリキの木こりのように、私はある種の天賦の才を手に入れて、他の人々を苦しめると思われるものから解放されたのではないかとしばしば考える。他者を羨ましく思うことがほとんどないということに満足できないというのは難しい。ある意味で、私の欠陥のために、何かを渇望し、他者にとって非常に重要な物をほしがることから解放されてきた。その重要な物とは、世界における何らかの目的や同一性、あるいは、自己の存在についての善や正の肯定といったものである。

ブリキの木こりの唯一の欠点は錆びやすいということだったが、天気が変わりそうになった時に備えて、いつも慎重にオイル缶を持ち歩いていた。しかし、ある日、たまたまオイル缶を忘れた時に、嵐に出会った。関節が錆びついてしまい、動けなくなってしまった。ドロシーが見つけてくれるまで、彼は一年間も固まったままだった。動けなかった一年間に自分が失ってしまったものについて気づき始めた。「大変なことに耐えなければならなかったが、この一年間あそこに立ちすくんでいて、私が失った最大のものは、心臓を失ったことだと考えなおす時間を持てたことだ」。

私も同様に錆びついて、無目的で、失業し、自己を探し求める時が来て、自分が何者であって、何を求めているかについて考える時間が与えられるまでに、かなりの時間がかかった。突然、錆びつき始めた。私は長期間、重症の心の関節炎にかかっていて、それでも苦痛を無視しようと頑なに決意して、とぼとぼと歩いていた。時々、成功と幸福、素晴らしい業績や世界を征服したような快感を覚えた時期もあった。

しかし、私のように心がない者でも、愛情や絆を感じたり、他者と同様に世界につながっていたりしたいと願った。誰も孤独から逃れられないように思われる。しかし、心を手に入れても、それは応急処置にはならないことも私は十分に理解していた。ブリキの木こりが心臓を手に入れた後も、涙で錆が出ないように、非常に注意して泣かないようにしていた。心臓はこのように麻痺してしまうかもしれない。心臓を手にした後のブリキの木こりが、それ以前よりも幸せで、快適に暮らせたのかまったくわからない。

私自身について考えると、私はまずは意思に基づいて存在していると感じる。私は自分の願望と努力によって出来上がっていて、願望の充足が目的となる。私は、性別、職業、人種よりも、ソシオパスであるということに自分を重ね合わせる。魂の中では、最初には、鉄の心臓のようなものとして作り上げられ、それはまるでニーチェ流の機械であり、それから私の残りの部分ができてきた。おそらく、次が意識、そして身体、さらに身体の中の現象学的認識と身体を通じての世界との交渉が続いた。自身の肉体の分子を通じて宇宙を実感し、自身の目を通じてそれを見て、手の神経を通じてそれを感じる。人はあなたをある見方でとらえて、それに応じて対処し、ある種の質と衝動と願望が混合し、すべてが相互に関連しあって、身体の分子空間の中で原子の速度で入り混じる。しかし、私の心では、私はただ何かを欲し、必要とし、行動し、私のソシオパスの特性がこれらすべてに深刻な影響を及ぼす。

私は自分の感情をコントロールするのが苦手だ。感情を抱かないというわけではない。私もさまざまな感情を抱くのだが、その中には認識もできなければ、理解もできないものがある。私の感情には状況が伴っていないように感じることがしばしばある。本のあるページを読んでいるのに、最後のページを読み始めたり、また前に戻ったりといったような感じなのだ。理解の助けとなる鍵もあるのだが、私の抱く漠然とした不快感と「Xのために私は悲しい」という認識の間に直線的な因果関係がない。自分の感情を理解できないのだとすると、他者の感情を理解することは一層難しい。

王立ロンドン大学精神医学研究所が実施した最近の研究によると、ソシオパスの犯罪者の脳では、他者の感情を理解するのに重要な脳の部分の白質が明らかに少ないことがわかった。ソシオパスの脳は、死、強姦、癌といった単語に対して、正常の脳のようには、反応しないことを、いくつかの研究が明らかにしている。ソシオパスはまるで「椅子」という単語と同じように、これらの単語に対して感情的な反応を示す。ソシオパスの脳は前頭皮質（感情を統御し、脅威に向き合い、意思決定を促進する）と扁桃体（感情をつかさどる）の間の連絡の数が低いことを、多くの研究が示している。これによってソシオパスが何か反社会的な行為に及んだ際に、十分に否定的な感情を抱かないことが説明できる。

感情と意思決定の間に十分な神経学的結合がないことは、ほとんどの専門家としての状況では決定的に有利に働く。というのも、危険を冒すことが、しばしば多くの利益を生むのだが、情緒的な絆を築くことを期待される個人的な状況では深刻な問題を引き起こしかねないからである。ブログを読んでいる人が次のように述べている。


私はつねに営業の領域で働いてきたが、（道徳的には）融通無碍《ゆうずうむげ》であったために、しばしば利益を上げてきた。しかし、昇進があまりにも早くて、私のやり方が問題になることも多かった。私が首尾よくやってのけると、私にとっての論理的な次の手について、長期的な視野に立って他者の利益についてもよく考えるようにと指摘されて、同僚や他社との間に摩擦を引き起こした。ここで私は過ちを犯すようだ。そこで、私は転職して、もう一度やり直すことになる。

私はこの人とよく似ている。私はほとんどの場合、感情的な絆や理解をただ真似しているだけなので、他者のことを思いやっているような振りが続けられなくなると、もはや他者を自分の利益のために操ることができなくなってしまう。

ソシオパスの感情世界に関して私がもっとも支持している学説のひとつが、ソシオパスの研究者でウィスコンシン大学のジョセフ・ニューマン(Joseph Newman)教授のものである。ニューマンの主張によると、ソシオパスは主に注意障害の問題があり、ソシオパスは情報の入力は正しいが、正常者のようには、それに注意を払わないので、自分にとっては意味を持たないという。

感情の領域では、ソシオパスも正常者と同様の幅の感情を抱くのだが、他者のようには感情に注意を払わないので、感情の経験が異なるのだと、ニューマンは主張する。ソシオパスの注意がある特定の感情に向けられたならば、一般的に正常者と同じように感じることができると、ニューマンは発見した。その差とは、自動的なものではないということであり、ソシオパスは注意をある特定のものに向けようとするには意識的な努力が必要である。したがって、ソシオパスは「注意の障害」をきたしてしまい、たったひとつの活動や思考に焦点を当てることしかできず、他の対人的な鍵を見落としたり、ソシオパスが行っていることを止めるように指示する「前頭・扁桃体経路」の信号を受け取れなくなったりするのだろう。

この説は私には妥当なものと思われる。私がある感情に焦点を当てると、必要以上にそれを増幅することができる。私が抱きたくない感情については、私はただそれを遮断してしまうだけだ。不都合であったり、考えるのが不快であったりすることを無視するのは簡単だ。

このように、ソシオパスである私は極端な形の分画化をしているように感じる。心の中のスイッチを切ったり入れたりすることで、恐怖、憤怒、不安、憎悪、快感といった感情を容易に遮断したり、あるいは抱いたりできる。私が適切な状況でこのような感情を抱くことができないというのではなく、いかにして感情を抱くかについて知っておく必要があるということなのだ。これはまるでラジオのダイアルを合わせるような感じである。電波はつねに飛んでいて、放送されている。私がしなければならないのは、聴きたい局の周波数に正しく合わせることである。絶望、不安、恐怖、嫌悪などを感じたいと思えば、私はただそれについて考えてみる必要がある。まるでグラスに水が半分入っているのを見てから、印を半分の位置に合わせるようなものだ。私は、共感に富む人も時には似たような感覚を抱くと信じていて、それを直感と呼ぶ。これは突然の認識の変化であり、世界についての見方を変化させる。私の視点は非常に狭い所に焦点が当てられているので、一日に何度も直感を覚える。自分がどこにいるのかよくわからなくなるほどだが、かえって興味深いことも起き続ける。

ほとんどの人は、自分自身と社会的な環境の中で、もっとも強い信号に耳を傾ける必要がある。ソシオパスであるおかげで、私はどの信号をとらえなければならないか選択する必要がある。誰の真似をして、どのように感じるかを選ぶことができるのは楽しいこともあるが、負担にもなる。私は対人的な状況では、つねに積極的に信号に気を配っていなければならない。ほとんどの人はボディランゲージを無意識的に読みとったり、ごく自然に、本能的に適切な感情反応を示したりして、他者の感情の状態に合わせることができるので、対人的、道徳的な鍵に気づく。共感に富む人は携帯電話のようなもので、電波塔から発せられる最強の信号を自動的に探している。ところが、ソシオパスは古いラジオのようなものなのだ。たまたまある局に合っていたか、必死になって選局しなければ、私は最強の信号をとらえることはできない。私が重要な鍵をとらえ損なったと思うことがしばしばあり、すると、また必死になって局探しを始める。

これが先日学生のひとりとの間で起きた。その学生がラテン語の知識が少しあると言っていたので、duces tecum というラテン語の意味を私が尋ねたところ、彼女は首をすくめて、わからないと答えた。講義後、彼女は私のところに来て、その日の朝、祖母が亡くなったので、葬儀に参列しなければならず、次の講義は欠席すると言った。私は悲しくなり、不安にもなった。ごく当たり前に「ご愁傷さま」と言い、相手を思いやるような表情を浮かべた（思いやりの表情に見えてほしかった。幸い、身近な人を喪った人というのは他者の表情を見抜く余裕はないのだが）。彼女はまだそこにいた。私はそれ以上何を言ったらよいかわからず、どうでもよいようなことをつぶやき続けた。「同級生にノートを見せてもらうことはできますね。それにスミスさんがいつも講義を録音しているので、コピーしてもらいなさい」。彼女は私と目を合わせず、視線を落として、遠くを見ていた。私は何を言ったらよいかわからず、彼女の元から立ち去りたいと思い、とうとう「でも、あなたがお祖母様を亡くしてとても辛いでしょう」と言って、それで最後にしたかった。

その時ようやく彼女は会話が終わったことを理解した。私は会話の目的も、私が彼女の期待に適切に応えられたのかも理解できなかった。しかし、彼女がほんの少し歩いていくと、同級生たちが思いやりのこもった言葉をかけて、それに慰められて、すっかり取り乱していたが、私のほうがよほど気が動転していた。私は突然できるだけ早く講義室を立ち去りたいという衝動に駆られたが、彼女がドアにつながる通路に立っていて、そうできなかった。幸い、講義室の後ろに非常口があることを思い出し、狭い通路を通って外に出ると、私は闇に包まれた。私は所持品を自動車の中に投げこみ、駐車場から急いで出て、祖母が亡くなった学生と二度と会わないようにした。

このように、私は強い感情に出会うとうまく振る舞えないことがある。しかし、長年にわたって、自分の失敗を隠すのが巧みになってきた。コンピュータゲームのチェスのように、私はさまざまな感情のうちで、いかにもありそうなものを素早く選び出して、受け入れられやすい反応を考える。しかし、チェスと同様に、実際には無数の定石や別の手があり、私は共感に富む人ほど素早く他者の感情を察知し、適切な反応に出ることができない。

比較的無感情でいられるというのは専門家としては非常に有利だが、友達や恋人との間には不幸な緊張が生まれることがある。たとえば、破局の可能性について心配するといったような、困惑しても当然なことに、私が動揺しないといった場合である。それほど前のことではないが、その日、父が心臓発作を起こしたと、私は友達に言ったところ、彼らは私がジョークを言っているのではないか、そんなことをジョークにしては駄目だと言って、驚いた。こういった混乱を引き起こした原因といえば、私が父の病気について話した時に、適切な悲しみや狼狽の感情が伴っていなかったからなのだ。実際のところ、私が正式にソシオパスと診断された際に、非常に強い感情を伴うことを適切な感情表出を伴わずに話すという点こそが、私が心理学者に示したソシオパスの最大の指標のひとつであった。これこそ、私が正確に模倣することがしばしばもっとも難しいことである。

私の感情表出が乏しいのは、私の男性性を示しているのだとしばしば解釈されてきた。私がデートをすると、相手の男性が二人の関係の中で、まるで自分のほうが女性のように感じると嘆くことがある。ソシオパスであるために、なぜ私が実際に男性のように見えてしまうのだろうか。男性のソシオパスはしばしばあからさまな反社会的行為を呈するが、女性のソシオパスはかならずしもそうとは限らない。実際に、女性のソシオパスに関する研究結果はほとんどない。しかし、実施された研究が明らかにしているのは、女性のソシオパスは男性のソシオパスと同様の二から三の主特徴を示すという。一般には、共感性の欠如と他者を操作し搾取することに伴う快感である。しかし、女性のソシオパスは暴力的で衝動的な行為に及ぶことはそれほど多くはない。

私はめったに暴力的にはならないが、十代や二十代前半の頃は衝動的な行動のために多くのトラブルに見舞われた。たとえば、みじめなコンサート会場で薄着をしていた私の体に触れられたり、意地悪をされたり、ひどく混雑した暗い丘の道をスケートボードで滑っていたり、（盗品を持っていて）小売店の警備室で嘘を見抜かれたりした時である。とくに誰かが私に罪責感や恥辱感を負わせようとすると、私は時々、血を流す渇望を覚える。衝動に関してブログのコメントに次のようなものがあった。「衝動に駆られてしまうと、現実やバランスを把握することができなくなり、衝動が去ってはじめて、自分のしたことに気づき、どうやってこれから逃れることができるのかと次の手を考える」

衝動性と恐怖心の欠如はソシオパスを定義する特徴である。科学者はソシオパスの心理生理学的特性の変種を探り、ソシオパスは有害な刺激に直面した際に、異常なまでに驚愕反応が乏しいことが明らかになった。ソシオパスは、脅威の反応として否定的な感情、すなわち恐怖感を覚える能力に欠けているようだ。私は危険に直面しても文字通り瞬きひとつしない。ある時、自宅に戻ると、ふたりの男が泥棒に入っていた。最初私は何が起きているのかわからなかった。もちろん、男たちは入ってきた裏窓からこそこそと逃げていった。私は彼らの後を追いかけたのだが、ほとんど何も盗まれておらず、ただ部屋の真ん中に物が集められて、今にも持ち出そうとしていたところだったことに気づいた。結局、泥棒たちを追いかける意味がなかったことに気づき、私は走るのを止めた。近隣の住人の通報で警察官が駆けつけたが、私は警察官の前でどう振る舞うべきかわからなかった。私は怖くはなかったし、特別心配しているわけでもなかったが、警察官たちは私が狼狽《うろた》えていて当然だと思っていると私もわかっていた。私は警察官たちに親し気に接したが、媚びを売っているように見えたようだ。おそらくこれは構わないだろう。こういった異常な状況でどのようにしてごく普通に見えるように振る舞い続けるかというのが私の課題である。

教鞭をとった最初の年には、人を傷つけ、驚かすような多くのことを言ってしまったが、そのうちあえてそういったことを口にするようになった。ハロウィーンにはコンドリーザ・ライス（Condoleezza Rice）[35]のような衣装を着るなどと言って、不快なほどの皮肉屋か、あえて風変わりに見せているかのように振る舞った。仮面が外れて、私の本当の考えが明らかになってしまったわけではなく、そもそも私には「本当の考え」などないし、正常な人の言動のように、私も話したり、何かをしたりして、ただよい振る舞いも悪い振る舞いもしようとしただけである。

そして、実際に私はそのように行動するしかなかった。私はつねに自分の演技を磨き上げていき、今では人々が私をどのように見るかをコントロールできる。私は長年このような演技を続けてきたので、つねに演技をすることを止め、皮肉な態度を封印し、親しげに振る舞うとしたら、どうなるかまるで想像できない。私の話し方でさえも、あえて作り上げてきたものである。

私の話し方には、奇妙に、低く、母音を物憂げに引っ張るような特徴があり、これは兄姉妹や両親にはない特徴である。その元が何であるかわからないが、自分自身の声に知らず知らずに聞き入ってしまう傾向があり、次第にこのような話し方になってきたのだろう。もしもあなたが私の話に注意深く耳を傾ければ、私が自分の発する子音や母音の響きに聞きほれていることに気づくはずだ。私は必死になってこの話し方を維持し、発展させてきた。というのも、これが一種の神秘性を産み、聞き手の弱さにつけこみ、魅力的で、恐ろしくない私だけにしかない雰囲気を醸し出していることを承知していたからである。人々はしばしば私を外国人と間違え、ほとんどの場合、東ヨーロッパか地中海沿岸の出身だと思われた。私の愛人のひとりが実際に、どちらかと言えば、私は宇宙人のように見えると言った。「絶対に、人間には見えない」というのだ。

私は職場や学会で多くの人に会い、専門領域において私の地位を高めるために適切な行動をするように努力している。残念ながら、多くの人々と同様に、私は人の顔を覚えるのが苦手である。というのも、誰かに出会うと、その人が私にとって価値があるか否かをただちに判断してしまうからである。もしも相手が私を覚えていて、私がその人を覚えていないとすると、話し始めには私はひどく間抜けた感じに振る舞ってしまう。そして、私は必死に追従を言ったり、肩に触れたりする。心の底から笑い、「ああ、ピーター、私はあなたの考え方が好きです」などと、できるだけ相手の名前を繰り返す。相手が私にお世辞を言って返してきたら、私は自信をもってそれを受け入れ、次に、会話を相手に焦点を当てて、それを続ける。私に対するお世辞や関心の表現に感謝して、受け入れる。私のアクセントはますます目立ってくる。私は多くの関心を集め、お世辞を言われるが、とくにこれといった原因も目的もない。そして、突然その場を去る。つねに自分から会話を止めるようにしている。私だけ取り残されないように注意を払っているのだ。

話に詰まったら、個人的に得意な領域に話題を変える。まさにあなたが考えている通りである。これはまさに自信過剰な人がすることである。しかし、私がいかに巧みに話題を変えるか、あなたはきっと驚くだろう。私が教えなければ、あなたは私が話題を変えたことにすら気づかないかもしれない。ある件について私の経験、興味、知識を語る前に、少なくともいくつかの質問をする。私はとてもシャープで、ウィットにとんだ話や、面白そうなことを話す。

（35）米国の政治家、政治学者。国家安全保障問題担当大統領補佐官、国務長官などを歴任。

「あなたは一年間ロサンゼルスに住んでいたのですか？　美しいところでしょう？」

「三か月住んだところで、日差しにうんざりしました。毎日、自転車に乗ったり、ハイキングに出かけたりしたのですが、素晴らしい気候なので他のことをするなどと思いつきませんでした」

「そうですね。素晴らしい気候の下で生活するのは特別な喜びです（皮肉）。カーテンを引いて、ザ・ソプラノズ[36]の十回分を見たりして、快晴の一日を無駄にしたりできるわけですね。退廃的で、それこそ金粉を食べるようなものです」

人は快楽とか退廃とかいう単語を耳にするのが好きだ。そして、彼らはローマ時代の飲めや歌えの大騒ぎかチョコレートを思い浮かべる。わずかに顎を引き、相手の目をしっかり見すえて、私の主張する点を強調する。私は手を伸ばして相手の手にほんの一瞬触れるのであって、手を半ばつかんだり、ぐいと引っ張ったりはけっしてしない。これは間違いなく肉感的であるのだが、あまりにも一瞬で、とらえどころがない。ふたりは神経質そうに笑い、ほんの少しの間、私が相手の考えを読み取ることができるだろうかと考える。もちろん、私は相手の考えを読むことができる。

ソシオパスは、正常な人ほど、自分自身についてあれこれと話したりしない。彼らはできる限り新しくできた知人に話を向けるだろう。私が他者と話をする時には、私が気にしている唯一のことは、私がほしいものを手に入れられるかという点だけである。これは誰にとっても当てはまることだが、目的に至る手段でない限り、私はけっして誰かの承認や賞賛を得ようとはしない。私は話をしたいとは思わない。その代わりに、もっとも有益なことは私の知っているすべての人について、その精神に関する情報を得ることである。知識は力であり、たとえばあなたの祖母がどこに埋葬されているかといったようなことでも、将来何かに利用できるかもしれない。その結果として、私には人の話に耳を傾けることに意味があるのだ。

もしも私があなたの話を聞いていないならば、おそらくジョークを言っているか、恥ずかしいほどにお世辞を言っているだろう。おそらく私はあなたと話したいとはまったく思っていないだろうが、もしも話しているならば、自分自身の魅力を磨き上げているのだろう。

ソシオパスが自分について「個人的」な点を詳しく打ち明けるのは、あくまでも戦略に基づいてである。たとえば、相手を誤った方向に導くとか、偽の親しさや信頼を得ようとするためである。事実を明かすことはきわめて稀で、明かしたとしても多くの点については隠したままであるだろう。私が嘘をつくことができないので、覚えておくことが多くなる（あるいは、真実を知られないようにするには、覚えておかなければならない嘘が多くなる）から、他人に私についてあれこれ知られたくない。そして、知識が力であるとするならば、私の切り札は隠しておきたいと思う。

ソシオパスは他者を巧みに騙すとされているが、最近の研究はその理由を明らかにしているかもしれない。脳は、灰白質（情報を処理する一群の脳の細胞）と白質（ニューロンとニューロン間で電気信号を送り、脳の異なる部位を結合する）からなる。南カリフォルニア大学のイェイリン・ヤン（Yaling Yang）の研究によると、正常対照群や反社会的対照群に比較して、習慣的虚言者では、前頭葉皮質の白質が平均二二から二六パーセント多いことが明らかにされた。これは、たとえば、「私」と「戦闘機のパイロット」といったように、非虚言者では関連させないような事柄の間の結合を、虚言者は行う結果であるだろう。ヤンによると、このような結合の結果、「ある考えから他の考えに飛躍する」ことが可能になり、無関係な話や考えを作り出すことになるという。このような結合が、虚言を促進しているのか、あるいは、繰り返し嘘

---

(36) イタリアマフィアのボスとその周囲の人々の人間模様を描いた米国の人気テレビドラマ。

をつくことがさらに結合を増しているのか、この研究では明らかでない。

ブログでは、私は自分のアイデンティティを慎重に偽装している。もっとも深くにある、もっとも見えにくい嘘とは、けっして大きな声で口に出して言わない嘘であり、他者があなたについて語る嘘でもある。私は戦略的理由で、自分についての情報開示を慎重に選択して行ってきた。たとえば、私は自身の性、人種、その他の個人的特徴についてけっして話さない。そうしておくことで、私は何も書かれていない黒板のようになっていて、他者が自分の考えをどのようにも私に投影できるようにしてある。私は人々の希望、夢、恐怖の受け皿になっていたいのだ。人々にブログに直接向き合って、自分の人生の中で愛しているソシオパスや憎んでいるソシオパスについて考えてほしいのだ。もしも私が何かについてあまりにも詳しく打ち明けてしまうと、幻想が打ち砕かれてしまうだろう。そこで、私はごく一般的なことだけに留めて、他者が好きなように空白の部分を埋められるようにしている。私がソシオパスとして、あるいは、ソシオパスをよく知っている人として、ブログの読者の経験について完全に記述していると誰かが私に伝えてくると、私は自分の試みが成功したとわかる。

ブログのいわば先頭に立つ者になるのに、過剰な自信が役立っているが、これは私の誘惑的生活でも同様である。私はつねに見かけ以上に巧みにやってのける。私はただ歩いたりしない。わざともったいぶって歩く。私は相手の目をしっかり見つめる。私の主な目的は賞賛を受けることであるかのように振る舞い、人々が私を敬うように十分な機会を与える。人は私に夢中になるものであると、私はつねに思いこんでいる。そのような思いに苦しんだ人にとってそれほど神経質ではなくなった頃に、告白されたことが数多くあることからも、この自信は裏打ちされている。しかし、この点については、明らかに誤りであることも時にはある。

私があまりにも単細胞で、人からの賞賛しか見ようとしないので、ひどく嫌われていることに気づかないこともある。私には生まれついての長所が数多くあるのだが、私自身の盲点もある。

私が対人関係を観察していて、各人の持っている力や利用できるかもしれない弱点について計算していると、私にとって害となるような、会話の情緒的な細い点まで理解するのが非常に難しい。誰かが私に立腹していると理解するのが難しいことがある。

サイモン・バロン＝コーエン（Simon Baron-Cohen）のような研究者たちの中には、反社会性パーソナリティ障害の人は、ある種の心の色盲にかかっていると考える者もいる。心の色盲とは、共感性と密接に関連して、自分自身や他者に対して心理状態を関係づけることができないということである。私のウェブサイトの読者のひとりは、誰かから（とくに見知らぬ人から）因縁をつけられることについて次のように述べている。

誰かが私に向かって怒鳴ったりすると、私はまずひどく混乱してしまう。強い感情が沸き上がり、驚きで圧倒され、我に返るのに、一、二秒かかる。その短い瞬間の後、私の脳はすぐに動き始めて、状況を分析する。彼らはなぜ怒鳴っているのだろうか？　私は最近、あるいはこれまでに彼らを傷つけるようなことを何かしただろうか？　彼らが傷つけられたと思うようなことを何かしただろうか？

ソシオパスが心の色盲だとすると、どのようにして自己の利益のために他者を巧みに操ることができるのだろうか？　その答えは練習である。ソシオパスは毎日周囲の人々と向き合わなければならないので、練習の機会がたくさんある。いかなる手段をとっても、心の色盲の埋め合わせをしなければならない。これは一か八かの大勝負なのだ。

他の誰も私ほど自分のことを理解していないのだが、私は驚くほど思慮深く、先見の明があるように見える。しかし、事実はより複雑で、理解の意味にもよる。ある意味で、私は他者をまったく理解していない。コンピューターが数百万のデータに基づいてあなたの信用不安を決定するのと同じように、私はあなたが私に示した過去の行動に基づいて予測を立てられるだけである。私は究極の実証主義者であり、単なる偶然に基づいて決断を下しているのではない。

共感や皮肉を理解する能力の間には何らかの関連があるように思われる。他者を思いやる能力は、言葉の裏に隠されている意味を正しく理解することと明らかに関連している。多くのソシオパスは物事を文字通り受け止める傾向があるか、そうでなければ、非言語的に感情をほのめかされても、適切に反応できない。皮肉が、周囲の人々の不信感を買ってしまうことを、私は気づかないことがしばしばある。

私は対人関係の力関係にしばしば過度の注意を払うのだが、他者にとってはあまりにも自明なことを、見逃してしまいがちである。それはしばしば権威に関する習慣や些細な敬意の徴だったりするが、あまりにも煩わしくて、私は忘れてしまう。

ある時、非常に名誉ある書記の仕事についての面接で、私は短時間、判事と面会した。私たちはしばらく話し合った後、判事はこれから昼食に出かけるので、もしも私がもう少し話したければ、昼食後にもう一度来るようにと言った。私は昼食後には戻らなかった。私たちはすでに互いに話すべきことはすべて話し終えていたので、それで終わりだと私は思った。しかし、その書記の職に関心があったのならば、少なくとも昼食後にもう一度判事に会って、私の関心を伝えるべきだったと気づいたのは、それから何年も経ってからだった。私は判事がただそう言っただけだと考えたのだが、はっきりと言われなくても、それこそが私が気づくべき面接試験の重要な鍵であったと気づいた。

私は、一般に辞書に載っている意味で単語を使い、しばしば完全に文字通りに理解してしまう。共感に富む人があることを言っていながら、しばしばまったく別の意味を伝えて、話を聞いている人に正しい意味をとらえるように期待するが、私にはこれがひどく奇妙でしかたがない。しかし、幸い、皮肉や不誠実は至る所に認められるので、ソシオパスもなんとか社会で「通っている」。皮肉によって、私の気持ちを誠実に語ることができ、誰もそんな無慈悲なことを考えていると信じたくないので、人々も笑ってそれを受け止めてくれる。私を賞賛してくれる人を利用したいとか、小動物を殺したいとかよく言うのだが、私がジョークを言っているのだと理解させるために、わざわざ笑ったり、笑顔を浮かべたりする必要はない。

おそらく、この最高の例は、私が人前で自分がソシオパスだと初めて（そしてそれ以来つねに）気楽に打ち明けた時のことだった。私は法科大学院の新聞にユーモアに富んだ記事を書き、私自身の状態について認めただけではなく、学生の多くもソシオパスであるだろうとほのめかした。法科大学院ばかりでなく、とくに私自身もあざけりの対象としたので、誰も問題とは考えなかった。ブログの別の読者も次のように認めている。


一度、真実を語ろうとしてみればよい。誰もそんなことを聞きたがらない。そこで、私は諦めてしまい、今ではしばしば真実を語る。「あなたは私のことをどう思っているのですか?」と言った状況で、「あなたの耳を食いちぎったら、口の中でどんな感じがするだろうかと思っている」と答える。相手の反応は「ハ、ハ、ハ」だ。あるいは、昔からよくある「あなたは私のことが好きですか?」などと尋ねられると、「まるで興味がない。お前なんか糞ったれだ」と答えると、「ハ、ハ、ハ」という反応だ。私は真実を語るが、誰も私のことを信じない。

共感に富む人とのコミュニケーションを学ぶのは、外国語を理解し、話そうとすることに似ている。私は高等学校で四年間スペイン語を学び、この言葉を理解し、どのように答えたらよいか基本は理解できたつもりだったが、実際にはまるで理解できていないことが多い。時には、誤解したことにも気づかないことがある。

誰かが私を同国人だと思いこんで、母国語（ヘブライ語か、スペイン語だが、かならずしもこれでなくてもよい）で話しかけてきたとすると、私はアメリカ英語で応える。すると、私が彼らが思っていたような人間ではないことがすぐに明らかになる。もちろん、いわば感情の外国語で話しかけられた時に、同じようなことをするというわけではない。私は彼らの母国語を話せないと直接言わないまでも、彼らの考えている人間ではないことをほのめかそうとするだろう。そこで、もっとも一般的な状況についての決まり文句をひとつかふたつ言って、すぐにその場を立ち去ろうとするか、話題を変えようとするだろう。もちろん、これは理想的とは言えないが、私の人生についても理想的なものなどないのだ。

しかし、このような障害があるにもかかわらず、ソシオパスは他者に取り入る独特な才能がある。どうしてソシオパスは他者の魂を見抜いて、他者の真の姿をとらえることができるのかと、私はよく質問される。これはよい質問であり、ソシオパスに対する一般的な苦情（そして、褒め言葉？）でもある。私はソシオパスの認識力が他の人々よりも高いとは考えていないが、ソシオパスは弱点、欠点、利用できる他の点といった、異なることを探しているだけであり、そこに必死に焦点を当てている。ソシオパスが危険であるというのは、人間の交渉を非常に熱心に観察し、どういった対人関係の鍵をとらえて目標を達成するか他者を見つめ、正常の行動を模倣し、利用できることは利用するからである。あることに多くの注意を向ければ向けるほど、意識は高まっていく。私は自分が楽器を弾くのが好きなので、録音を聞いていて、今何が演奏されているのか、誰が何を演奏しているのか、スタジオで音楽がどのようにミックスされているのかさえも正確に言うことができる。あなたもミュージシャンと同じくらい練習すれば、こういったことを身につけられる。

人を破滅させる。この言葉を言う時に私の舌や口の中で響く感じが好きだ。人を破滅させるというのはまるで空腹を満たす美味しい食事のように感じる。ソシオパスも共感に富む人も、皆空腹である。誰でも何かを味わいたい。ソシオパスは一様に、力を渇望している。力は、私の人生で唯一真に関心のあるものである。身体的な力、望まれて賞賛される力、破壊的な力、知識、目に見えない影響力などである。私は人が好きだ。私は人がとても好きなので、彼らに触れ、思うように操り、好きなように破滅させたい。かならずしも、結果を手に入れたいというわけではなく、私は単に自分の力を行使したいのだ。力を手に入れ、それを維持し、利用するということは、ソシオパスの動機のほとんどを占めている。このことを私はよく知っている。

私は、誰かを破滅させるというのを、どのような意味で言っているのだろうか？　誰もが食物やセックスの独自の好みがあるように、力についての好みも人それぞれである。私は自分の精神や思考が私の周囲の世界を形造ると考えていて、だからこそ、わざわざブログを書いている。これは私にとっての日々の基本的な食物のようなものであり、飢餓から私を救ってくれる。しかし、私がそれにあまりにも耽りすぎると、すなわち、非常に栄養価の高いフォアグラばかりを欲しがると、他者に深入りしすぎて、知らず知らずのうちに大騒ぎを引き起こしてしまうかもしれない。深入りして、大損害を引き起こすというのは、とくに計画もなく他者の魂を脅かすという意味である。何かを作り、実際に仕事が出来上がったのを見るのは楽しい。破壊することにも同様の喜びがあり、不用意に打ち捨てられていた木製のドアを斧で叩き割るといった、自分の手でもたらした破壊を見るのも楽しい。どちらも、自分には力があり、能力もあることを示してくれる。しかし、破壊には特別な喜びがある。というのも、シャンパンの中で真珠が溶けていくように、それは稀であるからだ。日々、私たちは生産的であることや社会の役に立つことを期待されている。しかし、もしもあなたが親友に向かって、そのパンツを履いていると太って見えると言う衝動に駆られたとして、それをお構いなしに相手の弱点にぶつけたら、どれだけ気分が晴れるかあなたは理解できるだろう。

私は今までにこれを何回やってきただろうか？　正確に言うのは難しい。若い頃にはしばしば、自分のやっていることに気づかないまま、このようなことをしていた。皆がひどく不安定だったので、三人のグループでいつも固まっているのが好きだった。私はよく劇を作って、もう一人の子と組んだり、あるいは他の子と組んで、遊んだ。これは別にソシオパス独特のものではない。少女は誰でもこのような劇に耽るのが好きで、そこから成長しない少女も多い。そこに積極的に彼らに反対するように振る舞って、単に力を誇示する喜び以外にそうしている理由がない人がいるのを知って、驚かされることがある。実際に、人を弄ぶということは、すべての人にとってごく自然なことだと私は考えている。あなたもこのようなことをしてきたし、誰かに仕向けてあなたに向かってそのようなことをさせてきたはずである。尊敬する人の多くが私たちの感情を傷つけたり、自分の周囲の人々に対ししていることやその理由に十分に気づかないままに、他者との交流から自己の重要性を確認して、日々の生活の中でうまく生き延びている。性的であれプラトニックであれ、誰かが自分のことを好きになっていると気づき、その人に向けてわずかな力を振るうことを楽しんでいる。いずれにしても、ソシオパスはこのようなことに少しばかり巧みであって、特別な仕方でそれを楽しんでいる。

私が誰かを破滅させようなどと考えると、いつも舌を歯の先の尖った部分に当ててみる。私はチャンピオンのように歯をぐっとくいしばり、次に舌を歯に沿って滑らせていき、ギザギザなところではなく、上の糸切り歯の尖った部分に止める。（私がティーンエイジャーの頃、ある日、父は私がギャングの仲間に入って、仲間とのある種の徴《あかし》とするために、歯に妙な詰め物をしていると言って非難した。）私は舌でその歯に触れるのが好きで、そうすると喜びで、身震いした。舌の柔らかな肉が硬い歯に触れる身体感覚だけで十分だったが、私が本当に気に入っていたのは、これが私の口の中の出来事であって、人目に触れず、外部の人は誰も知らないと考えることであった。私の歯は全体としてそこにあり、歯が口腔内のほとんどを占めていることを考えると、不気味ではあるが、自然な完璧性に思いを馳せた。魅力あふれる連続殺人犯マック・ザ・ナイフについてのベルトルト・ブレヒト（Bertolt Brecht）の詩を私は思い出した。

そして鮫、それには歯があり、
歯は顔の中に納まっていた。
そしてマック、彼にはナイフがあるが、
しかし、お前にはそのナイフは見えない

私が人を破滅させた話をしたいのだが、そのほとんどは訴訟を起こされる危険がある。それには、警察や接近禁止命令、そして、専門家の生命を危うくさせたようなものまで含まれる。あるいは、私の試みは失敗し、最大の利益を守ってもらえなかったといって私に不信感を抱かれたり、私との関係を絶たれたり、付き合いを止められてしまった等々、詳しく述べるのはあまりに退屈なほどだ。しかし、人を破滅させようとしたことこそが、私がソシオパスであることを十分に証明しているように思われるし、現在の、比較的社会に適合したライフスタイルからすると、それは一貫して逸脱した行為であった。

私なりに守ろうとしている道徳規範があるが、人を破滅させるのは実際に私の現実である。それは、秘密にしているゲイで、結婚しているキリスト教徒が、空港の便所で男を漁るのと同様の現実である。私が自分なりに作った道徳規範を守ろうとするのは、ほとんどの人が信仰に忠実であることと似ている。私は最近ユダヤ人の女性と一緒に会議に出席した。私たちはハンバーガー店に出かけて、彼女は結局、チーズサンドイッチを注文した。何故だろうか？　彼女はいつもはコーシャー(37)を食べているのだが、旅行中は比較的それに近いものを選んでいると言った。彼女にとってコーシャーを食べるというのは重要な道徳的目標であるのだが、すべてにおいて完璧な人などいないという現実を受け止めている。彼女は自分もただの人間であり、どのような戒律を自らに課していたとしても、つねにそれが守れるわけではないと理解しているのだ。時々失敗するにもかかわらず（時には休憩も必要だ）、つねに規範を守ることに必死にならないのであるならば、最初から規範など必要ないだろう。ある方法で自然に振る舞いさえすれば、不自由な枠に必死になってしがみついている必要などない。あるがままにただ生きていればよい。

私について言えば、特定の方法で私の規範を破る衝動に駆られることはない。私は強迫賭博者でも、アルコール依存症でも、セックス狂でも、違法な薬物の乱用者でもない。私の渇望のほとんどはごくありふれていて、散発的で、無害である。私が何かをつねに渇望しているとすれば、それは衝動をコントロールしようとする必死の努力を止めようとすることである。換言すると、私が本当に渇望することとは、結果を心配することなしに自分勝手に振る舞えるようになることである。私はいつもこの渇望と闘っている。心配な点は、もしも私がもう少しやり過ぎてしまったならば、以前の生き方にすっかり戻ってしまい、それではとても生きていけないからだ。しかし、そうはいっても、ガス抜きをする方法がなければならない。そこで、私は人を破滅させようとする。違法なものではなく、証明も難しいやり方で、私の力を発揮する。私にはそうできるし、それも巧みであるというのは気分がよい。間違っているし、人を傷つけかねないという事実は必ずしも重要な点ではない。私に破滅されたからといって、誰も死んだりしていない。気づかない人すらいると思うし、たとえ気づいたとしても、それは私がわざわざ気づくように仕向けたためである。私にはこれにあてはまる、気に入った経験がある。私はかつてキャスとルーシーとの間で三角関係になった。

私はしばらくの間キャスとデートしていて、長期的な関係になる可能性についても考えていたのだが、結局、私は興味を失ってしまった。しかし、キャスはそうではなかった。彼は関係は続けられると信じていたが、受動攻撃的な態度はつねに私の人生の一部のようだった。キャスは容易に諦めようとはしなかったので、私は彼のために他の方法を探そうとした。キャスと私がある晩、一緒にパーティーに出かけて、そこにいる人たちがキスゲームを始めた時に、ある考えが浮かんだ。私たちもその輪に加わり、別々のグループになった。すると、ゲームの最中にある人がキャスに近づいてきたのだが、彼女は後に私に紹介されたルーシーだった。

ルーシーは大変魅力的で、私とよく似たところがあり、そこで私は彼女を破滅させたいと思った。心の

(37) ユダヤ教の食事規定に従った食品。

中ですぐに計算を始めた。ルーシーはキャスに夢中で、キャスは私に夢中だった。これは、私にはルーシーに対して予想外の影響力があるということを意味する。私の思惑通りに、キャスはルーシーを追いかけ始めた。しばらくすると、ルーシーについて彼女のお人よしの友達からすべてを知らされた。このような友達が突然現れてきたのは、キャスをルーシーに首ったけにするという目的を達成するための手段であるとともに、友達の出現自体が独自の喜びの元でもあった。ルーシーと私はまったく同じ日に数時間の差で生まれたこともわかった。この情報のおかげで、私の強迫的思考はさらに増していった。私は彼女を自分の二重身としてではなく、生き写しの、実際の自分の分身としてとらえ始めた。私たちには同じ特性があり、同じことに腹を立て、注意散漫で、風変わりで、一風変わったコミュニケーションをとるといった共通点があった。私の心の中では、彼女は私の分身であり、もちろん私にとってきわめて興味深かった。

ルーシーがキャスとデートをしている間、私も彼と付き合っていた。私の都合に合わせて、キャスがルーシーとデートの約束をしたり、その約束を破ったりするように仕向けた。ほとんどの場合、キャスは私の求めに応じた。キャスを利用して私がふたりの間を滅茶苦茶にしようとしていることを彼はわかっていた。彼が良心の呵責を感じ始めた時に、私は彼との関係を絶った。キャスがルーシーにすべての関心を向けて、ルーシーがキャスとの間で新たな関係を築くという希望を持つのを待って、私はまたキャスを呼び出した。私はキャスに私たちが離れられないこと、私はただ彼の心を試していただけだと伝えた。私はキャスを大事にしようという気持ちはまったくなかった。

ルーシーも彼女なりにひどくすれからしだった。個人的なことを秘密にしておこうという気などまったくなく、それを利用して彼女に敵対しようとする私のような人間に対しては、とくにその傾向が強かった。彼女がこれまでに心の傷を負ったことがあるように、私には思えた。これはほとんど茶番劇で、まるでおかしな吸血鬼映画のようであった。そんな映画では、犠牲者があちこち動き回っては些細な傷を負い、膝をぶつけ、玉葱を切ろうとして自分の指を切ってしまう、といった類のものである。ルーシーは自分のことについて私に語ろうとしなかったのだが、お人よしの友達があれこれと話してくれた。私は気ままな連想に耽った。物事が私にとって完璧に展開しなかったので、私はこけにされたように感じることが時折あった。

ひどく興味深かったのは、私は心底からルーシーが好きで、夢中ですらあったことである。彼女のとても楽観的な態度は私の心を鷲づかみにした。私も彼女にほとんど誠実に接したいと思い、真の友人にすらなりたいと思った。少なくとも私の心の中には、多くの興味深い心理的に素晴らしい出来事が起きて、ごく当たり前な会話さえも私にはひどく刺激的であった。そんなことを考えるだけで涎が流れる思いがした。しかし、実際には、しばらくすると私はルーシーを避けるようになった。重すぎるデザートのように感じて、快感を覚えるにはあまりも苦痛が強かったからだ。ルーシーのために私は胃が痛くなり、そこで私はキャスが彼女との関係を永遠に断ち切るように仕向けた。

そして、あまり傷つけずに人を破滅させる。私は実際にルーシーに何をしたのだろうか？　何もしなかった。ルーシーの立場からすると、次のようなことが起きたのだ。ルーシーはパーティーである少年に出会って、キスをした。彼女はその少年が好きで、その後、週に何回か会った。時には、彼の風変わりな友人（私）も一緒だった。しばらくすると、うまくいかなくなり、ふたりの関係は終わった。私は実際には彼女の何も壊してはいない。彼女は今では結婚して、よい仕事にも就いている。私がした最悪のことというのは、ルーシーが真実だと思いこんでいたロマンスを（できるだけ素晴らしいものに）でっちあげて、結局は彼女の心を打ち砕いたということだった。私はただ他者を操るだけでなく、私自身も操る。他者の感情をできる限り操ろうとするように、私は自分自身の感情も操る。実際に、他者の破滅を実現するために、現実に起こるかもしれないし、起こらないかもしれない心理的空想をあれこれと入り混じらせる。そして、可能性について考えるだけでも、しばしば私は十分に満足する。

違法薬物のエクスタシーの純粋内容物であるＭＤＭＡを使って感情の地平線を広げてはどうかと、かつてある人から助言されたことがある。面白い考えではあるけれども、映画、音楽、美術などを通じて他の感情を経験しようとしたことがこれまでにもあるので、ＭＤＭＡを使ったからといって、それほどの違いはないだろうと、私はその人に答えた。

私は音楽が大好きだ。映画（おそらく、その中には音楽があるからだろうが）と同様に、音楽は操作的である。もしもあなたが音楽の中に身を投げて、その経験をしてみようとするならば、音楽の目的のすべては、聴衆に何らかの感情や感覚を呼び覚ますことにあるように思われる。他者が抱いている感情を自分も経験したり、作曲家や作詞家が抱いた感情を経験したりすることによって、音楽は他者の感情について知るよい方法となる。音楽はいつもの感情とは異なる何かを感じさせてくれるので、ある意味で薬物のようなところがある。音楽はまるで別の感覚への人工的な導入剤である。

私が学生時代に音楽を学んでいた頃、私は批判されるのがむしろ好きで、コンペの後に審査員からの詳細な評価表を手にするのが楽しみであった。審査員たちが必死になって私の演奏に詳細かつ思慮深く注意を払っていたことが、私はとても気に入っていて、彼らが私の演奏を喜んだか否かなどほとんどどうでもよかった。

成長するにつれて、音楽は私の人生において異なる役割を果たすようになり、欺瞞や作為などから解放されて、他のミュージシャンたちとの間に人間的な交流の道を開いてくれた。言葉や表情から発せられるほのめかしではなく、音や楽器を通じて、すなわち時宜を得た音楽的行為を通じて、楽器を演奏する人々との間に絆が深まる。音楽を演奏することによって、他の方法では人々と交流する際にめったに感じることのできない快感と充実感を覚える。ほとんどどのような交流の場でもピアノを使うことができたので、ミュージシャンではない人々との気楽な交流を避ける方法も手に入れられるのだ。そこで、ホテルのロビーや古きよきバーの片隅にピアノがあることに気づくと、私はホッとする。

実のところ、私は気楽な会話というのが苦手だ。八か月の赤ん坊がどう育っているかとか、先月のコロラドへの旅行がどうだったとかいった話題は、私は一般の人ほどは関心がない。こういった雑談に加わらなければならないとひどく苦痛だ。私はうまく振る舞うことを強制されているように感じる。笑顔を浮かべ、肯き、洒落た補足の話などを思いつく、といったことが私にはうまくできない。しかし、音楽では、印象的に日常的な気楽な会話をするよりは、私がピアノを弾いている時に他の人々に与える印象のほうがよほど効果的であるのを承知している。パーティーの片隅に引っ込むことは、反社会的というよりはむしろ内省的であり、無様というよりはむしろ芸術的である。話をしないで、気を紛らわすほうが楽なこともある。音楽にはどことなく神秘的で誘惑的なところがあり、楽器を演奏することは、高潔な行為と広く受け入れられている数少ない自己没頭できる行為のひとつである。

テレビを見るように、私自身が関与することなく、ただ人々を眺めていたいと思うことがしばしばある。実際に、私はこの理由で何時間もテレビの前で過ごすことがあり、何を見るかなどほとんど気にしない。テレビ番組は私とは何の関わりもなく、その結果に責任も負わず、何もせずに、ただ画面で起きることを見ているだけだと承知しているので、私はテレビの連続ドラマの閉鎖的な世界とご都合主義の筋立てが好きだ。現実の人生よりも、映画や本の登場人物に自分を重ね合わせるほうが楽である。映画では、人々を観察し、自由に、そして人に知られずに、分析することができる。本では、そこに描かれている人々の心の中の考えに耳を傾け、十分に時間をかけてその考えを検討し、必要ならば、また彼らの考えに傾聴することができる。私は、現実の人生よりも、本、テレビ、映画などから人間について多くを学んできた。私はそういったやり方のほうが人間を楽しむことができた。

ソシオパスは共感性に欠けているので、感情を持っていないと、人々は誤解している。ソシオパスには感情がないなどと、私は一度も聞いたことがない。私は、ソシオパスの感情はしばしば浅く、未発達で、時には子どもっぽいことさえあるとは思うが、あなたは、感情が未発達だけれども、ソシオパスではない人を何人知っているだろうか？　もしも私に感情がなければ、なぜ私は他者の感情をこれほど巧みに弄ぶことができるのだろうか？

そもそも感情とは何だろうか？　感情とは少なくとも部分的には状況に依存している。少なくとも自分自身に語るストーリーにその起源がある。胸がソワソワするような感じを抱く時には、あなたは自分の置かれた状況を自分なりに解釈して、それに従って、神経質になったり、興奮したりしているのだろう。また、他の文化ではかならずしも存在しないような、ある感情が存在する文化もある。たとえば、ブラジルの郷愁を誘うサウダージとか、日本の恥といった強烈な内的感情がある。感情とは、「闘争か逃走か（fight-or-flight）」という身体の進化的な反応の解釈に過ぎないのだろうか？　感情は、私たちが不安と解釈するアドレナリンの放出に過ぎないのだろうか？　感情は、私たちが満足とか快感と解釈するようなエンドルフィンの放出に過ぎないのだろうか？

なぜ夢を見るのかという学説のひとつは、脳が睡眠中に外的な刺激を分析しようとしている結果だと示唆している。たとえば、寒さを感じていると、雪の中を歩いていると想像する。睡眠中に感じていることを説明するストーリーを、無意識が作り出している。すなわち、無作為で、不完全な感覚刺激を経験して、それを必死になって、いかに非現実的なシナリオであろうとも、作り上げる努力をしているという。私たちの感情も同じだろうか？　自分自身に語るストーリーを支持するような説明を作り上げようとして、私たちはただ感覚刺激を解釈しようとしているだけなのだろうか？

しかし、私は他の誰もが集団妄想の中で生きていると信じたいのだが、私も愛は存在することを知っている。

バイロン卿はその悲劇的な物語詩『ララ（Lara）』で、気まぐれな伯爵の半自伝的な物語を書いて、自身を次のように描写した。

> これは確かだ。他者の歩く道を彼も歩いてきたし、
> 他者が話したことを、彼も話してきたし、
> 合理的な規則の欠陥に怒りもせず、行動にも及ばず、
> 彼の狂気は頭ではなく、心にあった。

私はほとんどの人よりは、いささか腹黒く、冷酷であることを、つねに気づいていた。おそらくだからこそ、私は他者を打ち砕こうとする誘惑に駆られるのだろう。

第8章
私を愛さないで

私が十八歳の時、交換学生としてブラジルに行った。その地で、私は愛についての新たな考えに出会って、魅了された。達成は私がすべてのことを測る尺度であったので、当然、私は愛とは努力して手に入れるべきものと考えていた。これは、愛について学ぶということは、誘惑について学ぶという意味だった。

ブラジルのテレビでB級映画を延々と見続けて、私には愛とは何かという点について漠然とした考えが芽生えたし、もちろん、私はいつも素早く学習する。実際に、必要なことのほとんどはテレビで学ぶことができる。愛はそれほど難解な種類の詐欺ではなく、それほど多くの繊細さも必要としない。人々はひどく愛を追い求めているので、ごく普通の操作が実にうまくいく。そっと触れる、感情や献身の言葉を漠然と伝える、最初に出会って別れる時に情熱的に力のこもった抱擁をするといった具合にである。どのような恋愛ドラマも愛がひどくじれったくて、儚《はかな》いものかをよく表している。その特徴とは、状態がつねに変化するというものである。厚い皮膚の上の汗が、空気の中に蒸発していく、まだ起きていないからこそ、何かの期待に胸が膨らみ、よりよいことが起きるという希望を持つ。

ブラジルは、愛やスキンシップについて学ぶには完全な場所であった。ブラジルに行くまでは、優しく触れられるということがどんな感じか、私はすっかり忘れていた（あるいは、まるで知らなかった）。長ずるに及んで、学校の運動場で殴り合いの喧嘩をつねにするようになって、子どもの頃の母のキスについての感覚的記憶は薄れていった。しかし、この子ども時代の殴り合いの喧嘩の記憶も遠くなり、思春期になってほとんどつねに身体を触れられることはなくなっていった。それに、私は極端な感情表出が苦手だった。たとえば、祖父母がよろよろと近づいてきて、歳を取った手で私を抱きしめて、老人の独特の匂いに包まれるとか、さまざまな問題が起きた時の家族の怒り、悲しみ、涙に満ちて醜く歪んだ顔などが苦手だった。人々が私を操ろうとか、私にはよくわかっていないのに何らかの反応をさせようと仕向けて、私をいじめているように感じた。それはまるで、彼らが私を心の崖の淵に押しやろうとしているかのようだった。しかし、私はそこから飛び降りるようなことはしなかった。

このような生活は私にとってはもはや過去のものである。しかし、自宅から数千マイルも離れたブラジルでは、身体に触れたり、感情を身体的に表現したりすることは、複雑な愛情表現の一部を示していた。そして、愛はスリルにあふれていて、私はそれを味わいたかった。ブラジル人は誰かと会ったり、別れたりする時にはかならずキスしたり、抱擁したりする。彼らは互いの感情を、同時に、まるで何ものでもないかのように、そして、すべてであるかのように扱い、共感に満ちた怒りを装うかと思えば、情熱的に感情をぶつけて相手を傷つけたりもする。彼らは尻に性的関心を抱いていた。当時、リオのクラブではボトルダンスという踊りが流行っていた。床に置いた栓を開けたビール瓶の周りを男と女がぐるぐる回りながら踊る。それはとてもセクシーだった。私はそれに加わることはできず、平日の午後に通りの真ん中でサンバのダンスを見るのが気に入っていた。

ブラジル人は美しくもあり、ひどく醜くもあり、興味深かった。まるで柳が淡い琥珀色と濃いコーヒー色の陰の中で微妙に色を変えるように、若者は生き生きとしていて、ほっそりとして、柔軟であった。高齢者や病人はひどく脱水し、踵や腰が固まり、まるで化石の木のようだった。私が出会った人の顔にはすべて、笑顔、笑顔のヒント、笑顔の記憶があった。明白な絶望と悲惨に向き合いながらも、人々の生き方の中には、米国ではけっしてみられないような、確固とした実体があった。身体、そして身体のようなものが、全分子を飽和し、バロックの空想の中に生活しているようにしばしば感じる。ただし、人々はイタリアの大理石ではなく、出鱈目に注ぎ込まれたコンクリートの中で生活している。そして、聖テレジアの法悦ではなく、半裸の見知らぬ人たちが道で性交をしている中で生活している。一日中そして同時に、人々が泣きも、笑いも、叫びも、歌いもしないことは実に不思議だった。

私は誰も知らないし、誰も私を知らないということの他に、ブラジルの自由の一部として、曖昧な文化にどっぷり漬かっているということがあった。白人も黒人もなく、何世代にもわたって人種が混じり合い、たとえ試みようとしても、彼らを定義することなどできない。私は多くの性別越境者にも出会い、私がすっかり魅了されてしまった基準でもって、自らの性の標準と慣習を定めていた。ペニスと豊満な胸の両方を持つ人もいれば、どちらもない人もいた。それがあるか否かは、人間であることの条件ではなかった。自分の性に違和感を持っていた私は、彼らに親近感を抱いた。彼らは私がこれまでに考えたことがない可能性を示してくれたのだ。

私はこのような人生の送り方をこれまでに見たことがなかったので、新たな視点で人間に興味を抱くようになった。他の人と同様に、ブラジル人は私にとって、その前でさまざまな仮面を試してみる単なる鏡以上の存在であった。ブラジル人は私には馴染みのないレンズ越しに世界を眺め、毎日風変わりな行動に及び、私とはあまりにも異なっていたので、私は人間についてすでにすべてを知っているといった、怠惰で単純な考えを捨て去らなければならなかった。

ブラジル人は独特な人種であり、私は彼らの秘密を探るという課題に取りかかった科学者のようであった。とても美しい人というのは、非常に幸せに見えて、自分の生活に満足している人であった。そして、とても魅力的な人というのは、ユーモアと善意の雰囲気を漂わせていて、その人の周囲の空気は、他の場所に比べて、少し明るくて、喜びに満ちていた。私もそのようになりたかった。

私は多くを理解し、多くの練習をした。私は将来二度と会うことのないような人たちであふれている場所にいたので、現実のいかなる結果も気にしないで、自分のしたいことをすることができた。これだからしばしばアメリカ人の学生が外国で非常に好かれて（女子の場合）、非常に嫌われるのだ（男子の場合）。私が非難されるようなことはほとんどなかった。あるがままの文化の中で、私は若くて、特定の恋人はいなかったので、コミュニケーションの一環として、私の身体を他の若者と共有して当然であり、これは性、感覚、親密さを賞賛するものであった。夜が更けると、カップルができて、キスを始め、私もそのような人々のひとりになった。あらゆる種類のこのような実験を学んだ。どうやって相手の舌を探るか、どうやって自分の舌を相手に舐めさせるか、どうやって硬口蓋を刺激して、相手を興奮させるかといったことを学んだのだ。私はキスが会話であることを理解するようになった。キスは時には、善意の見知らぬ人同士の他愛のない雑談だったり、気さくな会話だったりすることがある。また別の状況では、キスはできる限り他の人間の中に入りこんで、親密な関係を築こうとする試みと感じられることもある。

まるで、ポルトガル語に上達するように、私は愛とはなんとかマスターすべきものであるかのように考えていた。ポルトガル語が上達していくと、私は目標を設けて、誘惑の技術を磨こうとした。私は心の中に目標を設定してクラブに出かけて、一言も話さずに誰かとどのくらい親しくなれるかとか、相手の身体に触れずにどのくらい欲求不満に陥らせることができるかなどと試してみた。私はまずうぶな男子高校生、それから交換学生、高齢者、服装倒錯者を相手に練習していった。

私が最初にキスしたのは女装した男性だった。彼は素晴らしかった。茶褐色の身体は光り輝いていた。金の華麗な胸当てと紐を着け、長い黒髪は明るく輝くさまざまな色の羽と宝石の原石で飾られていた。私は彼のものになりたいと思ったので、その赤く光る唇に私の唇で触れたいと思ったのは自然であったし、これ見よがしの自信に魅力を感じた。それは賞か優勝カップを手にするようなものであり、それも私のようなとても変わったものであった。

私の短い人生の間に、これほど魅力的な男性に出会ったことはない。きっとその男性は小さな、古びたアパートに住んでいて、一つひとつの宝石の原石を慎重にセットして外観を飾り、他の人々を引きつけるようにアイシャドーも注意して塗ったのだろうと、私は想像した。私が彼に魅かれたのは、その男性にでもなければ女性性にでもなかった。私が彼に関心を抱いたのは、必死になって他者の賞賛を集めようとして、美にエネルギーを注ぎこんでいる点であった。彼には私が賞賛する一貫した勇気があり、私が付け入りたいと思った驚くほどの脆弱性があった。

彼は自分の風変わりな点を受け入れ、それをさらけ出し、自分がどういう人間で、何をすべきか知っているという点が、私はある意味で羨ましかったのだろう。私にはこのような自己肯定感はなかったし、今もまだない。私は外見上は自信満々で、オープンであるのだが、心の中では、悪意に満ちていて、孤独で、他者とどのように関わったらよいのかわからなかった。私は善良な人間でありたかったが、悪ぶることしか知らなかった。私は本心を偽ったり、規則を破ったりすること以外の方法を知らなかった。ところが、彼にキスすると、私は束の間、彼の心からの努力や率直な美、そしてただ彼がこの世に存在するだけで人間的なものとなっている幻想が襲ってきた。すべての善意やエネルギーが世界に発せられ、私はそれを口の中で味わい、できる限り飲みこみたいと思った。

それは無理やり長続きさせなければならない囚われのようなものではなかった。私はただ彼と一緒にいる瞬間がほしかっただけであり、ある種の身体的な方法で彼を理解できるという感覚がほしかった。私たちがキスを止めた瞬間に彼が死んでしまったとしても、私は構わなかった。その晩、ティーンエイジャーのギャングが現れて、彼の腹を蹴り、喉を切ったとしても、私は傍らに立ち尽くして、興奮に満ちた暴力を楽しんでいたことだろう。もしも私が将来のある少女でなかったとしたら、私はギャングたちに加わって、ついこの間まで楽しんでいたように、私の一撃で彼の骨を砕き、筋肉を傷つけて、満足感を覚えたことだろう。

この最初の、女装した男性の後に、私は他の人々とも付き合い、見知らぬ人たちとの身体的愛情を練習し、数人の知人と情緒あふれる愛を育てていくのに役立てた。私は他者に対する力を得ていくということに関連した何らかの課題に関連させないと、キスをすることさえできなかった。私は結局、計算高い、無慈悲な獣でしかなかった。

私があの女装した男性を賞賛し、理解しようとした、あの生き生きとしたエネルギーこそが、愛やセックスとすべて関連していることを、私はようやく気づいた。私がこれまでに読んだこと、聞いたこと、見たこと（毎日のように私が見ている連続ドラマや映画だけではなく）のすべてから学んだのは、愛はひどいものではなく、すべてを価値あるものにし、世界でもっとも偉大なことであるという点であった。そして、私の心の中ではすでに悪いこととしてすっかり汚れきってしまっていたが、セックスは実は愛の重要な一部であることにも気づいた。セックスは、単なる変態の行為でも、男性からの抑圧でもなく、一風変わった結合の手段であるのだ。そして、幸いこれらのすべては、素晴らしく、刺激的で、多幸的な力であり、私にはそのコツがわかった。このようにとらえると、他者を操り、搾取することの喜び、それは私の人生を価値あるものにした主要な出来事だが、愛という物語で描写することができるだろう。これ以上に、贖罪的で、人間的なものがあり得るだろうか？

これはきわめて驚くべき発見であり、私はほとんど二十年間も他者の内的世界、すなわち、いわば他者のアキレス腱への重要な入口を見逃していたことに気づいた。私はようやく、親切でもって人を殺すことの意味を理解した。人々は愛に飢えていて、それを渇望し、身体に触れられたり受け入れられたりすることを必死で望みながらも、毎日少しずつ死んでいっている。そして、誰かにとってのいわば麻薬になると、私は強い満足感を覚えた。愛は私にとっても中毒となった。

私は他者からの賞賛がとても好きであるし、他者を賞賛するのも好きだ。なぜ人々が心を開いて、愛を人前で声高に宣言しないのか、毎日何枚ものラブレターを書かないのか、私は理解していなかった。そんなことは実に簡単だ。そうするのに何もかからないし、目くるめくような満足感を覚える。愛についての関心が深まっていけばいくほど、日々の幸福感も、力への渇望も強まっていった。まるで土の塊から人々の感情を作り上げるかのように、彼らの笑顔や溜息を醸し出していった。私はこういったことを彼らのためにした。このように考えると、恍惚感は想像を超えるものとなった。

実際に、ほとんど誰でも愛することができ、しばらくの間だけでも、ある晩だけ、一週間だけ、数週間だけでも、その人はあなたにとって生きる意味になると、私は気づいた。他の方法よりも、愛を通じてのほうが、誰かに対する力が増すというだけではなく、その人のさらに多くの部分を我が物にできるということである。働きかけられる部分がより多くなり、それこそ無限の可能性になる。私自身が直接の、そして唯一の原因である痛みを和らげることも可能になった。それを欺いたり、操ったりすることを考えずに済んだ。

愛についての関心は米国に戻るとすぐに私の考えから消えてしまった。帰国すると、いくつかのことをしなければならなかった。ブラジルで学んだことを、それとは正反対のアメリカの感覚で打ち壊されたくなかった。私の人生の本当の人間との関係を築こうとすることも含めて、ブラジルでの活動をさらに広めて、深めていきたかった。

自分がまったく盲目であったことに気づいた。他者の内的世界に飛び込んで、それを味わうことに伴う喜びを、私は知らず知らずのうちに否定していた。人が私のために何かをしたいと考えるように仕向けることができる時に、私のために何かをさせることだけで十分だと、私はなぜ考えたのだろうか？　私の目も心も開いているのだから、ずっと開いたままにしておきたかった。人々が狂喜する私が巧みにやってのけたい長いリストに、愛はもっとも新しく付け加えられた。

私はこれがとてもうまくできるようになった。しかし、帰国すると、出会う人すべてに舌を差し込むようなことを止めなければならなかった。とくにそのような振る舞いに対して厳しい決まりのある宗教の大学に通学しているのでは、なおさらのことであった。しかし、一方で、私の周りの人は皆セックスに飢えていたので、誘惑するのはひどく簡単だった。とくに男子学生は簡単に誘惑に乗ってきた。私はうぶな男子学生とのデートをとくに覚えている。彼はまさにアメリカンフットボールの花形選手といった容貌をしていた。笑顔を浮かべると、大きな笑窪ができて、真っ白な歯が見えて、豊かな金髪は日に曝されて色が落ちていた。映画の後、私たちは自動車の中に長いこと座っていた。私が彼を部屋に誘って、私の身体（とくに胸）に触らせてほしいと、彼は望んでいた。すでに大学の課した門限ははるかに過ぎていて、いくつかの道徳の規則も破っていたが、私は実際には彼に何の興味もなかった。デートを始めて約十五分ほどで、私は彼のことを知り尽くしてしまったので、私はただ一緒にドライブをしただけで、彼を観察する機会を得て、後で使えるようなデータを収集していた。私は追いかけることに夢中だったのだが、彼はすっかり疲れ果てていて、私には何の興味も起きてこなかった。

彼が私の脇に座り、雨の中でどんな空想に耽っているのか、これまでにどのような少女とキスしてきたのかなどと、私は考えていた。彼はあまりにも普通すぎていて、まるでテレビドラマの少年のように神経質だった。そんな人と一緒にいると、その人の内的生活はどのようなものか、あるいはテレビの脚本家がオフィスの電気を消して、帰宅してしまったら、その人の意識は止まってしまうのだろうかなどと、考えるはずだ。

私は彼を不安にさせた。私がなぜそんなに自信があるのか、彼がなぜそれほど私に惹かれているのか、彼は理解できなかった。表面的には、私は何ら特別ではなかった。とくに魅力的でもなければ、人の口に上るほどの人気があるわけでもなかった。実際に、私は風変わりで、彼が私のことを価値ある人間だと決めつけると、それに対して大いに疑問を抱いたものだった。伝統的な男前で、多くの金髪の寮生の女子学生の注意と愛情を惹きつけてきたので、私にすっかり骨抜きにされたという事実は、彼の不安をかき立てた。

まるでテレビドラマのように、十九歳の私が望みさえすれば、アメリカンフットボールの花形選手を手に入れることができたのだ。彼に私の宿題をさせたり、何かを買わせたり、私と結婚させることもできただろう。しかし、私は彼を必要としなかった。その晩、私のアパートの外で、私は長いこと彼の機嫌を取っていたが、彼が自動車から出ていき、私もアパートに戻って眠りたいと願い始めた。そのデートの後も、彼は何度も私に連絡しようとしたが、時はすでに遅かった。彼はすでに私の思考から半分消えかかっていた。

誘惑をスリルを求めるゲームのようにとらえると問題である。無邪気に人を誘惑して、しばらくの間は相手からの注意や愛情を楽しむことができるかもしれないが、その場を立ち去ろうとしても、あなたなしではまず生きていけないような、あなたに夢中で、依存的な人につきまとわれることになってしまう。

典型的には私は誘惑しようとする人に的を絞り、私が勝ったとわかると、すぐにその獲物を手放す。私はそれをまるでスポーツフィッシングのように考えている。魚を釣るのが楽しみなのであって、内臓を処理して、魚を料理することではない。だから、魚を釣って、それを元に戻して何が悪いのだろうか？

私は誘惑が容易になるように仮面を磨く努力をしている。人々は私の自信に惹きつけられるのだが、本当に人々を魅了するのは、私に独特な魅力があり、彼らがこれまでに出会った誰とも似ていないように見えるからである。私のアクセントはどこのものなのか特定できない。私は白人にしては肌の色が濃いが、明らかに「別人種」というわけではない。私の自然なスタイルは男性的であるが、衣服が私の性格をあまり表さないようにしているので、自分で選ぶことは稀である。その結果、私はしばしば柔らかな、ゆったりとしたドレスを着て、ハイヒールを履く。それは最先端のファッションに精通していて、私のほとんどの服を喜んで選んでくれる友人の好みに近い。豪華な服の下の私の身体はがっしりして、筋肉もついている。胸も美しく豊かである。しかし、私はつねに美に対して敏感である。身体、顔、数字、光景、論理の美に対してである。美は私に最高の喜びをもたらし、私はつねに新たな美の源泉を探している。誘惑して、征服することの快感は、身体的満足と、自分のものになるまで他者の心を完全に支配しようという挑戦（まるで不法居住者のようだ）にある。注意すべき点とは、占めようとしている場所が、考えていた価値よりも、むしろ多くの問題を抱えているかもしれないという点である。

私がモーガンに出会った時、彼女がそれほどの問題になるとはわからなかった。彼女の名前が私と同じで、それが最初の私の興味の九〇パーセントを占めていた。自分自身に恋をするようで面白かった。彼女は弁護士事務所の先輩弁護士で、私は後輩だった。気楽に彼女を眺めていると、セクシーな点が彼女の明らかな能力だった。

私たちが初めて会話したのは、ある金曜日の午後早く、事務所を出ようとしていて、偶然出会った時のことだった。それは何かまるで、罪状を告げられないままに、誰かよく知っている人から現行犯で逮捕されたような感じだった。私たちは同じエレベーターに乗り、ビルのホールを五分間以上歩き、同じ駐車場の方向に歩いていくだろうとわかっていた。私は彼女に尊敬の念を抱き始めていたので、雑談を交わすのに少し緊張していた。しかし、何の心配もいらなかった。駐車場に着くまでの間に、彼女は自分の人生を私にすぐに語り始めたのだ。傾聴こそが何よりも誘惑するのに効果的であるというのは驚きである。彼女の人生はある意味で波乱万丈で、他者の弱点、すなわち、傷つけ合う関係、犯罪、性的同一性障害などについて知りたいという私の願望に火がついた。私たちはすぐに互いに惹かれ合うようになった。私の彼女に対する興味は、私自身の自己愛や、はじめは尊敬していた人の弱点を利用しようという願望に根づいていたし、彼女のそれは、自分を傷つけるのを楽しんでいる人に対する明らかな興味であった。モーガンほど強烈に私に反応した人はいなかった。彼女は私に惹かれるあまり、その外観さえ変わっていった。彼女はしっかりした顎をしていたのだが、今では痩せて弱々しくなってしまい、鋭い茶色の目をしていたが、今では私の目を避けて、視線を何かひとつのものに定めておくことができない。彼女の毛も抜け始めたと、私は思う。

彼女は自分の仕事をし、判事や陪審員や自信満々の弁護士と向きあう、強くて自信のある人に見えたのに、この変化は不思議だった。モーガンには、私も手に入れたいと思うような社会的な力があり、とくに外部の人からの深い尊敬は多くの意味で私も見習いたかった。最初、私は彼女に対する私の影響力を本当に楽しんでいた。彼女の声がかすれたり、その唇から無意味な言葉が漏れたりすると、いつも私は喜びを感じ、同時に不快に感じるようになった。こういった状況で、私は息が荒くなり、瞼が半分下がってきた。彼女が居心地が悪く感じている時の私の喜びは理屈抜きのものであり、ジューシーな肉を目の前にした時に涎が流れるのと同じように、私の舌は本能的に歯の先を舐めるのだった。私はその快感とともに少しばかり逃げ出したと思う。

モーガンは立ち直れなかった。私は大差でゲームに勝ちつつあったのだが、彼女はゲームに留まりたかったのだ。まるで興奮しすぎた動物か子どもをあやすように、私は彼女の不安を和らげようとした。ゆっくりと動き、何をしているのか説明し、心配していることは何も起きないし、怖いことはないと保証した。ある種の見下したような態度でもあり、私などに恐れを抱くことがいかに馬鹿げているかを示して、彼女を辱めようとした。大変な労力を要した。彼女が弱々しくなり、不安が強まるのを見て、私はますます不快になり、事態はさらに悪化していった。ある日の午後、彼女は私との夕食の約束をキャンセルした。私が彼女を不安にさせた以外に、その理由はなかった。私は彼女のオフィスで椅子に腰かけ、じっと彼女を見つめていたが、彼女をなだめることができなかった。彼女の被虐性を増すことは私にはとても満足だった。私は恥を増す戦術を取りすぎてしまい、彼女は私に話しかけるを止めてしまった。私がしたとくに何が彼女の話を止めたのか覚えていない。彼女は無意味で、皮膚の質もひどいといったことをおそらくほのめかしたのだろう。彼女がすべてを止めたいと思っていると知って、私はひどく驚いたのだが、実際には驚くべきではなかった。ゲームに負けるよりは、ゲームを放棄するほうがよいと不注意にも仕向けてしまったのだ。

私は彼女が立ち直るにはたったひとつの機会しかないことを知っていたので、数か月間冷静になろうとした。いよいよ愛と謝罪を打ち明けた、一見心がこもっているが、実は不誠実なメールを彼女に送った。謝罪の言葉はあれこれ書いてあったが、漠然としていたので、私が彼女にしたひどいことのどれにも当てはめることができただろう。蜜のように甘い表現で愛は語られていた。私が彼女を賞賛していることや、彼女が賞賛をしてほしいと思っていることすべてを挙げた。私自身の弱点を打ち明けるのも忘れなかったし、ほとんど毎日彼女のことを考えていると書いた。しかし、私はほとんど毎日彼女のことを思い出してはいたが、それは失くしてしまったが、何とか取り戻そうとしているものとして思い出していたのだ。メールでは、私が彼女を愛していたと伝えたが、過去形で書いた。というのも、彼女が持っていたけれども、それに気づいていなかったことに後悔してほしかったからである。失われた愛ほど激しい打撃をもたらすものはないし、それを取り戻そうとすることほど強い動機のあるものもほとんどない。彼女は私が彼女を愛していたことを知らなかったし、私は彼女を愛していなかったので、彼女は私の愛情を味わうこともできなかった。最後に、不安に偽装した、いくつかの穏やかな非難の言葉（彼女が私を見捨ててしまって、私が困惑している）やふたりがもう一度やり直したら事態は変化するという提案（実際には私はそういった理由や希望はなかったが）を付け加えた。それは効果的なメールであった。

数週後彼女から返事を受け取った。新しいガールフレンドと島に休暇にやって来ている間に私のメールを受け取り、そのメールを受け取って、その内容について話しあったところ、些細な喧嘩となって、別れてしまったという。彼女が恋人と浜辺で過ごしていた時に、私のことを思い出して辛くなったと知っただけで、私は満足した。彼女が休暇から戻ると、私たちは再び付き合うようになった。彼女の決定的な弱点は相変わらずだったが、非常に成長したように思えた。彼女は私からより一層の傷を負いたいと考えていた。私は彼女を十分に不快に感じ、彼女の願望をかなえなければならないと思っていたので、喜んで傷を負わせることにした。

数か月後、私たちはいつしか別れていた。モーガンは仕事を休み、解雇され、摂食障害と物質乱用に陥っていた。彼女が成功している弁護士という職歴から、落ちぶれた失業者へとあまりにも速く転落していったことに、私は衝撃を受けた。こういった急転落がそれこそ数か月で起きてしまったのだ。彼女が今でも生きていることが不思議ですらある。私はこの極端な転落にすべての責任を負うことはできない。彼女が傷を負いたいと渇望していたために、これは彼女の人生で避けて通れなかったのだ。彼女はこれまでに幾度となく自殺を図ろうとしたことがあったが、決心しさえすれば、今では実際に自ら命を絶つことができるだろう。しかし、死んでしまったら、もはやそれ以上苦痛を味わう機会を失ってしまうし、より広く深い、さまざまな傷をこれからも負う見込みがあるという思いが、彼女を生きながらえさせていると、私は思う。こう考えると、私たちの関係は互いに肯定的なものとなる。彼女は傷つきたいと願っていたし、私は彼女を傷つけ、邪悪の底へと沈めたいと願っていた。彼女が底にまで沈んで、ようやく私は十分に満足した。

私は今でも時々彼女に会うが、追いかけるスリルはとうの昔に消え果てた。もちろんそんなことを彼女には言わないが、彼女は今でも倒錯した形で私を愛している。彼女が恐怖や恥辱のためにほとんど他の人から隠してきた欲求や願望について私が理解していて、私が彼女のすべてを見ていて、探し当てたことを怖がってはいないと、彼女が信じるように私は仕向けた。私がそうしたのは事実だ。セックスと愛を混同しないように注意しろとよく言われるが、私は愛と理解を混同しないように注意すべきだと考えている。私は相手の魂のすべての言葉を読み、それを深く研究し、すべてのニュアンスや細かい点まで理解しようとする。しかし、その作業を終えると、まるでそれを新聞紙を捨て去るかのように、放り投げてしまい、インクの染みで汚れた指先を見つめながら首を振るようなものである。相手のすべてを知りたいという私の願望は嘘ではないが、相手に対する関心は愛ではなく、それを永遠に約束したりしない。おそらく、私はそのようなことをきわめてしばしば行うが、誰も私を信じる必要などないのだ。

私がソシオパスであることを示す特徴のひとつは、セックスや性的志向に対する両価性である。ソシオパスは自意識が非常に柔軟であるという点できわめて印象的である。ソシオパスには決まりきった自己像や世界観がないので、社会規範を重視しないし、道徳的基準がないので、善悪の定義がきわめて流動的である。ソシオパスは状況によって立場を変え、話し好きで、魅力的でもある。何に対しても決まりきった基本姿勢も取らない。確信と呼ばれるようなものもない。これは少なくともある程度は、性に対する態度にも当てはまる。

実際に、無性性や性的曖昧さは多くの診断基準でソシオパスの症状のひとつとして挙げられている。たとえば、クレックリーによるソシオパスの定義には、「人間味のない、些末な、十分に統合されていない」性生活が挙げられている。これはまさに私について述べていると思う。しかし、私はこれで何ら問題がないと感じている。

ある友人は、私の宗教的価値の中でもっとも嫌いなのは、婚前の性行為の禁止であると言った。もちろん、私は多くのことをしようとしているのだが、その友人によると、セックスはとても興味深いので、私がそのチャンスを失うのは気の毒だというのだ。彼女はひどく感情的な人間だが、私はその正反対である。彼女にとってセックスのもたらす情緒的要素はとても重要であると思うが、身体的な親密さから私が得られる情緒的絆は、ジャンクフード（チーズバーガーも何ておいしいのだ！）を食べるのとほぼ同様である。たとえ真剣な関係であっても、これは同じだ。誰かと肉体的な関係にあるということは私にも興味深いのだが、これは他の人と同じ意味ではなく、私が感情的になることはけっしてない。だからこそ、私にとって誘惑とは追いかけることであって、けっして最終的な行為ではない。

（もしもあなたが彼らをそう呼ぶとするならば）私の恋人たちは、私の無頓着な態度にあっけにとられることがある。私はひどく自分の身体を快く感じていると、これが多くの人々を興奮させるようだ。私はあまり無謀な振る舞いをしないようにしているが、馬鹿なティーンエイジャーでも、薬物中毒のストリッパーでもないのに、ヌード写真といった事柄にあまり配慮しないことが尋常でないように見えるようだ。しかし、ここでもまた、私は失うものがないと感じている人たちといつも気楽に関係が持てる。私が身体的な親密さに対して恥も情緒的愛着も感じないことが明らかになったが、ティーンエイジャーやストリッパー、あるいは性的なポスターにされた女性や虐待の背景のある女性と同じように、私も傷つくように思われた。いずれにせよ、私の宗教的信義のために、私はセックスを、心のマッサージなどというよりは、むしろ、魂と魂の特別な交流とみなすようになってきた。

セックスに対する私の騎士のような態度は、パートナーの性の選択にまで及ぶ。私はつねに女性に魅力を感じてきたわけではない。私はつねにセックスにオープンであり、力や独特の世界観を有する人にいつも惹かれてきたのだが、自分と同じ性の人に性的魅力はあまり感じなかった。少なくとも最初はそうだった。大人になると、いわば自分自身の地平線を拡大していくことの喜びに気づき、生まれつき自分に備わったことだけに基づいて微妙な識別をすることに何の意味もないことに気づいた。そこで自分自身を訓練した。同性の人々を私の空想に含めて、女性を男性に徐々に置き換えていき、完全に同性の空想を形作った。今では同性に魅力を感じることは私にとって第二の天性となり、このようにして機会を広げたことをとても満足している。

ソシオパスとして、私は特別な性的同一性はないと感じている。何らかの志向を意味するので、両性愛(bisexual)という単語も誤解を招きかねない。機会均等(equal opportunity)のほうがより適切なラベルで、差別すべきいかなる理由もないと、私は考える。実際のところ、私はソシオパスを人間界のボノボ(38)と考えたい。それは、しばしば、気楽に、功利的なセックスに及ぶ。性の曖昧さこそがソシオパスを同定する特性のひとつであると私は確信している。

実際のところ、精神障害の歴史の初期において、ソシオパスは同性愛、あるいは他の「異常な」性的行動に関連して考えられていた。一九五二年にアメリカ精神医学会が発表したＤＳＭでは、同性愛は、ソシオパスのパーソナリティ障害のひとつとして分類されていた。ＤＳＭの第二版では、ソシオパスと同性愛の関連性は否定され、ＤＳＭの第三版では、同性愛は精神障害からは完全に外された。

後の版で、クレックリーは初期において、サイコパスと同性愛を関連づけられていた点について批判し、同性愛的傾向は「もちろん、サイコパスにも認められるが、サイコパスに特徴的であるとするには十分に一般的ではない」と主張した。しかし、「真の同性愛者が自己の衝動のはけ口を探して、しばしばサイコ

(38) コンゴに生息するチンパンジー属の類人猿。別名、ピグミーチンパンジー。挨拶行動として、オス同士がキスをすることで広く知られている。

パスの歪んだ行為に及び、時には僅かな報酬のために、そして時にはとんでもなく莫大な利益を求めることもある」ともクレックリーは認めた。クレックリーは、アンナとこの裕福で若き御曹司の話のように、ソシオパスが同性愛的な行為に及んだいくつかの例を提示し、「この人物が同性愛であったかもしれないといった考えは馬鹿げている」と述べている。

この特定の指向への持続的かつ極度の衝動を認めず、以前に明らかなこの種の考えもなく、彼の自宅からそれほど遠くない農場で働く四人の黒人に声をかけるというのはふとした思いつきにすぎなかった。その地域ではクークラックスクラン[39]（そして広く知られた彼らの活動）が当時は非常に有名だったのに、ある意味でこの知的で若い男性は汗にまみれた黒人労働者を誘うことに何の良心の呵責も感じなかった。黒人たちをトラックの荷台に隠し、恋人たちの場所としてよく知られている所に連れて行った。彼が選んだ「ツーリストキャビン」は特別に作られていて、よく知られた目的で、男性が女性を連れていく場所で、支配人から誰であるか特定されずに入ることができた。この施設に疑惑が持ち上がり、患者が四人の相手とフェラチオをしている最中に、その施設の支配人が突然やってきて、驚かされた。患者がオーラル役を自ら選んでいた。

彼の犯した犯罪について追及されると、この若い男性は大笑いして、「男は男だ」と言った。

性についての曖昧さはいかなる診断基準にも挙げられていないが、これはしばしば取り上げられている特性というよりも、ソシオパスを判定するリトマス試験であると私は考える。私が個人的に、そしてブログを通じて知り合った多くのソシオパスの関心は、異性に対しても同性に対しても揺れ動くように思われた。たとえば、理論上無罪とされた元詐欺師、立派な体格の既婚の黒人男性、大胆なアジア系アメリカ人の起業家、特別研究員、貧しい兵士などである。個人的に、あるいはオンラインで、私は同性との性体験を否定した人々にも出会ったことがある。このような経験を通じて、同性愛はソシオパスの呈するもっとも一貫した特性のひとつであると、私は考えるようになった。実際のところ、他の特性よりもこの点を基準にして、誰がソシオパスか否かを私は判断している。

私のブログをしばしば訪れるソシオパスの熱狂的なファンが非常に多いことに驚く。ソシオパスは、大胆で、効率的で、力強いとしばしば描かれるためだろうと私は考えている。これらはすべて、多くの普通の人にも、そして常軌を逸した人にも魅力的に映るものだろう。ブログを読んだ人から、その人がソシオパスであるかどうか判断してほしいと頼まれることがある。私は性的志向についてしばしば探っていく。私はこれを面白がっている点も少しある。おそらく、まるで侮辱する機会を狙っているかのように、私はこれまでに同性の恋人を何人持っていたかと質問するだろう。もしもこの質問に気分を害したり、防衛的になったりするのならば、私は普通はソシオパスを示す他の証拠をすべて否定する。性的役割に明確な境界を設定しようという文化的価値にあまり関心がないので、一般的に、ソシオパスは性的志向について質問されても、不快に感じたりしないものである。

性的な曖昧さは、臨床的な文献では取り上げられていないものの、フィクションで描かれるソシオパスの特徴としてよく出てくる。才能あふれるトム・リプリー[40]も『バットマン』のジョーカー（誰がジョーカーを描くかにもよるが）も両性愛者である。実在の人物の例としては、レオポルドとローブ[41]は恋人同士で、ニー

(39) 米国の白人至上主義の秘密結社。

(40) 一九六〇年、フランス・イタリア合作映画『太陽がいっぱい』の主人公。原作はパトリシア・ハイスミスの小説『The Talented Mr. Ripley』。

チェの超人思想を信奉し、無慈悲にも少年を殺害した。彼らの犯行はヒッチコック監督が『ロープ』として映像化した。フィクションに描かれる吸血鬼は、寓話のソシオパスで、しばしば性的志向の曖昧さが示唆され、レズビアンの吸血鬼などは神秘的な吸血鬼像としてはほとんど正統的なものでさえある。

性的生活がソシオパスのスタイルに一致しているように思われる有名人の興味深い例として、ローレンス・オリヴィエ（Laurence Olivier）卿が挙げられる。彼は三回結婚していたが、男性に対する関心も高かった。男性の恋人のひとりが「彼は白紙のページが好きで、相手が彼になってほしいというものになってくれた。彼は相手からヒントが与えられるのを待ち、相手の望むような人間になろうとした」と語った。オリヴィエはソシオパスではなかったかもしれないが、自己像が弱く、多くの他の自我を正確に描き出すことに没頭し、不定形の性的同一性を有する人を見事に演じた。

モーガンを誘惑することは容易かった。彼女は私によく似ていたので、私が他の人生の役割を演ずることができた。しかし、私は自分自身を愛しているのだが、モーガンを愛する可能性について考えたことは一度もなかった。彼女はつねに私の獲物であった。誘惑というのは、自分自身の魅力を自己確認するものであり、獲物を増やすということではない。誘惑は私自身に対する愛情に注ぎこむ燃料であるのだ。

私は所有や搾取という観点から対人関係をとらえている。ギリシャ人やギリシャ語に愛についての多くの単語があるように、私は男性にも女性にも私自身のさまざまな感情や行動がある。前者の所有という単語は、典型的には家族や友達と呼んでいる人に限っている。私はこのような人々には、所有というのは、自分のものであるという感覚を覚える。感謝の念も感じている。

後者の搾取は私の誘惑や、他の恋愛の関心についてである。誘惑とは、伝統的には「全か無か」の努力であると見なされてきて、少なくとも実際にはそれをコントロールできない。誘惑はまるで野火のようなものであり、火をつけることはできるかもしれないが、いったん野火が起きてしまうと、それに任せるまか、自然に消えるのを待つしかない。そこで、私は一般的には、数か月以上の関係を持ちたいと思う人を誘惑することはしない。搾取について言えば、他者に対する影響力を得て、それを行使するのは快感である。私はけっして所有に囚われることはないが、自己の利益のために他者を利用する。そして、搾取したものに対して所有感は覚える。私がそのようなことをするのは、スリルを感じるからである。私は相手に勝つことができるだろうか？　それはどんな感じだろうか？　成功とは、私の力の証拠であるからこそ、価値がある。ブログの読者のひとりが述べたように、「賢くて、美しくて、才能あふれる人を弄ぶことほど、楽しくて、興奮して、面白いことは実際にはない。これはゲームであって、私は破滅とか操作にかならずしも興味があるわけではない」

この差は、チャールズ・ディケンズ（Charles Dickens）の『大いなる遺産（Great Expectations）』に登場するエステラによく描写されている。祭壇で侮辱を受けたことに対する復讐として、男性の心を踏みにじるように、ミス・ハヴィシャムはエステラを育てた。エステラは誰に対しても喜んでそうしようとしたが、主人公のピップは例外だった。ピップはエステラに恋していた。エステラが他の男たちにするようには、自分を積極的に誘惑しようとしないことに、ピップは気づく。ピップが不平を言うと、エステラがたしなめた。

（41）米国の誘拐殺人犯で、ふたりは同性愛の関係だった。

「あなたは私にそうしてほしいの?」と、エステラは突然振り向いて、怒ってこそなかったが、硬い表情で真面目に尋ねた。「あなたを騙して、罠にかけてほしいの?」

「エステラ、あなたは彼を騙して、罠にかけるのですか?」

「ええ、他の多くの人も。あなた以外の彼らすべてを」

エステラのように、私は自分が所有する人々を誘惑したりしない。というのも、彼らの尊敬を失いたくないし、長期的な関係を維持できなくなるからである。ブログの読者のひとりが次のように述べている。

人を物のように扱うのは難しい。しかし、そうすることは重要なので、あなたがどんな人であるか理解している何人かの人に試してみることが大切だ。あなたのことを理解していない他のすべての人は、あなたにとって単なる馬鹿者に過ぎない。

私には、最初は誘惑から始まったものの、その後、真剣なものへと変化していったいくつかの関係もあった。私の最後のボーイフレンドがそのような感じであったが、関係の始まり方が始まり方だっただけに、彼は「本当の」私を知らないといって不満足であった。

所有も搾取も、他者には見せたくない私の特別な一面を示している。ソシオパスは人を褒める天才であることが多い。すべてのソシオパスがこの才能を気前よく発揮するわけではないし、たとえそうしたとしても、ひどく自分勝手で、移り気である。自分が関係を支配しているとか、利益を得ていると感じている限りは、その関係に熱中しているが、ひとたび飽きてしまったり、苛立たせられたりすると、ソシオパスは関係を断ち切ってしまう。それでも、ソシオパスが努力して、他者の欲求や必要性を理解して、それがその柔軟な人格に合うならば、私たちは文字通り夢の男性や女性になることができる。実際に、私が恋に陥ると、第一歩として相手の人生のいかなる側面についてもできる限り多くの情報を手に入れて、相手が理想としている恋人に近づこうとする。ブログの読者のひとりが述べているように、それはまるで依存症のようなものである。

あなたは相手のすべての弱点を知り尽くしていて、それを補おうとする。そのために、相手はあなたにすっかり依存するようになる。相手はあなたなしでは空しく感じ始める。その時点で、完全に囚われてしまったのだ。

ソシオパスの愛ともっともよく似ているのは、おそらく子どもの愛だろう。それは強烈で、相手を受け入れ、自己中心的である。そして、子どもと同様に、ソシオパスはきわめて相手に対して忠実である。ソシオパスはけっして相手を自分より上に置かないが、もしも相手が自分にとって価値があると認めると、他のすべての人よりも上に置くだろう。私はこの点について私の友人に確認した。ソシオパスと友達であるということは、「長所が短所を上回っている」ことを意味するというのだ。

これは、私の愛する人が私が誰であるかを知らないという意味ではない。私の愛するほとんどの人は、私のことをよく知っていて、私を他者やほとんどの人類と分け隔てている特性について十分に承知している。実際のところ、私がとても親しい人の多くは共感に富む人であり、私の心のわずかな暗い部分によく気づいているにもかかわらず、彼らの柔らかく、弱々しい心を私の世話に振り向けてくれる。そして、私も私なりに彼らを受け入れ、彼らに尽くしている。私は寛容で親切であると見なされる術を身につけてきた。私がいかに苦労して試みてきたかを知っているのは、私の最愛の人である。

恋愛関係への私の接近法に何ら誤ったところはないのだが、それが完全に正しいというものでもない。しかし、人によって意見が異なると思う。ある晩、私は自動車の中でデートの相手の首を絞めた。私たちは夕食から戻ってきて、私のアパートの外の通りに駐車していた。時間は遅く、真っ暗で、通り過ぎる自動車のヘッドライトだけが煌々と光っていたのを覚えている。私たちは性の優位性について話し合っていて、相手を殴りつけて、青痣をこしらえてもよいという暗黙の了解を得たように感じた。それはまた、暴力をふるっても、反撃されることはないことが明らかだった。しかし、行動に及ぶ前に、私は少し待った。機が熟するのを待ち、自動車のエンジンを切って、私は躊躇していた。彼女はドアのハンドルに手をかけたが、一瞬、手を止めた。私は彼女のほうを向き、その目の中に彼女の問いかけを見つけた。私たちはキスするの？

私はまず彼女の顔を叩き、その数秒後に、高くて鋭い彼女の頬骨を掌に感じたのを覚えている。彼女の顔にはショックが広がり、それは恐怖に変わり、最後には穏やかな理解となり、そして、あからさまな渇望へと変わった。私の両手が彼女の首に巻きついて、首を絞めるまでは、彼女は自分自身をコントロールできないわけではなかったと、後に語った。私が彼女を傷つけることはないと信頼していたので、愛されていると感じたとも語った。これはすべての被虐的な共感に富む人が感じるようなことなのだろうか。もしもこれが事実であるならば、周りに自分を傷つけてくるようなソシオパスがいなければ、非常に多くの人は押し黙って不満足なまま生きることになるだろう。彼女はこの実験を、私以上に楽しんでいるように見えた。

彼女の首は、長くて、細くて、筋肉が発達して、美しく、ショートヘアがよく似合っていた。私は驚くほど楽々と彼女の首に両手を回した。どんな結果になるのか考えなければ、彼女を殺してしまったかもしれなかったが、私の愛情とはまったく関係ないものの、彼女を傷つけてはならないという多くの理由があったし、彼女からは二度とそのようなことをしないでほしいと言われた。私は同じことをしたかったたし、その晩の後も何度か同じことをした。私は腕力が強いが、さらに重要なことには、長年にわたり楽器の練習をしてきたので、指の力も強かった。これは一定の力を徐々に増していくのに適していて、止めようのない快感を覚えていた。

性的窒息（erotic asphyxiation）は、安物のテレビドラマの売りでもあるが、実際に試みないと、それが何であるかはわからないだろう。私が最近デートしている男性は時々私の首を絞めようとする。最初は首に圧力を感じ、力強く、がっしりとして、一貫した圧力がある。徐々に頭がボンヤリしてきて、身体の奥底から表面に上ってくる、震えるような感覚を覚え、そして、恍惚感のようなものが生じてくる。

この男性と交際していると、自分が正常で、社会的に適応しているように思えてくる。彼はハンサムで体格もよい。そうでなければ親しく付き合うことは私にはとても我慢できないだろう。また、私は彼の美もひどく気に入っている。彼の笑顔は、私の笑顔と同様に誠実で、私が自分自身についてつねに賞賛しているのと同様に、彼も自分の身体的な力と自信を備えていた。私たちは週に数回会い、どこに行く時にも、彼が私のためにドアを開けてくれて、食事の代金を支払い、紳士が淑女に対してするようなことをすべてやってくれる。

彼は多くの点で、これまでに私がデートしてきた多くの男性と同じように見え、話し、振る舞う。というのも、私の人生に対して同じ役割を果たすように、私が彼らを選んできたからである。私は彼が私を愛するようには、彼を愛していないのだが、それは私なりの方法で彼を愛することができないとか、彼以前に付き合っていた男たちを愛していなかったという意味ではない。ほとんどの場合、私は親切で寛容に彼に接している。

私は主な恋愛関係以外にも、男性や女性と関係を持つことが時々ある。もちろん、つねにというわけではないが、たまたま私の人生に飛びこんできて、その人を我が物にしようと感じた時だけである。私はこれを怪しげな関係とは思わないが、大騒ぎを避けたいので、秘密にしておく。私の心の中では、いかなる特別活動も搾取に分類されて、所有ではないので、私が情緒的な愛着を抱く心配はない。本質的に、一時的な関わりであるので、私の恋人は心配する必要がないと私は考えている。すべての人が他者との関係をこのようには感じていないということを私は理解しているので、あまり公にはしない。彼らの私に対する献身の返礼として、私は他の人からは得られそうにない何かを恋人に与える。相手の隠れた欲求をとらえて、それに応えることは、ある種の公的なサービスに違いない。そして、またその返礼として、相手は私の望むものは何でも与えてくれる。たとえば、関心、賞賛、金銭、助言、身体の快感、餌食となる可能性のある標的への接近（友達や家族）、あるいは、たくさんの食物を自動車からアパートまで運んでくれる人かもしれない。これは大した代償ではないが、あまり多くのことを気にする人はいないだろう。

私に恋愛感情を抱いた人を利用した最初の記憶は幼稚園の頃のことだった。私はほとんど英語の話せないメキシコ国籍の子どもと知り合いになった。彼は私とよく喧嘩したが、毎日のように贈り物を持ってきて、謝った。私のお気に入りの贈り物は、自動販売機で二十五セントで買ったような、きらきらとした飾りのついた鉛筆だった。

おそらく二十五セント硬貨を使い果たしたのだろう。そのメキシコ人の少年は自分のおもちゃ箱から持ってきた、マッチボックス製のミニチュアのレーシングカーをくれるようになった。私はそれを兄弟にあげて、何かをしてもらったり、ランチバッグの好きな物と交換したりした。それから何週間も経って、私がそのメキシコ人の子どもは好きではないと伝えろと兄のジムに言われたが、その理由がわからなかった。そう言ってあげると、どんな親切になるというのだろうか？　そんなことをしたら、ミニチュアカーや鉛筆や、彼が私のために貯めている物をこれ以上もらえなくなってしまうだろう。それに、相互の愛や私を賞賛する機会など、彼は私から得られる神秘的なものを失ってしまうだろう。しかしすべては私には明らかではなかった。いずれにしても、私は彼の愛が気に入っていた。他の誰とも同じように、私は愛されることが好きだった。

私は自分が関係している人のすべてから異なる何かを手に入れるし、私は他者の風変わりな点に驚くほど寛容である。それから何年も経ち、私が弁護士という強大な力を持った仕事に就いたばかりの頃、このメキシコ国籍の子どもを思い出すような男性に出会った。彼は美しかった。彫刻のような身体と鋭い青い目を持ち、月桂樹の冠でも被らせたいような金髪の巻き毛が前に流れていた。彼は一部屋のアパートにツインベッドを入れて、弟と一緒に住んでいたが、それはアーニーとバート(42)のような生活スタイルで、約六年間失業していた。毎日毎食、弟のアパートから半ブロック先のマクドナルドでチーズバーガー二個を食べていた。その結果、あるいは彼がそう思っていただけかもしれないが、髪が抜け始めて、私たちがセックスをすると、抜け毛が私の口の中によく落ちてきた。彼はアクション映画のサウンドトラックを聞きながら、コンピュータゲームをして毎日を過ごしていた。『光の旅人／Ｋ－ＰＡＸ』(43)のストーリーのあらす

（42）『セサミストリート』の登場人物。大の仲良しで一緒のアパートに住んでいる。
（43）二〇〇一年製作のアメリカのＳＦ映画。宇宙人の視点から見た人類を描いている。

じを何度も何度も繰り返し話さなくてもよいと言ったことはあるものの、私が彼の風変わりな点を気にしないことが彼には嬉しかった。

私はアスペルガー症候群の生活について解説した本を彼に贈った。彼はこれまでに正式に診断を下されたことはなかったが、私の素人診断を進んで受け入れた。私には彼がアスペルガー症候群であることは明らかであった。対人関係が「論理的でもなければ、パターン化されてもいないし」、恋人の「すべての角度や周辺」までとらえるのは不可能だと、彼は不満を訴えた。ある意味で、彼は私の障害を持った双生児の弟であり、だからこそ二人の関係がうまくいくことを望んだ。

メキシコ人の少年と同様に、彼は気持ちをあからさまに打ち明けてきた。メキシコ人の少年と異なったのは、私が彼との長期的な関係の可能性について進んで考えたことだった。彼は美しく、気楽で、断定的ではなく、柔軟であり、私のすべての望みにかなっていた。しかし、彼は貧乏で、要求も多かった。私が彼と彼の欲求を受け入れるように、彼にも私と私の欲求を受け入れてほしかった。私が失業して、余裕がない時でも、彼はあまりにも多くの私の時間をほしがっていると感じた。ずいぶんと些細なことだったが、私の幸せにとっては大きな差が生じた。そして、私は彼と一緒にいて本当に幸せになりたかった。自分がソシオパスであると完全に認識した後、彼は私が真剣に交際した最初の人だった。最近、あまりにも多くの関係に失敗していたので、私が真剣に望むならば、この関係がうまくいくと信じたかった。しかし、誠実な恋愛関係を保つにはどうしたらよいか私にはまったくわからなかった。

互いを理解する最善の方法は合理性という共通の言葉について話し合うことだと、私はとうとう決意した。一緒に過ごす動機がはっきりしていないと、私は彼に説明した。彼は自分の人生で何にも取り組んでいないので、いつも一緒に過ごしたがった。私は同じようには感じていなかった。私が時間を大切にしていることを彼に理解してもらうために、いつも私と一緒にいるのではなく、一時間だけ何か別のことをするようにと彼に話した。私は時間をかけて、彼が実行可能な八十の事をリストにした。たとえば、私が彼のために選んだ本を読む、写真を撮る、全国公共ラジオを聴くなどである。私はかならずしも彼にそのようなことをしてほしかったわけではないが、私の時間は彼の時間よりも二倍ほど価値があるという、私の視点を理解してほしかっただけである。

彼がこの提案を受け入れなかったことに、私は驚いた。振り返ってみると、この提案が彼の感情を傷つけたのだと思う。高機能自閉症として、彼が私の提案を彼自身に対する侮辱ではなく、むしろふたりの関係を保つ努力とみなしてほしかったと、私は願っていたのだと思う。アスペルガー症候群の彼と付き合うという交渉で、彼の感情は共感に富む人のようにはひどく傷つきやすいものではないことを私は願っていた。私が共感に富む人との間には築くことができなかった安定した関係を彼との間に築きたかった。ある人との間に正常の、長期にわたる関係を持つことが可能なのだろうかと今でも疑問である。私はいつの日か結婚することができるのだろうか？　数年以上結婚していられるだろうか？　私の場合、いつも関係はみじめに破綻してしまうように思われる。

私は人との関係を終わらせるのが下手だ。私が誰かに対する関心を失うと、普通はただその関係を引きずっていき、そのうち相手がその人なりの理由で私のもとを去っていくのを待つ。感情的に大騒ぎをするよりは、このような不便さに耐えるほうがましだ。私は人がいつ感情的になるのかよく理解できていないので、私の言動に反応して、人が泣いたりすることに耐えられない。そのような場面はまるで安っぽい芝居のように感じる。とくに彼らが私のことを知っているのであれば、私がそういった感情に動かされないことを承知しておくべきである。これはまるで、車椅子の人が階段を昇ったり、あるいは、子どもが男の子らしく、または女の子らしく振る舞わないからといって腹を立てたりすることと変わりない。私のブログの読者が述べているように、「感情に圧倒されている人はすべて、過度に感情的な人に欲求不満になる。それはまるで理解できない言葉で罵倒されるようなものである」。実際に、私を困惑させたり、立腹させたりする唯一確実な方法とは、私と対立した時に、泣き出すことである。私はコントロールする力を失ったり、私が困惑や立腹しているために損害を被ったり、一般に不必要な不快さを避けたいと思うので、感情的に関係を絶つことだけはしたくない。

ほとんどの心理学者がソシオパスは愛することができないと考えているが、この説は私には愚かなものに思える。ただそれが異なる種類の愛で、より計算や自己意識に基づいているからといって、その存在を否定することはできない。この誤解は、愛する能力は善行の一形態であり、自己中心的というよりは、むしろ無私から生じる純正の天賦の才だという幻想から生じている。

たとえば、ほとんどの人は、子どもの利益を考えてから、子どもを作るわけではない。存在しないものに利益を与えることなどできない。もしも存在をもたらさなかったならば、それが拷問、病気、心痛などに苦しむ危険もない。しかし、私の姉が、輝く金髪の、頬の赤いよちよち歩きの娘を見て、思わず笑みを浮かべると、私は大いなる愛を感じる。私もまた、この小さな、生まれたばかりの存在に感じる愛情に圧倒され、私の心がそう感ずるように設計された遺伝構造について考えてしまう。その子はずっと私に魅力を振りまく。その子が単にこの世界に存在するというだけで、私の化学物質のレベルを上げ、酵素のボタンを押し、私は喜びに浸る。寛容と愛は単にその症状と副作用に過ぎない。進化論的生物学者たちは、愛のもたらす適応と、その副表現である寛容と親切について長いこと疑問を抱いてきて、利他主義こそが遺伝子が自身の皮膚を超えて生き延びることを保証しているとの学説を立てた。いわゆる包括的適応理論とは基本的に、自己の遺伝子の生存にとって有益である限りにおいて、他者に対して進んで助けの手を差し伸べようというものである。換言すると、兄弟姉妹は自分の半分の遺伝子を共有しているのだから、たとえば、従弟や甥よりも、兄弟姉妹を進んで援助すべきである。しかし、この理論は後に多くの論争の的となり、人間は単純に合計できるものではないという理由で、この理論に反論する科学者もいる。しかし、いかなる理由であれ、私の姪の存在を高めるのは私には喜びである。姪を喜ばせるためには何でもしたいと思い、私はわくわくするような、明るい幸福感に包まれる。それに対して、歓喜、恍惚、どのような言葉を用いても構わない。皆がこのように感じたがっていて、ソシオパスも同じである。

　私が二十代前半の頃、アンという名の少女に恋をした。彼女の眼は美しく、柔らかな長い髪が顔半分を覆っていた。彼女はミュージシャンだった。風変わりなオタクっぽい楽器を演奏し、あまり脚光も浴びていなかったが、それでも見事に演奏していた。私の人生で、ほんの短い間でも彼女と離れていると、私の皮膚はムズムズし、身体に痛みを感じた。私の掌を彼女の皮膚に触れていられない数時間とか、彼女の息を感じられない週末とかは、とても耐えられなかった。彼女は私のことを本当に見つめてくれる最初の人で、これまで私がけっして他者を信じられなかったのに、彼女だけは信じられるように感じた。私たちは一緒に演奏旅行に出かけたが、私がだらしない人たちと一緒にいることに気づくまでは、彼女は私に対して関心を払っていなかった。赤毛の、演奏の腕も並みで、明らかに心理的な問題を抱えているような人たちだった。アンは腹を立てていたのではなく、単に興味本位であった。これは彼女が私の虜になるサインのように思えた。ほとんどの人が価値判断で反応するのに、興味でもって反応するというのが、まさにそのサインである。私は友達にならないかと彼女に尋ねた。私は率直な態度を正直と勇気の印であると彼女がとらえることを承知していた。彼女は喜んで、「友達にならない理由なんてないわ」と答えた。

私たちはその後の三週間あまりを一緒に過ごした。これは、私が同級生の日記を読んでしまったために、他の同級生たちが私と一切関わらないと決めた村八分の真っ最中のことだった。私はひどく孤独で、他の人々との関わりを懐かしく思っていた。私はできるだけ長い間アンの傍にいた。あまりにも一緒にいたがるので、彼女の友達は、私が煩わしくはないか、アンのような善良な人が私のような不良とどうして付き合っているのかと尋ねた。長旅で一緒にバスに乗ると、私は頭を彼女の膝の上にのせて眠った。とても平和だった。長いこと嵐にもまれた末に、ようやく港を見つけたような感じで、穏やかな日に航海をしたり、揺るぎない大地に足を触れたりするようだった。快い陸地の感じを覚えたとたんに、いかにこれまで自分がずぶ濡れで、寒かったか、いかに人間の絆を失っていたか、いかに具合が悪かったかに気づいて、二度とそのような思いをしたくなかった。アンと過ごした最初の数日や数週間について語ると、強い痛みを覚える。突然の余波として、孤独はそれほど恐ろしいものではない。というのも、その時点では、その恐ろしさを理解するのに耐えられないほど、孤独に囚われきっているからである。

アンは私を何か壊れた物のようにとらえて、直さなければならないと考えていたようだ。そして、多くの意味で、彼女は私を直してくれた。私の欲求を満たす数多くのしっかりした方法があり、それには自己コントロールが不可欠であることを、私に教えてくれた。彼女に会う前は、私はひどく衝動的だった。何か事が起きても、私は放っておいて、成り行きに任せた。金も持たずに旅行に出たりした。しばしばうまくいかなかった。アンの生き方を見て、将来について考えてよいのだし、将来を考えずに生きていくと、不快になるだけだと気づいた。そして、私はなぜ長い間居心地の悪い思いをしながら生きてきたのだろうと思った。

その答えの一部は、アンが私に教えてくれたことだった。私たちは愛し合い、それは確かだと、彼女は語った。私は、本質的に不確実なことについて誰かがこれほどきっぱりと言い切るのを聞いたことがなかった。私は彼女を信じなかったが、彼女は私の考えに気づいて、次のように言った。「いいえ、私は本気よ。たとえあなたが私の母を殺そうとしても、私はあなたに母を殺すべきではないと言うわ。だって、もちろん、あなたはそんなことをすべきでないから。でも、もしもあなたが私の母を殺したら、私はひどく腹が立ち、悲しい。それでも、私はあなたを愛していて、見捨てたりはしない」

これを信じるのはあまりにも馬鹿馬鹿しかったし、私はこれまで誰も信じたことがなかった。これまでに私が知り合った人とは異なり、彼女は私の考えを遮るようなことをせず、「人を破滅させる」といった私の誇大妄想的な戯言《ざれごと》にも何時間も耳を傾けてくれた。仮面を被らなくてもよいのはひどく新鮮だったが、不安な気持ちで彼女の次の助言を待った。私の心の一部では、彼女の忍耐を試したかった。私をずっと愛するといったことはあり得ないと証明したかった。私は次から次へと罪を告白していったが、彼女はけっしてたじろがなかった。私は他者からの正反対の反応に慣れきっていた。実際に、私は日記を盗み読むといった些細なことで、ひどく社会的な制裁を受けていた。アンは私がそんなことをするモンスターとは考えていなかったし、いずれにしても、私を愛しているとはっきりと言ってくれた。

与えることは実に簡単だと、彼女は私に教えてくれた。私は彼女に自分が思いつくすべてを与えた。彼女にブーツを買い、料理を作り、空港に送迎した。引っ越しの手伝いをし、肩を揉み、さまざまな小間使いもした。私はついに、きらきらと飾りのついた鉛筆を私にくれようとしたメキシコ人の少年の衝動や、なぜ人はペットを飼うのかといったことを理解できた。

これは一種の子犬の愛のようなものだった。私も、そしてアンも子どもで、ふたりとも子どもじみたことを信じていた。互いの独特な点を探り当てる能力のために、一層自分たちが特別であると感じ、私たちは夢中になって互いを探りあっていった。アンは悪賢い人間の中に善い点を探り当てるのが好きだった。彼女は全世界が愛するに値しないと思っているような人を愛するのが好きだった。彼女があまりにも熱心に私の話に耳を傾け、私の真情を理解しようとしたので、私は彼女を傷つけることができないと考えるようになったが、もちろん、私はそうすることが可能だった。

ある時、自動車の中で何についてか今では覚えていないが、言い争っていたところ、アンが突然泣き出した。私は彼女に腹を立てた。泣き出すといった、感情的な振る舞いに私が反応しないことを彼女は知っていたはずだ。私は裏切られた気がして、私の中で何かが切れた。私は自動車を停めて、彼女に下りるようにと言った。ドアのロックを外し、ドアを開けると、外気が入ってきて、街の不安な感じを覚えた。

「一体どうしたっていうの?」と彼女は私に叫んだ。

この言葉に私は傷ついた。当然彼女はその理由を知っていると思っていたのだ。

「見知らぬ街の真ん中で友達を置き去りにするの?」と、アンは非難するように言った。

私には何が起きたのかわからなかった。アンが私に何を言おうとしているのかわからなかったが、その声の中に私を糾弾する響きがあったのは理解できた。彼女は私が善人か悪人かを決めようとしていて、悪人のほうに傾きかけていた。彼女がこんなことをするとは私は思っていなかった。結局、彼女もまた他人たちと何ら変わらないことに気づいた。私は彼女をそこに置き去りにして、彼女が私のもとを去り、私が感じたすべての感情を捨て去ることもできたかもしれない。涙でくすんだアンの顔と、喘ぎながら泣いているのをボンヤリと見つめていると、服は皺だらけになっていて、まるで彼女の不幸が繊維に染みこんだかのようで、彼女を立ち去らせるのは簡単だっただろう。

「もちろん、そんなことはしないわ。さあ、ドアを閉めて」と私が言うと、彼女は従った。

私は彼女を傷つけられることを承知していたし、彼女に引き続き私が愛してもらうためには、彼女を大切にしなければならなかった。しかし、私は何か別のことに気づいた。彼女が他の人々とまるで同じで、私の世界との一線を越えてしまったことが、かえって私にとって価値あるものになった。私は彼女のことを私を癒してくれる物ではなく、個人として、ひとりの人間としてとらえるようになった。そして、アンがただのひとりの人間であるならば、私が彼女と関わってきたように、おそらく他の多くの人々とも関係を築くことができるだろう。

大学卒業後、私は中西部の街でアンと一緒に暮らすようになった。そこはとくにこれといった特徴がない街だった。両親は私を自宅から追い出したのだ。その本当の理由はわからないが、私が妹に悪影響を与えると心配したようだ。私は今ほど自己コントロールができず、私の人生のその時点では、対人関係のほとんどが剥き出しの敵意で彩られていた。真剣に音楽の道を進むことを諦めてしまい、妙な仕事をして日々を送っていた。

その頃、私はひどく優しい少年と出会った。彼の声は私が生涯聞いたことのあるどんな声よりも少なくとも一オクターブ低く、静かに響いた。アンと私のアパートには、古びて、見すぼらしいソファーがあったが、長年の使用のために、埃まみれで、ますます古びて見えた。私と彼がそのソファーに座っていたところ、彼の声が響いて、クッションを通して、私の背中の皮膚に伝わってきて、妙に肉感的だった。もしもこの特徴的な声がなければ、私はそれほど彼を愛することはなかっただろう。まさにその男こそが私を身震いさせたのだ。

多くの場合、私は音楽に反応したのと同じように、彼にも反応した。彼のやり方に特有の意味合いとか複雑さについて私に教えてくれるようにと彼に頼んだ。彼は労働者階級の少年だった。彼のがっちりした、軍人のような肉体は、まっすぐの髪や正直そうな青い目と相まって、神と国のために戦う兵士の栄光と純粋さといった一般的なアメリカの幻想と一致していた。彼は大学に進学していなかったし、学校でもそれほど多くを学んでこなかった。彼はそれほど聡明ではなく、数学、法学、その他の私が生涯かけて学んだことのどれひとつも理解できなかった。しかし、ある晩、私の近所が停電になり、あたりは真っ暗になってしまった。彼が私にキスしていたのか、私が彼にキスしていたのかさえ覚えていないのだが、私たちは暗がりの中で互いにキスしていた。

私はその時とても幸せだった。アンは私のことを理解してくれていたので、私は彼女が大好きだった。そして、私は彼を理解していたので、彼を愛していた。もしも私がアンに先に出会っていなかったならば、もしもアンが他者を愛することはどのような意味があり、なぜそれがこの世に存在するのかを示してくれなかったならば、私は彼を愛することはできなかっただろう。私の人生の目標が幸せであり、彼らも幸せにすることだったので、私は再び彼からアンに戻っていった。社会の決めたレッテルにこだわらずに、関係の境界も気にしないふたりが私の欲求に応えてくれて、このように愛されて、私は甘やかされていた。私は与えることができなかったが、ふたりとも何も期待していなかった。

アンは今では結婚して、子どもも何人かいる。私たちはともに成長し、絶望的な始まり方をした友情は確固たる信頼へと発展していった。その少年は私のもとを去った。私はもはやふたりのどちらも追い求めることはなく、誰に対してもふたりに抱いた感情を思い出すのが難しいほどに、彼らがいないことにすっかり慣れてしまった。しかし、ふたりとの関係はとても意義深かった。長期にわたる関係を築いて、それを維持しようという特別な努力には十分に価値があったと気づくことができた。

しかし、私は今でも長期にわたる関係に慣れていない。八か月以上続く恋愛関係を何とか維持することができない。これは私が結婚するとしたら、問題となるだろう。これは家族からの圧力といった問題ではない。洗礼を受けるのと同様に重要な、宗教的な戒律である。私はこの点について承知していて、私がなすべきことのひとつである。私の両親はこのことにもうとやかく言わない。両親はそれぞれ二十歳と二十三歳で結婚した。娘が三十代前半になったというのに家族を持たないなどということは両親には想像することすら難しいのだ。私が生まれた時に、母は二十六歳だった。末子が生まれた時には、母はひどく老けていたと私は思っていたが、その時には母はまだ三十七歳だった。

私が結婚に同意しそうな状況がいくつかあった。その相手とは、知的なモルモン教徒でソシオパスの弁護士、無慈悲なモルモン教徒の投資家、モルモン教徒ではないが優しい弁護士（この人は今も元恋人の娘の私立学校の学資を気前よく払っている）などである。美しいアスペルガー症候群の少年や私が愛したと思っていた中西部の少年もいた。今となっては、愛がどのような感じだったか思い出すのさえ難しい。

私は今交際している男性と結婚するかもしれない。彼には漠とした魅力があり、ある角度からはハリウッド映画の夢のような人物に見えることもあり、別の角度からはありきたりの年寄りに見える。彼の最高の姿は四日も入浴していないよれよれの格好で、月のうち週末一回、州兵の勤務に就くのだが、それにしては髪が長すぎる。（兵士はひどく私に魅力を感じる。これは問題とみなすべきだろうか？　それとも、彼らが精勤していないのであれば、処罰の対象となるのだろうか？）

もちろん、私たちは教会で出会った。他の恋人たちのように、私は彼が知的だなどというつもりはない。彼が私にとって貴重な遺伝子の源だとは思わないが、私には天才を育てようなどという関心はほとんどない。もしも今すぐに始めたとしても、私はせいぜい二、三人の子どもをなんとか産むことしかできないだろうから、たいして重要でもない。彼は賢いし、便利だ。彼はアメリカの生産業の衰退が始まった一九八〇年代末に消え去ってしまった中流階級の労働者である。彼の手は驚くほど荒れていて、本書の読者のほとんどはそのような手に触れたことがないだろう。私は私たちが異なる階級の出であることが気に入っているのだが、彼はそれが気になることがあるようだ。

最近、私は対人関係において他者を操作することについて考えてきた。誰もが誘惑されたがっていると、私はつねに言ってきた。この現在の関係では、完全に誘惑を行っている。野球をたとえに挙げると、私は好打者ではなかった。簡単ではなかったし、いつもうまくいくかどうかはかならずしも明らかではなかった（私は関係について期待を抱かなかったので、高打率を叩き出すプレッシャーを感じなかったが、それでもほぼ完璧な打率を叩き出していた）。私はそのことについて話してもよいのだが、野球の好打者ではなかったのと同じように、完全な誘惑など実際にはある意味で退屈である。

しかし、今では、私には長続きしそうな関係があり、「私は彼を誘惑し続けるだろうか？」という選択について考えていくことに興味がある。関係が進展していくにつれて、私は自分自身に対してこれまで以上に正直になってきた。私はここで立ち止まって、「軌道修正し」、誘惑するか、必要とあれば他者を操るべきだろうか。しかし、予想外の副作用が起きることもある。自分が操られていたと気づくと、裏切られたと感じる人がいるが、私が操ったと考えているほどにはそのことを気に留めない人を尊敬する傾向がある。しかし、相互信頼とは、相手が私を喜ばせるのがうまくなることを意味する。このように関係を管理することと、愛がうまくいっていると言っている時に意味することがまったく違うことなのか、私には明らかではない。なぜよい関係を維持しようとして私が誘惑や操作をすることが裏切りとみなされるのに、すべての結婚療法家やハウツー本がよりよいコミュニケーションとか、関係から何を得るかなどと教えているのだろうか？　さらに、私の恋人たちには何か他とは異なるものがある。人々はそれに何となく気づき、苛立ちを覚えるのだが、それが何であるかはっきりと指摘することはできない。そして、結局、私にはどこか妙なところがあると決めつけて、私のもとを去る。

愛はつねに失望に終わる可能性がある。あるいは私自身が愛を失望に導く。相手にキスし、触れ、約束することができる。自分の持っているマッチボックスのミニカーや飾り付きの鉛筆をすべて与えることもできるが、それでも十分ではない。ある時点で、誰かに自分を好きになるように仕向けたり、愛がこれまで以上に素晴らしく、長続きさせたりすることもできなくなるが、それでも愛を求め、愛を探し、何とか維持させようとあらゆる努力をする。私が関係を絶つと、モーガンにできることは何もなかった。銃を弄んだり、家を建てたりする以外には、小切手を切ることすらほとんど何も知らない、私が中西部で愛した少年についても、私ができることは何もなかった。私は彼と結婚して、子どもを産みたかった。私は残りの人生で、できる限り長い間、彼の隣に座っていたかった。私が必死になってそうしなくても、私の望むものはすべて与えてくれたので、私は彼を操ろうなどとほとんど考えなかった。私は自分が望む力をすべて持っていたので、彼に対する力を得ようとなどしなかった。そして、彼の心に傷を負わそうなどという望みもなかった。しかし、それでも私は彼の心を砕いてしまったのかもしれない。

第9章
ソシオパスを育てる

多くの超天才を産むという私の夢はもはやかなえられそうにないが、たくさんの子を産み、地に満たすというモルモン教の教義を今でも真剣に受け止めている。私は子ども好きだ。子どもは懸命に世界が何であるかを探ろうとし、私に多くの期待をかけないので、私も大人に対するよりも、子どもには率直に向き合うことができる。大人に対する時のように、仮面を被り続ける必要もない。他の人々と同様に、私は子どもを育てて、影響を及ぼし、人格を形成したい。しかしそれは、「よい」男や女を育てるという意味ではない。つねに次の世代のソシオパスがいる。罪責感、後悔の念、共感をまったく覚えない遺伝的素因を持った子どもが毎日生まれている。これは本当にそれほどひどいことなのだろうか？

若いソシオパスを、素晴らしく優秀で社会に役立つ一員にするのは容易である。私は多くのことに優れていて、人々と意義ある関係を持ち、充実した人生を送っている。私は自分が何であるかを理解するのに苦しんだが、ほとんどのソシオパスにも同様の経験があるはずだ。自己の衝動をコントロールし、願望の方向を変える術を身につけるまでに、私は家族や疎遠になった友達と必死で闘い、私が追い求めることができた多くの機会を失った。しかし、私にとって幸運だったのは、両親が多くの正しいことをして、私を育ててくれたことである。ひどいことが起きても不思議はなかったが、実際はそうではなかったことに感謝している。

「道徳的狂気」という術語を提唱した、ソシオパスについての初期の研究者であるジェームズ・プリチャードによると、生まれつき邪悪な人はいないという。悪人も生まれた時は善良であるのだが、善意に基づく人間の愚行という終わりなき悪循環の中で、誤って育てられるというのだ。子どもは白紙で生まれてきて、その上に善であれ悪であれ書きこむことができると、研究者たちは数十年にわたって考えてきた。しかし、最近では、このような特性は生まれた時から遺伝子情報として伝えられていると考えられるようになってきた。では、私が遺伝子の中にソシオパスの特性をすでに有していると考えると、私が子どもを持つと、それはどのような子どもになるのだろうかとしばしば考えてしまう。妊婦が奇形児を出産するという悪夢を見るように、私は遺伝子の鎖が子どもへと伝わっていく夢を見てしまう。私の遺伝子情報は確実に次世代に伝わり、ソシオパスも再生産されるのだろうか。

私はかつてテューレイン大学医学部を訪問し、胎児や胎芽《たいが》の収蔵品を見学したことがある。五十もの標本がガラス瓶に入れられ、黄白色の液体に漬かって、十九世紀からの遺産として保存されていた。標本のおよそ半分は正常の妊娠過程を示していたが、残り半分は異常であり、黄ばんだ、皺のよったカードに診断が殴り書きされていた。たとえば、大きな頭の小児には脳炎、海老のように手が曲がっている小児には欠指症と表示されていた。特定の診断に該当しない小児には、単に「モンスター」と記されていた。頭がふたつあったり、脚が四本あったりするモンスターもいたが、他にもさまざまなモンスターが展示されていた。

ジョン・スタインベック（John Steinbeck）は『エデンの東（East of Eden）』でモンスターについて次

のように記述している。

私は人間の両親にモンスターが生まれてくることがあると信じている。たとえば、大きな頭とか小さな身体の恐ろしい奇形を持って生まれてくることがある。（中略）身体的なモンスターと同じく、心理的なあるいは精神的なモンスターが生まれてくる可能性はないだろうか？　顔や身体は完璧かもしれないが、歪んだ遺伝子や奇形の卵子から身体的なモンスターが生まれてくるように、同じ過程から奇形の魂が生まれてくる可能性はないだろうか？

スタインベックはソシオパスのキャシーをそのようなモンスターとして描き、次のように記している。

平衡輪のバランスがどことなく悪く、ギアもどこか調子が狂っていた。彼女は他の人々とは異なった。それは生まれた時からだった。（中略）彼女は人々を不安にさせたが、だからといって彼らは彼女のもとを去ろうとはしなかった。男たちも女たちも彼女のことを探ろうとして、近づき、彼女の何がひどく微妙な形で人々を不安にさせているのか知りたがった。しかし、生まれつきそうだったのだから、キャシーはそれが変わっているとは思わなかった。

私は子どもの頃に、そのように探りを入れられたのを覚えている。ためらいがちな関心や魅了されながらの反感を自覚していた。両親が下した親としての選択について疑義を挟むのは簡単だが、両親は生まれたてのモンスターを受け入れ、できる限りのことをしてくれたと、私は信じている。彼らは私を両腕で抱えながらも、この愛情と恐怖を同時に感じていたに違いない。

一生の間、キャシーが企てたのは、毒や狂気や絶望を自分の周囲にまき散らしながら、人を食い物にし、操り、他者の人生に巧みに入りこむことだった。私は彼女の衝動がわかるし、私も時に同じようなことをしてきた。しかし、私の中の何かが他の選択をさせ、その中でも愛がもっとも強かったが、それは両親のおかげだと考えている。

私の遺伝的影響を考えると、私は子どもを産むべきかどうか自問する。生まれた時に脚や頭がいくつあるかどうかとは関係なく、その子がモンスターだろうかと心配になる。子どもが私に似ているか心配になるし、私に似ていないかもしれないと考えると、一層心配になる。共感に富む子どもだったら、私はよい親になれるだろうか、その子どもを愛して、大切にすることができるだろうか、わからない。涙もろくて、すぐ人を抱擁するような姉がいるが、私は彼女をひどく軽蔑している。つねに感情的な養育を必要とする子どもに対して、私はどう向き合ったらよいのだろうか？　おそらく、私は子どもに対してただ距離を置き、そのうちすっかり退屈してしまうことだけは、ほとんど確かだろう。

しかし、もしも私にソシオパスの子どもが生まれたら、私は子育てをうまくやってのける自信がある。五人の子どもたちの間で、愛情や、時間と金といった乏しい資源を奪い合う、今まさに起きている競争が始まったのだが、実際の競争は比較的単純で、それには一貫した規則や明らかな結果があった。子どもたちにははっきりとした好き嫌いがあった。実際に、週末の午後にしばしば、私たちが退屈しのぎに、互いの長所や短所とか、どうやって両親の愛情を手に入れるかについて話し合った。たとえば、スコットは父と一緒にサーフィンをするので、父のお気に入りだったが、ジムは父の空想に耽るので、結局、父はジムのほうが好きだといった具合であった。スコットが父の魔術的思考を支持することによって、順位を上げていったのは誰の目にも明らかだった。どのような理由があれ、スコットはそうすることを気に留めなかった。

両親の子どもに対する好き嫌いは、はっきりとした実力主義に根差していたと、私は今では理解している。その一貫したシステムの下で生きていくことを身につけた。私は兄姉妹との競争でうまく立ち回ることができると感じたので、積極的に競争に参加した。私は決まりやきっかけのすべてを知っていたわけではないが、それを学ぶことはできた。両親が私のことをどう考えているのかもともとあまり気にしなかったので、そうすることはかえって大きな励みになった。母は感情や音楽の感受性豊かな子どもにしがみつき、それが彼女自身の励みにもなり、自己確認にもなった。一方、父は、生来、知能が高い子どもで、父の知性に気づくことができるが、その権威に疑いを持たない子どもの肩を持った。ウエットスーツ、サーフボード、サーフラック、スキー、スキー靴、手袋、ストック、ガソリンなどさまざまな物を買ってくれるので、私はいつも父と一緒にサーフィンやスキーに出かけた。姉のキャサリンにはダンス用の靴を借りたり、友達の家まで自動車で迎えに来てもらったりしなければならなかった。母は私たちがパートリッジ・ファミリー(44)のように一緒に歌うことを夢見ていて、それは後に、マルサリス・ファミリー(45)のような家族のジャズコンボを組むという夢に発展していった。父は自分が高校生の頃にギターを弾く生徒を羨ましく思っていたため、私たちもギターを弾く格好のよい子どもたちになってほしいといつも夢見ていた。父と母の両方の夢に完全に合っているので、私はドラムを演奏することにした。両親は私にドラムセットを

(44) 米国のTVドラマおよび同ドラマに登場する音楽バンドの呼称。
(45) ジャズ演奏家エリス・マルサリスが息子たちと組んだジャズコンボ。

買ってくれたのだが、経済的な余裕がなくなってしまった。そのために、姉はキャンプに参加できず、自宅に留まるしかなかった。両親が子どもたちに与えてくれる情緒的・経済的なサポートは一貫していなかったが、両親自身に対する際限ない関心は予想可能であり、それこそが唯一子どもたちに対する態度の方向性を定めていた。自分の欲しいものを手に入れるには、両親自身に対する関心にいかに訴えるかだけが問題だった。

両親が私たち（とくに私）にした最悪のことは、時には態度が一貫していなかったり、時にはあまりにも優しすぎたりしたことだった。子どもの頃、私が理解していたのは、原因と結果ということがすべてだった。もしも私や兄姉妹が決まりを破ったのに、都合よく泣いて、罰を逃れたと感じたら、決まりを守るよりは、同じことを繰り返しただろう。私は実験動物のように条件付けを素直に受け入れて、褒美をもらえるならばレバーを押し、何も手に入らないならばレバーを押すのを止めることを学んだ。

ソシオパス（とくに若いソシオパス）は明らかに設定された境界のある世界のほうが実際に幸せであるし、よく生きることができると、私は考えている。規則が一貫して適用されると、子どもはそれを当然のこととして受け止めるようになっていく。私もたしかにそうしてきた。規則を守ったり、破ったりした時に、明確で予測可能な結果を伴う、単純な原因と結果の規則ならば、若いソシオパスは人生を興味深くて楽しいパズルと考えるようになると、私は思う。若いソシオパスが、入念な計画と実行を通して何らかの利益（当然のことだが、何らかの成功）が得られると考える限り、設定されたゲームの枠に留まる。だからこそ、ソシオパスが資本主義の原則を頑なに守り通して、無慈悲なビジネスマンになることができる。

私の大好きな先生は完全な実力主義を採っていて、私たちはそれに従って授業を受けることができた。この先生は、六年生の代数準備コースを担当していた皆の人気の先生と学期の途中で交代した。私は皆の人気の先生が好きではなかった。というのも、生徒たちにおもねりすぎたり、しばしば依怙贔屓《えこひいき》をしたりしたからだ。新しい先生ははじめは生徒たちの信頼を得ようと必死だった。代数準備コースというのは、街でもとくに裕福な地域の学校と学年で、もっとも上級の数学だったので、選ばれた生徒だけの、小さなクラスだった。（私も含めて）生徒の中でも非常に賢くて要求の多い生徒が、授業の進め方が遅すぎると文句をつけた。その解決策として、授業の冒頭の五分間に短い試験をすることになった。その試験で満点を取れば、授業を免除されて、教室の外の芝生に出て、宿題をしてもよいことになった。毎日、私は授業の数分前に教室に着いて、その日の教材にざっと目を通し、満点を取った。その年はまだ八十日の登校日が残っていたが、私が授業に出席しなければならないのは数日だけだった。試験で満点を取れなかったのは、ほとんどが単なる計算間違いにすぎなかった。私にとっていつも難しい毎日だったが、私は規則を理解していたし、教師も規則を厳格に運用し、例外を設けなかった。それはゲームのような感じで、私が同級生に勝つことがわかっていたので、そのゲームを楽しむことができた。私も時には負けることがあったというのは、けっして簡単なゲームではなかったということだ。意識を集中させ、信頼を保つというのは、とても大きな挑戦であった。

しかし、もしもあるレバーを引くとショックを受けるのに、別のレバーを引くと褒美がもらえるような、定まった法則のないシステムに直面すると、私はおそらくシステムに一切関わらないようにして、むしろ、褒美を手にした他の鼠から、それを盗み取ろうとするだろう。両親ができる最悪のこととは、一貫性がないことである。その結果、子どものソシオパスはゲームを八百長だと考えるようになり、騙している人（典型的には親）を出し抜くことができれば、自分のしたことはまったく問題はないととらえるようになってしまう。明確な報奨で定められたシステムを私に与えることによって、私がソシオパスの特性を表しながらも、両親は私が肯定的な利益を得られる方法を用意してくれたのだ。私は自分がほしいものを手に入れるために、共感とか感情といったよくわからない曖昧なものに頼る必要はなかった。

私の両親は自分の虚栄心に訴えるように、子どもの関心を強めていくという教育方針だった。もしも私が自分の子どもを育てるとしても、両親と同じく、驚くほど自分に関心を払うような方法に従うのがごく自然だろう。この方針は予測可能であり、正直でもあるので、子どもたちが現実世界で生き延びるのに役立つと、私は信じている。

さらに、子どもが癇癪を破裂させている時に、大人から感情的になだめられるよりも、むしろ感情的には距離を置かれることをしばしば喜ぶと、私は考える。子どもに感情的にならずに向き合うほうが、合理的で一貫していると思う。これはとくに子どもが自分ではコントロールできない感情があることを十分に自己認識している場合である（そして、ほとんどの子どもは、他者の感情世界を認識し始めると、この点について自覚するようになると、私は考えている）。まったく感情的に反応しない人がいるということは、とても心穏やかである。

先日、三歳の姪が教会の中で大騒ぎを始めたので、私は彼女を外に連れ出した。姪はすっかり飽きてしまって（彼女のいとこたちは皆教会の中で眠ってしまい、それも週末のお祭り行事の一環だった）、自分の周りで行われている出来事や多くの人々に少々興奮し、最近生まれたばかりの妹にも少々苛立っていたからだと、私は承知していた。そこで、私は姪が泣き止むまで一緒に歩き、そして、歩道の縁石に腰かけて、蟻と遊んだ。私は姪の気分について話もしなければ、教会内で大騒ぎをしたことも触れなかった。姪は蟻に飽きると、教会に戻ろうと言った。私は姪の言うとおりにした。たとえ癇癪を破裂させた後であっても、私が姪を真剣に扱っているという微妙なサインを示したのだ。やっと信者席に戻ると、姪は私に背中をかいてほしいと言った。姪はその週末中私に対してよそよそしく振る舞っていたが、日曜学校に私に一緒に行ってほしいと頼んできた（私はあまりにも大きくて、日曜学校の椅子に座れないと、姪に答えた）。

私が発見したのは、子どもも自分の感情のなすがままになっていることに気づいていて、それを恥ずかしく感じているということだった。これは、十二歳の少年が勃起したことを恥ずかしく思うのと同様である。子どもは感情をうまくコントロールできず、何とか、それに多くの注意を注ぎたがっている。勃起について尋ねるのは得策ではない。涙を流すことにも、同じ原則が当てはまる。あるいは、すっかり慣れていたからだろうが、おそらく我が家の子どもたちは感情をあまり表に出さないことのほうが好きだったのだろう。いずれにしても、私の甥や姪たちが私に示した自尊心や愛情から考えると、私は共感性に富む子どもにとってはひどい親になることだろう。あるいは、おそらく私はソシオパスの子どもの親となることだろう。私がソシオパスとして成功しているので、もしも自分に同じように後悔の念がないことを承知していれば、無感情な子どもも、どのようにすれば成功するかを学ぶ同様の適切な機会を与えられて、他の子どもたちと同様に、人生でうまくやっていく機会が得られることだろう。おそらく、彼らはうまくいくだろう。スタインベックがソシオパスのキャシーを描写して、次のように記している。「足を引きずっている人が、自分の障害をうまく利用する術を身につけて、限られた領域では、健常人と同様に、効率的に生活できるようになるかもしれない。それと同じように、キャシーも他者とは異なる点を活用して、彼女の世界に苦痛に満ちた、困惑した騒動を引き起こした」という。私の中のソシオパスの子どもの部分が、短所を長所に変えていくことができるだろうと思う。適切な指導によって、自分の力強い点を活用して、苦痛に満ちた、困惑した騒動を引き起こすのではなく、家族やより大きな世界の利益になるようにできるだろう。

私がもっとも心配するのは、彼らが世界にどう向き合うかではなく、むしろ世界が彼らをどのように扱うだろうかという点である。彼らは部外者か、追放者なのだろうか？　彼らが身を隠さなくてはならないと感じたり、あるがままで受け入れられずに、実体のない、不完全な人間とみなされたり、あるいは、邪悪な存在などとみなされることなど、私はけっして受け入れることができない。

この障害の根本の原因について解説するのは難しい。どの遺伝子が、どの化学物質のレベルを上昇させて、幼児期早期の微妙な精神的特性を具体的な行動へと変換させるように作用するのだろうか。このような初期の化学変化がその後、ソシオパスへと成熟していくのだろうか？　遺伝学、神経学、精神医学、心理学、犯罪学などの専門家は、幅広い領域にわたる研究や観察の断片的な情報から、さまざまな知見を統合させて、複雑な人間の経験という全体像を導き出そうとしている。

ソシオパスは初期の段階では、心理学者からしばしば「無感覚かつ無感情」と分類される。心理学者は子どもをソシオパスと診断するのを躊躇したり、この診断を下すことによって、子どもや家族の治療に不当な影響が及ぶ可能性を心配したりしているのだ。子どものソシオパスの特性は成人のソシオパスの特性ととてもよく似ていて、感情、共感、後悔の念の明らかな欠落が挙げられる。無感覚かつ無感情な子どもは、ほとんどの人ならば正しい振る舞いを教えられる否定的なヒントに反応を示さない。ニューオリンズ大学の心理学者ポール・フリック(Paul Frick)は次のように述べている。「サイコパスは他者が怒りを向けても、平然としている。他者の感情を傷つけても、一向に構わない。冷酷にならなくても、欲しいものが手に入れられるならば、それはしばしば非常に簡単であるのだが、一日の終わりには、ソシオパスはもっとも効果的なことをかならず行う」

これはまさに私の経験そのものだった。他者の願望を知る術を身につけると、自分が欲しいものをより多く手に入れられることを次々に発見した。幼稚園の運動場では、玩具を誰かから取るよりも、誰かがあなたにそれを与えたがっているならば、その玩具をより長い間自分のもとに置いておける。高等学校では、優れた知能を同級生たちにひけらかすよりも、皆の中に溶けこむほうが、人気者となれる。職場では、直属の上司の無能さをさらけ出すよりは、その人をさらに上の立場の人によく見せるほうが、昇進の可能性が高くなる。ブログの読者が次のようにコメントしている。

私は大企業で約三十年間働いてきたが、どのように昇進しようとしても、かならず自分よりも地位の高い者がいて、その人が私の昇進を決める。もしも上司や会社にとって私に価値がなければ、けっして昇進は実現しない。もしもソシオパスのすべてがこれまでの職歴で破壊だけしか残してこなかったとしたら、昇進を決定する人の目に触れることはなかったとは思わないだろうか?　短期的に他者に利益をもたらすことは、しばしば長期的に自分自身にも利益をもたらすことを、いかなる正常な人と同じく、私でさえも知っている。

ソシオパスの行動が主として衝動によって引き起こされるのだが（あるいは、ソシオパスは衝動的であるから）、ソシオパスは報奨の構造にきわめて敏感であって、意思決定の際に、実費用と機会費用の両者について積極的に検討する。しかし、私があまり気に留めない結果もある。それは、とくに他者の道徳的判断である。

おそらく私がこのように感じるのは、私の脳の構造のせいだろう。成人のサイコパスのＭＲＩ（磁気共鳴映像法）では、共感、社会的価値、道徳的決断に関連する脳の領域の大きさや密度に有意差があることが明らかにされている。これらの領域は、肯定的な結果とともに否定的な結果を示唆している可能性がある。親のしかめ顔、教師の注意、友達が痛いと言って叫ぶ声などの否定的なフィードバックは、無感覚で無感情な子どもには、正常な脳と同じような情報の登録が行われないかもしれない。

他者の否定的な感情に対して関心を払わないというのは、興味深いことに、注意の問題の可能性がある。一群の無感覚かつ無感情な少年たちに、無意識の感情過程を測定する視覚検査を実施した研究がある。恐怖、幸福、不快、中立といった表情の写真を素早く連続的に見せて、少年たちが表情の裏に存在する感情を前注意的あるいは無意識的にどのように認識しているかを測定した。正常な子どもに比べて、これらの少年たちは、恐怖や不快をすぐに認識する能力が低かった。この知見は、無感覚かつ無感動な子どもは、周囲に生じる脅威や否定的な事柄を示す鍵を自動的にとらえることができないことを示唆している。彼らは、他の人々のほとんどが生まれつき備えている基本的な対人スキルが欠けていて、感情の基盤が発達することが妨げられている可能性がある。

脳のセロトニンに影響を及ぼすある種のさまざまな遺伝子を有する子どもが、養育が不適切であると、この種の無感覚かつ無感動な特性を示すようになる傾向が高いという、驚くべき結果を最近の研究が指摘している。対照的に、同じ遺伝子を持った子どもでも、社会経済状況が高いと、ソシオパスの特性は評点が低かった。この調査の主任研究者は、ソシオパスは異常と考えられているが、これらの特性はある状況では有利に働くかもしれないと、指摘した。「たとえば、このような人々は不安や抑うつに陥る可能性が低い」と述べ、危険で不安定な環境では有利な特性かもしれないと指摘した。不良な環境に置かれた子どもは、混沌として予測不能な世界に対する防衛機制として、生来のソシオパスの特性を発展させている可能性があるのかもしれない。

しかし、このような子どもが生涯刑務所で過ごしたり、世捨て人になってしまったりする運命にあるというわけではない。精神科医のリー・ロビンズ（Lee Robins）は、行動の問題がある小児を成人になるまで追跡するコホート研究を実施して、ソシオパスの原因を調査した。彼女は二つの重要な事実を発見した。第一に、ソシオパスの基準を満たす成人のほとんどが、小児期に重度の反社会的行動に及んでいた。第二に、本調査に参加した反社会的な子どもの約五〇パーセントはほぼ正常な成人になった。換言すると、ソシオパスすべてが反社会的な子どもであったが、反社会的子どものすべてがソシオパスになるわけではなかった。これには疑問が残る。反社会的な子どもが成長して、高機能の、成功したソシオパスとなり、「ほぼ正常な成人」とみなされるようになるのだろうか？　もしもそうであるならば、小児期の何が影響して、その後の道が別れるのだろうか？

ソシオパスは治療不能の障害であるというのが一般的な合意であるが、脳は私たちが考えている以上に可塑的で、変化し得るとのエヴィデンスが増えてきている。若いソシオパスに対しては早期の介入が効果が上がるかもしれないと、研究者たちも考えるようになってきた。おそらく、子どもには共感の感覚を育み、周囲の人々の感情に適切に反応するように教育することができるだろう。

いかなるソシオパスも知っていることであるが、人は攻撃的で自己中心的にできているものの、ほとんどの人は基本的には共感的であるようにできている。たとえ、混乱した家庭で虐待を受けている子どもであって、学校でも最悪の問題児であったとしても、自分のどこかに隠れていた共感の囁き声に耳を傾けることを学ぶことは可能である。あるカナダの組織は、母親と幼い子どもたちを教室に送りこんで、子育ての基本的なスキルを身につけられるように手助けした。参加者は赤ん坊が何を期待しているかを想像してみて、相手の「視点把握」の練習をする。子どもたちは、腹ばいになっていて、何とか頭を持ち上げることしかできない赤ん坊を観察して、次は、自分自身も腹ばいになって、顔を上げるようにしてみて、赤ん坊が何を伝えようとしているのか理解するように試みる。視点把握とは、共感の認知の次元であり、多くの学童にとっては馴染みがないし、自動的にできることではない。このプログラムを観察した発達心理学者はプログラムが大成功であったと証言し、「生徒たちの共感性や理解は増すだろうか？　生徒たちの攻撃性は減り、互いに以前より親切になるだろうか？　答えは『はい』である」という。あるいは、ポール・フリックが子どものソシオパスについて述べているように、「子どもが自分の行動の影響を認識できるように教えることができる」という。人間の細胞に生来記録されている遺伝子コードがあるにもかかわらず、人間の心理は驚くほど変化に富み、経験によって容易に影響される。

私はとても影響を受けやすい。私がどのように世界と関わるかという点について遺伝子の影響が大きいことを承知しているが、私が他者との関係をどの程度コントロールできるかについては自分が完全に責任を取る。自分の感覚を研ぎ澄ませ、つねに頭脳を使い、癖を巧みに利用して、ある方向に動いたり、考えたりしながら、私は毎日活動している。

よきにつけ悪しきにつけ、私がするすべてのことが私自身を変えてきた。子どもの頃はこの点について気づいていなかった。とても守られた、信仰心の篤い家庭で育ったのは幸運であった。悪態をつくのは許されなかった。「ちぇ」とか「ちくしょう」などと言うことはけっして許されなかった。私たちは、PG－13映画[46]は実際に十三歳になるまで見ることができなかったし、成人映画はけっして見せてもらえなかった。父は気分屋だったが、両親ともに酒も薬にも手を出さなかったし、そもそもそんなことはまったく眼中になかった。私たちが住んでいた地域はとても保守的で、敬虔なキリスト教徒が多くを占めていたので、友達の中に性的に奔放な者はほとんどいなかったし、もしいたとしても、もちろん、私は気づいていなかった。

正常な遺伝子を持っている人が殺人のようなことに鈍感になるのは経験を通じてであり、ソシオパスの遺伝子を持った人が他者の欲求に気づくのも経験を通じてである。私は暴力には鈍感にはならなかった。私が何かに影響を受けたとすれば、音楽に敏感になった。私は静かにして、物事の表面の向こうにあるものに耳を傾ける術を身につけた。霊性（spirituality）にも深く関心を払うようになった。祈りや他の形態の崇拝に深い関心を払うことを教えられた。真ん中の子どもとして、力を振るいつつ、私は他者の欲求に次第に気づいていった。床にうつぶせになって寝転んでいる子どもがその目で世界を見ようとしているかのようにして、他者への奉仕や支援に焦点を当てた視点把握をしなければならないとしばしば思っていた。私の心は、他者の欲求を認識し、それに反応することに自然に向けられることはなかったのだが、両親、教会の指導者、教師によって、私はこのような点について気づき、向き合うことになった。

それほど昔のことではないが、モルモン教徒のティーンエイジャーの少女が幼い子どもを殺したという記事を読んだ。彼女は幼い子どもを外で遊ぼうと誘い出し、首を絞めて意識を失わせた後に、首を切って、血が噴き出るのを見ていた。地面を浅く掘り、子どもを埋めると、その少女は自宅に戻り、日記に非常な興奮とすぐに教会に行かなければと書いた。裁判では、陪審員は親から虐待を受け、捨てられたという少女が置かれた小児期の困難な状況を考慮すべきだと、弁護士が強く訴えた。

私は暴力的ではない。何度もそうしようと想像したことはあったが、私は一度も誰かの首を切りつけたことはない。しかし、もしも私が愛情に欠ける家庭、虐待を受けるような家庭で育てられたならば、私は

（46）十三歳未満が観るには保護者の監督が必要とされる映画。

他者を自分の手で傷つけたかもしれない。ソシオパスであれ、共感に富む人であれ、凶悪犯罪に及ぶ人は誰よりも深く傷ついているものの、失うものがほとんどない人ではないかとしばしば思う。十六歳の私が囚人服を着せられ、手錠をはめられて、少年鑑別所に向かうといった世界が現実にあり得たかもしれないと想像するのは容易である。確実に断言するのは難しいが、私を愛してくれる人がいなくて、何も達成できなかったならば、おそらくこのようなことになったのだろう。

養育が遺伝に勝っていることを示す広く知られた最近の例として、カリフォルニア大学アーヴァイン校のジェイムズ・ファロン（James Fallon）の研究がある。ファロンの専門は行動の生物学的基盤についてであり、殺人犯の脳スキャンの研究で有名である。ファロンの研究で家族の機能について話し合っていると、彼の母親が従姉のリジー・ボーデン[47]について話した。母親の話に驚いて、ファロンは自分の家系について調査してみたところ、なんと少なくとも十六人の殺人犯がいた。「まさにきわめて暴力的な一族だ」とファロンは述べている。

ファロンは、自分の家族に脳スキャンとＤＮＡの検査を行い、ソシオパスの指標を調査することにした。ファロン以外は、全員が比較的正常であった。ファロン自身の脳スキャンには殺人犯の特徴を認め、遺伝子でも、衝動性、暴力、危険な行動に関連する指標が認められた。この情報を家族に伝えると、彼らは驚かなかった。「何かよくわからないことがいつもあった。でも、その結果を聞いて、合点がいった」と息子は言った。「連続殺人犯について知りたいことは、その人が基本的にその傾向があったという点だった」という。妻も「驚くべき内容だったけれども、それほど驚かない。（中略）彼にはどこかよそよそしいところがあった」と述べた。そして、ファロンも正直に「私にはサイコパスに類似の特徴や特性がいくらかある」と認めている。一例として、伯母の葬儀で腹を立てたことがあったという。「何か変だと思っていたが、それでも構わなかった」という。それでは、なぜファロンが殺人犯にならずに済んだのだろうか？「私は信じられないほどに素晴らしい小児期を送ったことがわかった」という。彼は両親から溺愛されて、愛情深い家族に囲まれていたのだ。

ソシオパスのモンスター遺伝子を持って生まれた私のような子どもすべてには、多くの人生の送り方がある。さまざまな影響に反応して、脳は変化し、成長する。「ニューロン新生は成人期にも起こり得ることを、脳科学研究が明らかにしている」とエモリー大学の心理学者パトリシア・ブレナン（Patricia Brennan）は述べている。「生物学はあらかじめ定められていて、変えようのない運命ではない。このような子どもたちに起きることを変化させるために、発展過程で働きかけられる箇所は数多くある」。ソシオパスが暴力的になったり、犯罪行為に及んだりして、社会の重荷になるのを何もせずに待っているのではなく、かなり幼い時期に子どもの異常な反社会的特性に気づいたら、ある初期の研究が示唆しているように、温かな愛情あふれる子育てや、適切な治療によって、子どもをより肯定的な方向に転換させて、犯罪者になるのを防ぐことができるかもしれない。

ジェイムズ・ファロンとは異なり、私は両親から溺愛されたとは言いたくない。私のソシオパスの特性を生産的な方向に生かす術を両親から教わったと固く信じているのだが、私の育てられ方のために、この特性が明らかになってきたとも信じている。父の浅薄で感傷的な態度を見て、私は過剰な感情表出を信じなくなったし、母の一貫しない子育てを見て、愛情は当てにならないことに気づいた。私はトラウマや虐

（47）米国マサチューセッツ州フォールリバーで一八九二年八月四日に発生した実父と継母が殺害された事件の中心人物で、裁判では無罪となった。

待を受けたことはないが、両親の性格の偏倚は私の人格形成に影響を及ぼした。

心的外傷を経験したり、重度にストレスに満ちた小児期を送ったりすると、うつ病、不安、あえて危険を冒す傾向、ソシオパスといった、気分障害やパーソナリティ障害に関連する脆弱性を増す可能性のあるいくつもの遺伝子の変種が存在することが、過去数十年間の精神医学的研究によって明らかにされてきた。複雑な「遺伝と環境の相互作用」を通じて、「劣悪な」遺伝子が問題を引き起こし、人生の出来事が圧倒的な影響力を持ってしまうと考えられていた。しかし、最近では新たな仮説が生まれてきた。このような「劣悪な」遺伝子だけが原因ではない。恵まれない状況では、これらの遺伝子が問題を引き起こすかもしれないが、同じ遺伝子が個人の人生を豊かなものにすることもあり得る。アトランティック誌に掲載されたデイビット・ドブス（David Dobbs）の記事によると、「この説は遺伝子と人間の行動についての完全に新しい考え方である。危険ととらえられていたことが、新たな可能性になった。従来は脆弱性と考えられていたことが、可塑性や反応性として再認識された。これは非常に単純な理論のひとつであるのだが、今後大きく広がっていく可能性を秘めている。一般的に不運と考えられている遺伝子の偏倚は（中略）今では、危険もあるいは非常に大きな褒賞を伴うかもしれない高い進化の可能性として理解されるようになってきた。（中略）劣悪な環境で不適切に育てられると（中略）このような遺伝子を持った子どもは、うつ病や薬物乱用に陥ったり、刑務所に収容されたりすることになるかもしれない。しかし、適切な環境で良好な養育を受けることができれば、同じ遺伝子を持つ子どもが社会にとって非常に創造的で、成功し、幸せな人になる可能性がある」

この理論は、私自身の養育から観察してきたことや、私が知っている、あるいはブログを通じて聞いた他の成功したソシオパスの養育とも一致している。遺伝子と小児期の養育がソシオパスを形作るのだろうが、かならずしも一切コントロールできない邪悪な生活に陥る運命にあるわけではない。むしろ、適切な養育によって、私たちのような子どもは、たとえ完全に他者に共感することはできないにしても、偉業を達成することを学ぶことができる。

私は世界の指導者ではないが、刑務所でやつれた暮らしをしているのではなく、超優良企業で高給の専門職に就いている。したがって、私は成功しているソシオパスと言えるだろう。私は他の誰よりも失敗から学ぶ能力がある。しかし、もちろん、共感については学んでこなかったが、規則を学び、規則を破ると不快な結果がしばしば待ち受けていることを学ぶだけの知能はある。規則を守りたいかといえば、もしも規則に従うことで私自身に十分な利益が上がるのならば、完全に規則に従うことができる。規則を破ると、好ましくない結果が生じるならば、私は規則を破らない。これには共感などまったく関係ない。単に、原因と結果を論理的に検証したまでのことである。

ソシオパスでありながらも、正常の社会で成功することが可能であることが、ますます明らかになってきている。ステファニー・マリンズ＝スウェット（Stephanie Mullins-Sweatt）博士が実施した、成功しているソシオパスについての研究もこの点を確認していて、成功しているソシオパスと犯罪に及ぶソシオパスの差は「誠実さ（conscientiousness）」という単純な特性であると示唆している。

私はソシオパスの特性は、とくに小児初期の介入によって、管理したり、変化させたりすることさえ可能であると、確信している。この考えは、まだ心理学界ではあまり有名ではないものの、徐々に支持を得てきている。成功しているソシオパスが実際に存在しているという事実こそがこの説を支持し、ソシオパスは変化し得るし、他からの影響も受けることを示していると私は考える。ソシオパスは共感に富む人と同じようには影響を受けないかもしれないが、ソシオパスも自分の周りの人々からの影響を受けやすいし、おそらくより影響を受ける可能性は高いだろう。二〜四歳のよちよち歩きの幼児がどのように他者と共有するかという傾向について調査したエルサレム・ヘブライ大学の心理学者アリエル・ナフォー（Ariel Knafo）の研究がある。研究者が幼児と一時間過ごした。おやつの時間に、研究者たちはバンバというイスラエルで人気のあるピーナッツバター味のスナックを二袋取り出した。幼児たちは自分の袋を開けて、バンバが正確に二十四個入っているのを確認したのだが、研究者は自分の袋を開けて、三つしか入っていないのに気づいて、「わぁ、たった三つしか入っていない」と叫んだ。進んで自分のバンバを分けてくれようとする子どももいた。興味深いことに、小児の反社会的行動に有意に関連している遺伝子変種を持っている子どものほうが、自分のスナックを他者に分け与えようとする傾向を認めた。小児の発達に関する指導的な研究者であるジェイ・ベルスキー（Jay Belsky）は述べる「これらの遺伝子は危険に対してではなく、経験に対して高い感受性を示している。もしも若い時に事態が順調に進んでいるならば、混乱を引き起こしたかもしれない同じ遺伝子が、むしろより強く、幸せになるための手助けとなる。それは脆弱性というよりは、反応性であり、悪い方向よりも、よい方向に働く」。この「悪い方向」に働く側面が、遺伝的にソシオパスになる可能性のある子どもを育てる際に問題になるのだ。

私がソシオパスの子どもを産んで、育てることを考えると、子どものソシオパスにとって理想的な状況とは、ソシオパスの親と共感に富む大人の双方に接することだろうと思う。共感に富む人という役割モデルは、世界のほとんどの人々の思考を尊重することを学ぶのに重要である。スタインベックは、ソシオパスのキャシーの他者に対する心の盲目の原因を次のように記している。

世界の中のほとんど全員に、食欲や衝動、引き金となる感情、利己主義、表面からは隠された欲望がある。そして、ほとんどの人はそれを隠しているか、人知れずそれに耽っている。他の人々にこのような衝動があるばかりか、それを自分の利益のためにどのように使うかということも、キャシーは知っていた。彼女が人間の他の傾向についてまったく信じていない可能性も高かった。というのも、他者の中の彼女にはわからない方向性について異常なほど警戒していたからである。

この描写は私にはとくに厳しく響く。というのも、なぜキャシーが他者の心の中を尊重しないのか、自分自身の反社会的行為を省みないのかをよく説明しているからである。彼女の目にするのはすべて人の弱点であり、それは外界から隠されているか、ひとりでいる時だけに認められたり、耽っていたりするのだが、そのために、キャシーは人々がひどく偽善的であると思いこんでしまった。キャシーは人々を尊敬しないし、彼らの欲求や必要性は考慮に値しないと考えていた。というのも、共感に富む人がキャシーの賞賛や尊敬に値する人であるとは多くの意味で考えられなかったからである。「モンスターにとっては、正常な人こそがモンスターである」のだ。

これこそが、ソシオパスの子どもが、愛情あふれる、尊敬できる共感に富む人に一貫して接することができて、共感とは基本的な欲望の合計以上のものであることを認識できるようにすることが、非常に重要だと私が考える理由である。ソシオパスの子どもは私の友人のアンのような人が必要だろう。私は数十年にわたり多くの他者を物のように扱ってきた末、アンに出会って、共感に富む人も私とよく似ているが、少し違っているだけだとようやく気づいた。そして、この基本的な事実を理解して、私はやっと「愛」とか「善意」といったようなものが共感に富む人が感じている実際の概念であり、実体のない集団幻想ではないと信じられるようになった。

乳児の頃から共感について学んでいる学童のように、ソシオパスの子どもも自分とは異なる他者がいて、ほとんどの人が互いに異なっているという事実に敏感であるようにすべきだと、私は考えている。子どものソシオパスのほとんどが成長するにつれて、最初は、誰もが自分と似ているが、それほどよくもなければ、賢くもないと考え、後になって、自分たちは孤独で、他の誰も自分とは似ていないととらえるようになっていく。もしも子どものソシオパスが成長して、自分は他者とは異なり、より重要で、他の人々も互いにそれぞれ異なることに気づくならば、正常な人々の欲求にとくに敏感で、差を尊重するように教育できるのではないだろうかと、私は考える。

ソシオパスの子どもはその人生においてソシオパスの役割モデルを持つべきであるとも、私は考えている。子どもには、けっして孤独でもなければ、モンスターでもなく、ただ「少しばかり変わっているだけ」だと理解するのを助けようとするソシオパスの仲間が必要である。ソシオパスの役割モデルを持つことによって、子どもがその衝動性を、肯定的で、社会的に受け入れられる活動へと転換するのに役立つかもしれない。子どもには正統な欲求や必要性があり、ソシオパスの役割モデルは、ソシオパスの子どもが道徳的な非難を感ずることなく、特定の欲求や必要性を満たすのに役立つだろう。『まるで父と同じように(Just Like His Father)』の著者で精神科医のライアン・リーダム（Liane Leedom）によると、ソシオパスの子どもの欲求を正統なものと認めつつ、社会的に受け入れられるように限られた形で認めていくべきだという。「破壊的ではなく、生産的な方法で」自分の欲求を満たす方法を身につけるように、子どもの注意を受け入れられる代替物に向け直すことで、子どもの欲求を認めていく。これは完全な治癒ではないが、おそらく望むことができる最善の方法だろう。

誰が子どもをどのように育てるべきか実際にわかっているのだろうか？「神童をどのように育てるか？」というニューヨークタイムズ雑誌の記事で、アンドリュー・ソロモン（Andrew Solomon）は、神童とは「自然の秩序を壊すモンスターで」、「障害と同じく困惑と害」といった独特の問題を両親にもたらすと述べている。子どもの独特の天賦の才を育てていくのに失敗するか、あまりにも厳しく当たって子どもの心を挫いてしまうのではないかと、両親は恐れているという。子どもが特別、あるいは他とは異なると見なされている子どもの場合、このような親の不安はかえって高まる。

大人になってから考えて、気づいたことだが、両親は私のためにどうやってバランスを取ろうかと必死になっていたのだと、私は信じている。私は両親を憎んでいた時もあったが、ほとんどの場合、私は空や海や自宅を愛するように、両親を愛していた。かつて神童と呼ばれ、今や名ピアニストの郎朗のインタビューを、私は最近読んだ。郎朗は非常に厳しい父の下で育ったことについて語っていた。「もしも父があれほどプレッシャーをかけたのに、私が成功しなかったならば、まさに児童虐待であり、私は心に傷を負い、破滅していただろう。あそこまでしなくても、私たちは同じ程度まで成功していたと思う。音楽家になるためにすべてを犠牲にする必要などない。しかし、父と私には同じ目標があった。したがって、すべてのプレッシャーのおかげで、私は世界的に有名なスターの音楽家になれた。私はそうなったことを喜んでいるし、素晴らしい育てられ方をした結果だと思っている」

私は、ソシオパスの子どもが自身の天賦の才を開花させる方法を学んで、自分なりの成功を手に入れてほしい。無限の可能性と現実の世界を味わうための、持続可能な楽しい方法を見つけてほしいのだ。ソシオパスはかならずしも世捨て人などではない。私はそのようではなかったし、たとえ両親のやり方がきわめて厳しくて、彼らのパーソナリティには有害な側面もあったが、両親が今の私に育てることに大きく関わっていたと、私は思う。両親はこの世に私の居場所があることを感じさせてくれて、これは私にとって大きなことだった。おそらく、もしもソシオパスの子どもをモンスターではなく、神童のように扱うならば、独特な才能を社会が受け入れられる活動へと発展させていき、反社会的行動や寄生的行動ではなく、社会に利益をもたらし、社会を支える行動に導くことができるだろう。

おそらく、世界の中に自分の居場所があると感じることができれば、ある神童が次のように述べたように、ソシオパスの子どもはなるだろう。「最初は寂しかった。でも、それを受け入れていくことだろう。おそらく、もしもそれが可能だとしても、訓練したり、愛したりすることで、ソシオパスではないようにしようなどとは思わないでほしい。というのも、ソシオパスは興味深い人々で、予想もつかない方法で、この世界をより多様なものに、そして、さまざまな色合いにしてくれるからである」

終章

ブログの読者が私に次のように書き送ってきた。

こんにちは。

私は自分がソシオパスだろうと考えているが、確認はできていない。私には良心そのものはないのだが、それを善悪を識別する論理的な手引きのように感じている。私の胃が痛くなるようなことはないし、私に何らかの悪影響が及ばない限り、どのような反道徳的な振る舞いに対しても怒りを覚えるようなこともない。たとえ「感情的な」反応でさえも、私の反応のすべては、計算されたうえでの行動である。

私は自分が地球上でもっとも賢い人間ではないことをよく承知しているが、そんな感じはしている。私の精神に関する限り、私自身がそうではないと感じているものの、この地球上で私よりも賢い者はいない。

相手を傷つけることがない限り、私は可能な限り人を利用する。その理由として、人を傷つけたくないからなのか、あるいは、自分が人を操っていると思いたくないからなのか、はっきりしない。一般的に言って、私は自分の感情以外については嘘をつかない。

しかし、自分のやり方を超えてまで、人を傷つけたりしない。実際に自分のやり方を超えるのは、人を傷つけないようにする時である。私の全生涯のほとんどが行動であり、自分が何者であるかよく知らない。(中略)しかし、私はけっして正常でもなければ、典型的なソシオパスの否定的な側面にすべて当てはまるわけでもない。

これはあなたにはどのように響くだろうか? このような質問をするのは、自分の周りの世界の意味を十分に理解できているのだが、自分自身の人生について理解できていないからである。これは私の心が突き抜けることができないもののひとつである。私がすること、私がしないこと、私の習慣や傾向などについて、事実を語ることができるが、自分自身についての考えをまとめようとすると、それはまるで、自己欺瞞と都合のよい断想の地雷原を歩いているような感じである。

この種の疑問はよくある。自分をソシオパスとみなし、ブログを読んだり、意見を書きこんだりする、このような人の多くは自己診断をしている。心理学の専門家に正式にソシオパスと診断されることにはほとんど利点がないのだが、ソシオパスの特徴が自分によく合っているということから、多くの自己理解が生まれているのだと、私は確信している。私はこのような人に次のように答える。

あなたは私にはソシオパスのように思えるが、落胆する必要はない。あなたの状態やあなた自身についてさらに探っていけば、世界がごく妥当なものに見えてくるだろう。自己欺瞞は昔からよくある、典型的な否認の症状である。自分のソシオパスの側面を否定することは、他者を見る目やあなたの判断を歪めてしまう。あなたが他者とは異なることに気づくことが重要である。こうすることは、他者を傷つけないようにする助けになる。たとえば、ほとんどの人は、他者は自分と似ていると思いこんでいて、自分の気分や感情を他者に重ね合わせようとする。たとえば、「私はそんな言葉に傷つけられたりしないだろうから、他の人々も傷つくことはないだろう」といった具合にである。これは誤った思考である。あなたの思考や感情は、ほとんどの人の思考や感情とは何の関係もない。実際に、何らかの判断を下す際に、常識的な判断はすべて避けるのが最善である。常識的な判断は、数多の異なる偏見や自己欺瞞を覆い隠してしまい、その結果、正道から逸れてしまうことになる。

あなたは特別である。あなたは非常に賢いのだが、それ以上に、ほとんどの人にはできないような考え方をしているはずだ。あなたが成功しているのは、常識にとらわれない考え方をする能力という知性をつねに活用しているからである。あなたがこれを簡単にできるのは、これまでけっして常識にとらわれてこなかったからである。あなたは一体常識とはどのようなものであるかさえ知らない。まったく異なる経験をして、世界観を形作ってきたので、あなたには誰にも見えないものが見える。一般の人々にとっての盲点こそが、あなたには見えるし、あなたが優れている点であるのだ。

あなたは答えを求めている。あなたは論理や構造を探している。あなた自身が理解できていない共感に富む人の視点で、おそらくあなたの周りの人々の行動を見ているのだろう。一般の人々の行動を解説するのは非常に複雑で、ソシオパスには理解が困難だが、この答えを探し求めることによって、あなた自身についてもより深く理解できるようになるだろう。ソシオパスが他者を操るのは、選択したうえでそうしているのではないことにも気づくだろう。ソシオパスが他者を操るのは、あえてそう選択しているのではない。自分のために利用できるような弱点が見つかることもあれば、正すべき社会の欠陥に気づくこともあるだろう。ソシオパスには両者の変種が含まれる。個人的な好み、養育、人生の目的などのすべてが、私たちが何をするかを選択することに影響を及ぼす。ソシオパスになったのは、あなた自身の選択ではなく、ごく一般的な人々とはまったく異なる一連の選択をあなたが与えられているということなのだ。

ソシオパスは独特の考え方をするからこそ、その存在は社会にとって重要であるという点も付け加えておきたい。私は創意工夫が好きで、おそらくそれは人間についてもっとも誇るべきものだろう。オランダの芸術家、彫刻家、エンジニアのテオ・ヤンセン（Theo Jansen）はビーチアニマルという作品を製作した。それは、プラスチックの管で創られた巨大な像で、オランダの浜辺にそって動く。テオ・ヤンセンは独自の思考をする人が社会にもたらす利益について次のように語っている。

私の道はエンジニアのように直線的ではなく、AからBへとまっしぐらにつながるものではない。目標や素材の制限から、私は曲がりくねった道を行かざるを得ない。本当のエンジニアはおそらく私とは異なる方法で問題を解決するだろう。たとえば、モーターや電気センサーを付けてアルミニウムのロボットを作るかもしれない。しかし、エンジニアの解決法というのは、しばしばよく似たものである。私たちの考えることすべては原則的に他の人にも思いつくものである。進化が証明したように、真のアイデアは偶然生じる。

ソシオパスの心はほとんどの人とは大いに異なる。ソシオパスの脳の構造は異なっていて、扁桃体（感情の中枢）は小さく、扁桃体と前頭前野の皮質（とくに意思決定）との結合に乏しく、それはソシオパスの脳の「窪み」と記述され、脳の両半球をつなぐ脳梁は長くて薄い。これが意味するのは、ソシオパスの思考は感情に左右されず、感情が意思決定にもあまり影響を及ぼすことはなく、両半球間で情報を異常に速く伝達できるということである。換言すると、問題が生じた場合に、ソシオパスは、典型的な脳を持つ人に比べて、異なる方法で問題について考えて、それを処理するのだ。これが個々のソシオパスでどのように機能しているかは、さまざまな状況によって異なる。しかし、海の波の中に大喜びで飛びこんでいって、危険に身を曝す無邪気な子どものようなソシオパスにも、脅威に立ち向かっている一意専心の無慈悲な肉食獣のようなソシオパスにも、私はこれまでに出会ったことがある。世界に対して野蛮なまでに立ち向かうソシオパスの態度にはどこか新鮮なところもある。そして、「私たちの考えることすべては原則的に他の人にも思いつくものである」といった世界で暮らしていると、自分とはまったく異なる「他の誰か」がそばにいるのは素晴らしいことかもしれない。

私はあるがままの自分が好きだ。戦略的で、無慈悲で、効率的で、どのような状況も有利に活用できる自分が好きだ。私には友達がいるし、家族を大切にしているし、同僚との仲もよい。それでも、私は人生で何かが足りないと思うことがしばしばある。それは愛だろうか？　人間の理解だろうか？　感情的な絆だろうか？　私はこういったことを十分に経験しているのだろうか？　私がこういったことを経験しているのは、正常な、あるいは正当な人間の経験の単なる影のようなものなのだろうか？　もしも私が何らかの方法でこの人生を選んだとするならば、よりよい役割を果たすことができただろうか？

しかし、他の選択肢があるとすれば、それは何だろうか？　私はソシオパスではない人に対して共感に富む人という言葉を本書を通じて気楽に使ってきたが、ソシオパスではない人がすべて共感に富むというのは真実ではない。正常という術語を使うように助言してくれる人もいたが、これはさらに正確ではない。全人口に占める「正常」な人の率はおそらく少数派（すなわち、五〇パーセント未満）だろう。ソシオパスが人口の約一から四パーセントで、他の九六から九九パーセントが正常とすると、おそらく正常な人はソシオパスの反対ということになるだろう。おそらく、ソシオパスは共感性が乏しいと信じているので、それ以外の人は共感に富んでいると信じているのだろう。おそらく、ソシオパスは罪責感を覚えないと信じているので、それ以外の人は罪責感を持つと信じているのだろう。おそらく、ソシオパスはしばしば犯罪に及ぶと信じているので、それ以外の人は犯罪に及ばないと信じているのだろう。

真実は、多くの人が馬鹿者だということだ。ソシオパスだからと言ってかならずしも馬鹿者だというわけでもなければ、ソシオパスがつねにすべての人々に対して馬鹿者であるというわけでもない。私がブログでソシオパスについて書き始めた時には、ソシオパスは自然な人間の変種であることを理解してもらう手助けになろうとした。当時は、ソシオパスの力強さをより肯定的に示して、ソシオパスが一般に考えられているほど悪くはないことを伝えるのは、とても大きな挑戦であると、私は考えていた。最近では、実際の問題とは、「正常」な人が考えている以上にソシオパスはよい存在であることを示すことではなく、「正常」な人が自分で思いこんでいる以上に、「正常」な人は実際には劣っていることを理解させることだと考えるようになった。ほとんどの人がソシオパスが少々「風変り」であると考えるのではなく、「正常」な人の少数派であるとみなしているように思われることも時々ある。

「正常」な人こそが実は少数派だと主張する者もいて、「どうして心理学界は半数以上もの人にこのレッテルを貼ることができるのだろうか?」という。しかし、半数以上の人に、ある心理的なラベルを貼ったとして、何ができるのだろうか? 脳や感情の機能という点で世界の半分の人々が相互に変わり得るなどというのはさらにありそうにないことに思えないだろうか?

どのような状態にあろうと、正常と定義するのは都合がよい。それほど共感に富んでいるとは見えないといった可能性をわざわざ取り上げる必要がない。おそらく良心は、自分が考えていたほどには影響を及ぼさないだろう。おそらく自分が望んでいたほどには、できたり、できなかったりするだろう。おそらくあなたには自分が考えていた以上にソシオパスと共通点があるだろう。おそらく幅広いスペクトラム上にいて、ごく少数の人が極端であって、他の多数の人々は真ん中あたりに固まっているのだろう。気取ってソシオパスと自己診断して、ごく平均的な存在をよしとせず、まるでその診断を聖域のようにして、しがみついている者もいる。ソシオパスと自己診断した人のほうが、「あれはソシオパスではない。誰にでも当てはまる」と主張する他の人々よりも、自分に正直と言えるだろうか？　ある特定の方法で行動することが、同時に、ソシオパスの行動であるとともに、ごく平均的な人の行動とも取れることがあるだろうか？あるいはほとんどの人がそのように行動するのだろうか？　とくに、あなたは時に同じようなことをするだろうか？　それでは、あなたは正常だろうか、それともソシオパスだろうか？

私はソシオパスを正常と再定義しようとは思わないし、ましてや「正常よりもよい」などと言うつもりもない。ソシオパスは超人ではない。一般の人々があまりにも恐れている時にソシオパスが彼らのために立ち上がり、善行を施すことはまったくないわけでもないが、かならずしも多くはない。ただし誤解しないでほしいのだが、私は自ら正義を実現させるような映画がいつも好きだったが、悪漢に声援を送ることが多い。社会は破壊分子を犯罪者とか革命家と決めつけるのだが、それはソシオパスについてではない。ソシオパスはさまざまな暴力に及ぶためにわざわざ道徳的な正当化を叫んだりする必要があることは稀である。悪漢を愛するのは私だけではないと知っている。悪漢の中に、私たちは自由を見て取るのだ。

おそらく、だからこそフィクションの世界ではソシオパスがこれほど頻繁に描かれるのだろう。鉄格子の向こうからクラリス(48)を操るハンニバル・レクター(49)、裕福な恋人ディッキーにつけ入り、その人生を破滅さ

(48) 米映画『羊たちの沈黙』のＦＢＩ捜査官。
(49)『羊たちの沈黙』の精神科医の猟奇殺人犯。

せる天才的な詐欺師トム・リプリー、[50]完璧な服装をしながらもニューヨーク中を血に染めるパトリック・ベイトマン、[51]等々。こういった登場人物は過度の快楽や破壊的力をありありと表現し、共感、罪責感、恐怖感など、限界をまったく示さない。実際に、不屈で冷血な悪漢ドラキュラには限界などなく、霧の中へと消え去っていく。歴史的には、ソシオパスの診断は多くの意味で、さまざまな反道徳的特性、気まぐれで、社会の他の人々とは異なるとされる反社会的な行動を重ね持つものであった。中世の吸血鬼伝説では、夜に出没する化け物の存在は、超自然の領域に押しとどめられて、説明することができていた。しかし、日々の日常生活では、ソシオパスの存在についての説明はひどく漠然としている。

私が人間としてそれほど不可思議な存在ではないというのは、あなたを失望させるのではないかと思う。私には（オポッサム以外は）動物を殺したといった経験はないし、そのようなことを覚えてもいない。本書の決定的な欠点は、私には犯罪歴もなければ、ソシオパスの証拠となるような衝撃的な例もないということだ。これは修正不能な欠点である。私のウェブサイトを通じて、それこそ、ボニーとクライド[52]のような犯罪者から、共感や他者との絆に悩んでいる敏感なティーンエイジャーまで、ソシオパスやサイコパスの個人やその症状を呈する多くの人々に出会った。これほどの多様性があるにもかかわらず、私はソシオパスと平均的な人の間には、明確で実質的な差があると思う。

私は自分の行動について探ることに何の問題もないが、私が取り返しがつかないほどに邪悪であることを語るような例はない。私のことを邪悪だと決めつけるいかなる道徳体系や、世界に対する自らの道徳的「感情」の基盤について疑いを抱いたことのないような人のやり方について、私の考えを述べることができるに過ぎない。司法心理学の倫理の研究者であるカレン・フランクリン（Karen Franklin）は全米公共ラジオで、ソシオパスについての優勢な概念を次のように批判している。

本質的に邪悪であるといった点を前面に押し出すことで、サイコパスの診断は、社会的問題を矮小化し、リハビリテーションの組織的欠陥の言い訳としている。私たちは、犯罪者の複雑な過去や環境の影響を理解する必要はない。私たちは彼らに贖罪への道に手助けする必要もない。サイコパスは修復不能で、危険な部外者であり、封じ込め、追放しなければならない。循環論法になるが、それにもかかわらず、サイコパスはその単純な点が魅力的であるのだ。

しかし、サイコパスはあなたが考えているほど単純ではない。それは邪悪と同義ではない。サイコパスは修復不能と言われるが、この点についてよく考えてほしい。ソシオパスはその脳にマイクロチップを埋め込むべきだ、一生施設に収容しておくべきだ、どこかの島にでも流してしまえといった主張を耳にして、違和感を覚えたことがあるだろう。人間の歴史はこれと同様の傲慢で冷酷な行為に満ちている。

私はかつて法科大学院で論文をまとめるために下調べをしていて、同性愛を犯罪とみなす昔の法令を読んだことがある。この種の法令はすぐに見つかるし、民主主義国では今でも本に掲載されている。ペンシルバニア州では今も堕落に関する法律があり、「同性愛と他の偏倚した性的関係」をとくに含める必要があるとしている。偏倚した性的関係とは何だろうか？　辞書の定義は、「一般のあるいは受け入れられてい

(50) 仏伊合作映画『太陽がいっぱい』の主人公。
(51) 米映画『アメリカンサイコ』の快楽殺人を繰り返す投資銀行家。
(52) 米国の伝説的な男女の銀行強盗。

る基準から有意に逸脱している」というものである。興味深いことに、犯罪的な同性愛について二つの明らかな例外がある昔の法律を法科大学院の頃に読んだことがある。すなわち、刑務所と軍隊における同性の関係である。おそらく、このような同性関係が「偏倚」でないというのは、「正常」な人もこのようなことを歴史的に行ってきたからである。女性がいない場所で、男同士が少々いちゃつくことは一体何であるのだろうか?

ソシオパスとその行動に対して、現在でも、同様の二重基準が当てはめられている。ソシオパスは暴力に及びがちだが、共感に富む人も冷酷な暴力行為に及ぶことがある。そのような行為も、共感に富む人が「後悔の念」を示すと、陪審員はそれを赦す可能性が高くなる。陪審員は悔悟の念を表する人に自分を重ね合わせるかもしれない。というのも、陪審員自身もさまざまな程度の凶悪犯罪に手を染めて、逮捕された瞬間に、苦悩に圧倒されて、二度と同じことはしないと誓うようなことがあるかもしれないからである。それが「悪い」ことだと知りつつ、実行してしまうような人を理解するのは、ほとんどの人にとってきわめて難しい。これは、他者の行動を非難しようという時に、「正常」な人がとくに陥りやすい、独特な偽善であると私は考える。興味深いことに、個々人を見ると、結果は異なる。判事は、暴力や犯罪の遺伝素因の証拠があるソシオパスには、そうではない場合に比べて、軽い判決を下す傾向があることを、最近の調査が示唆している。犯罪に及ぶ遺伝素因があるから、ソシオパスは罪を問われる可能性が低いというのだ。しかし、集団としては、人々はソシオパスの魔女狩りに少し心理的距離を置いている。同性愛を犯罪視する人はごく少数派であるが、「ソシオパス」と診断された人に不平等な扱いをすることに良心の呵責を覚える人はほとんどいない。

そして、多数派の人々は相変わらず、何が「正常」か否か、誰が修復可能か否かを決めていて、そのうちあなたは異常であると判定されてしまうかもしれない。しかし、もしも私があなたによく似ているとするならば、おそらくそれは私が私のままであるからだ。もしも私がこの民主主義的な社会の片隅にいることができるならば、そして、あなたもそうできるならば、私たちは真の友達になれるはずだ。そして、あなたが国家の犠牲になったとしたら、あなたは誰が革命の先頭に立つと思うだろうか？　おそらく私のような人だろう。

ブログを書いていることで私がもっとも気に入っているのは、私によく似た見知らぬ人々に出会えることである。彼らは風変りな点や親し気な点まで実によく似ている。私は自分について正確に記述して、人々が本書を読んだ時に、私の話の中に自分自身を見出してほしい。連帯感を強め、同じような精神を持つ人々が互いに学びあえるような場を作りたい。そうすることで、本書を書くことがある特定の効果を及ぼすように計算してきた。しかし、目の前に読者がいないので、私が望んでいる効果が現れているのか判断するのは難しい。おそらくこれは、音楽を演奏して録音することと、実際の聴衆を前にして演奏することの差のようなものだろう。私は本書の読者の反応を測ることができないし、私は慣れていないことについて、ある意味で盲目である。ブログについても、私があまりにも些末だと思うことに好意的な意見が寄せられたり、私が洞察に富むと思っていることに悪評を寄せられたりしてきた。これは、正常な人の考え方を理解できないし、これからも本当に理解することができないという、私の他者に対する操作についての真の弱点である。私は、親友や家族でさえ理解できないのだから、見知らぬ人がソシオパスであろうとなかろうと、理解できないのは当然である。私は他者がどのように感じているのかを見きわめるために、ある特定の方法を試してみることができない。私は、過去において正常な人々から学んだことから、何が効果的か否かについて一般的な予測をすることしかできない。本書を書くことは、おそらく私が今までにしたことのうちでもっとも危険なことのひとつだろう。

ブログでは、私はあえて私自身について曖昧にしている。グーグルが私のウェブページの管理者であるが、私のドメイン名は匿名である。私は自分自身を指す代名詞は、男性とも女性ともわからないようにしている。意識して、英国風の表現を用いる。他のソシオパスも同様のことをしていることを認識している。国際的な言葉遣いをして、他の文化を装っていても、アメリカ人とわかる人も数人いる。おそらく生来の性向が漠然とした形で表れてしまうのだろう。ただし、個人的な情報を曖昧にしておくだけでは十分ではない。誤情報という毒を積極的に井戸に投げこまなければならない。

親しくなって、少なくとも暗黙の了解のもとで、私が誰であるか知った人がひとりだけいる。私はこの経験から多くを学び、私自身の行動を整理した。私のことを知っている人に対して以前よりも注意を払うようになり、M・E・トーマスであろうと、本名であろうと、個人的な情報がインターネットに載ることにひどく気にかけるようになった。

本書を書こうと決意をした時に、私の公の生活やM・E・トーマスとして知られているのではない生活にどのような影響が及ぶのかよく考えてみた。とくにブログを始めるまでの人生では、私が自分のことをソシオパスとみなしていると知っている人はほとんどいなかった。当時は、私自身でさえも、自分にそのようなレッテルを貼ることを気に留めていなかった。自身がソシオパスであることをようやく受け入れることに決めて、ブログを始めると、私は家族と数人の友達に打ち明けた。それ以来、毎年平均すると、ひとりか二人の人に打ち明けてきた。そうするのは一般的に、本の執筆、検索エンジンの活用法、法的な問題といった、特定の分野で経験に基づいた助言が必要な時であった。あるいは、職場で横暴な上司をやっつけたとか、誰かを誘惑して破滅させたとかいった、秘密にしておくにはあまりにも痛快で、周りの誰かに知らせたかったような場合である。自己の利益のために他者を操ったという経験を誰かに話せないというのは寂しいものだ。約一年前に、母が自分の兄弟に私のことを打ち明けることにした。私自身、ブログで私が成し遂げたこと、自己観察から得た肯定的な影響など、母はとても誇らしいと思っていたのだろう。しかし、自分のことを愛してくれていて、何とか守ってあげようという人に打ち明けるのと、世間一般に打ち明けるのでは、大違いである。

もしも本を書くならば、私はありのままをさらけ出そうと覚悟した。完全に匿名というよりはもっと率直にならなければならないことを承知していたし、そうでなければ本書の意味もないだろう。もしも私の話が信じてもらえないならば、その効果が減じてしまい、人々を教育したり、私や私のような人々のために先頭に立ったりすることはできないだろう。しかし、私自身の個人的な生活や職業もある。もしも私のことが公になったら、私は解雇されてしまうのではないだろうか？　私が教官として不適切で、学生に対して悪影響を及ぼすという理由ではなく、ソシオパスという診断のために解雇されてしまうのではないだろうか？　もしも私が刑務所に送られるとすると、ソシオパスという理由だけで仮釈放を拒否されるかもしれない。どんな罪状で、どこの管区で投獄されているかによって、私は永久に刑務所の中に留め置かれるかもしれない。これは大変なことだ。私はこれから二年間のうちに実際に自分が重罪を犯す計画はないのだが、私の衝動性を考えると、この可能性はつねにきわめて高い。私がやろうと思えばやれることに基づいてではなく、私がこれまでに実際にしてきたことだけに基づいて、私の友達、雇主、将来の恋人が私の過去の特性を理解して、私を判断してくれるだろうか？　それとも、私が自分で言うほど自分の行動をコントロールできないのではないかと恐ろしく思うだろうか？

そして、身内には幼い子どもたちもいる。おそらくいつの日か私も子どもを持つだろう。彼らは私と同じ姓になる。偏見は私をはるかに超えて、そんなことを望んでもいない無邪気な子どもたちにも及ぶかもしれない。私はソシオパスの先頭に立つのは構わないが、有名になりたいとは思わない。目的を達成するために、誰かが代表にならなければならないのならば、私はそうしても構わない。そうすることによって、人々を助け、私の伝えたいことを具体化できることも知っている。私には姓名があり、あなたがそれを知っても構わない。秘密はあまりにも魅惑的であるが、かえって秘密のままにしておきたくないことも承知している。もしもあなたが私の本名をぜひ知りたいと思うならば、私に書き送ってくれれば、私は打ち明ける。私の連絡先は私のウェブサイトにある。その代わりにあなたにお願いするのは、私の本名を他者に明かさないということだけだ。それをあなただけの秘密にしておいてほしい。他の人々もあなたがしなければならなかったのと同じ方法をとってほしい。私から直接に知って、そして、それは自分だけの秘密としておいてほしい。

このようにして望むものをすべて手に入れたいと願っている。あなたは私について知りたいことをすべて知ることができ、そして、若いソシオパスは、他の人からやはり遺伝的にモンスターになることを運命づけられているのだろうといった、不信の目で見られながら育つ必要がなくなるだろう。この情報化時代に、ありのままの姿をさらけ出し続けることは可能だろうか？　もちろん危険をはらんでいるが、私は危険に十分に耐えられる。もしもうまくいけば、私はソシオパスに関する学術論文も書きたい。

ほとんどのソシオパスは真の自己を隠しておきたがるが、私は永遠に隠しておきたいとは思わない。私の人生の目標は、他者に委ねることではない。私は皆にあるがままの自分を知ってもらいたい。私は光の中で生きていきたい。しかし、今はそうすることは安全ではない。人々はソシオパスが好きではない。どのようにソシオパスを発見して、彼らを避けるかを解説している多くの本やウェブサイトがあるが、ソシオパスと話すな、そばに近寄るな、騙されるなといった内容ばかりである。私と同じような人々に、彼らに孤独ではないと知ってほしい。そして、すべての人々に、私は自然の人間の変種であることを知ってほしい。私は仮面を脱ぎたいのだが、それは、世界を私にとって安全な場所にしてからだ。

謝辞

私がブログを書いていた際に本書を企画してくださった仲介者のエマニュエル・モーガンに深謝する。彼女は天才的な友人で、多大な尽力をしていただいた。さらに、編集者のジェンナ・チオンゴリにも感謝する。彼女は非常な忍耐力と不屈の精神で私を支えてくださり、彼女がいなければ、本書は単なる断片的な情報の寄せ集めになっていただろう。その知性で不可能を可能にし、私にとって意義ある仕事をしてくださったルシンダ・バートレイにも感謝申し上げる。もっとも必要としている時に私の代役を務めてくださったドメニカ・アリオトにも感謝する。数多くの方法で助けてくださったクラウン社の皆、すべてを可能にしてくれたペニー、協力を惜しまなかったジュリー、広報担当のアジャ、法律担当のマシューに感謝する。さらに、私のブログを訪問し、貴重な洞察、支持、そして一貫したユーモアをくださったすべての人にも感謝を忘れていない。愛する家族がいなければ、今の私は存在していない。私の愛する家族と、世界に対して驚きの念と率直な気持ちを私が忘れないことを助けてくれた親戚の子どもたちにも感謝する。

付録

M・E・トーマスとの質疑応答

問：あなたは自分が他の人と比べて違っているといつも気づいていましたか？

答：はい。幼い頃もそう思っていました。でも、それは私が他の人よりも頭がよいからだと考えていました。私は他の子どもたちには見えないものが見えて、頭のよい私の兄姉妹も気づいていないことに気づいていました。たとえば、なぜ祖父が私の父に他の子どもたちとは異なる接し方をしているのだろうか（父は養子でした）とか、さまざまなやり取りを見ていて感じました。質問しても、びっくりしたように見返されるばかりでしたので、他の人たちが気づいていないとわかりました。そこで、私は何事も秘密にしておくようになり、まるで私の周囲の出来事に気づいていない振りさえしました。おそらく、それが正常の仮面を被ろうとした最初の試みだったのでしょう。

問：ソシオパスは生まれつきなのですか、それとも育てられ方によるものだと思いますか？

答：ほとんどの研究者は、ソシオパスには遺伝的な要素と環境的な要素が関連すると考えています。私は遺伝的な要素を父方の祖父から譲り受けています。祖父は家族を捨て、意味のない事業で資産を失い、長年にわたる危険な行為のために顔には深い傷痕がありました。環境的な要素としては、私が幼い頃の不安定な家庭環境で、予想不能の、しばしば暴力をふるう父と時にヒステリーのようになる母に育てられたことです。

問：あなたはモルモン教徒として育ち、ブリガムヤング大学を卒業し、日曜学校で教えています。このようなことと、ソシオパスであることとをどのように両立させていますか？

答：モルモン教徒であることは、おそらく私が今、刑務所に入らずに済んでいる理由でしょう。何よりも、私は行動には結果がついてくることを教会から教えてもらいました。ある選択をすることによって、私は幸せになるかもしれないけれど、結局はひどい目にあうこともあると気づいたのです。モルモン教会とその信者たちは、私の家庭生活を安定させてくれました。両親がそばにいない時でも、教師、指導者、友達の親がその穴を埋めてくれました。教会の信者であったので、私の人生はよりよいものであったと素直に言えますし、だから今でも信者であるのです。

問：研究者は二十五人中一人がソシオパスであることを明らかにしていますが、私たちのほとんどはそんな人に会ったことがないと信じています。私たちは現実に対して目を覆っているのでしょうか？

あなたは誰がソシオパスであるか、はっきり言うことができますか？

答：統計学的には、誰もが少なくとも一人のソシオパスに出会っています。実際のところ、ほとんどの人がその人生のある時点で、ソシオパスに出会います。それは友人、家族、あるいは恋人かもしれません。私は誰がソシオパスであるかと指摘できる場合もあります。ソシオパスであることを示す微妙な鍵や、他のソシオパスだけが気づくような思考などから、私は多くの成功したソシオパスを指摘することができます。連続殺人犯のように、ソシオパスには自分がソシオパスであることを知られたいという欲求があると、私は考えています。彼らは自分の能力を人々に賞賛してほしいと考えているので、完全に身を隠していることは難しいのです。したがって、さまざまなヒントを出しています。

問：誰がソシオパスであるか否かを示す他のいかなる特徴よりも、性的に奔放な態度こそがソシオパスを発見するもっとも有力な特性であると、あなたは確信しています。それは何故ですか？

答：どのような理由であれ、ソシオパスに「なりたがる人」が至る所にいます。彼らはいかに自分が冷淡であるかを語ります。私は性的に奔放な態度を、そのような人がたしかにソシオパスであるか否かを定めるリトマス試験紙としてしばしば使います。性的にみだらかとほのめかすだけで、（多くの「正常な」男性と同様に）ひどく狼狽するようならば、私はただソシオパスの振りをしているだけだと一般に結論を下します。ソシオパスは同性愛者だろうと言われても、その自我が動揺することはありません。むしろ、そんなことでは、真のソシオパスは侮辱されたとはまったく感じないでしょう。ソシオパスは異性愛であるといった確固たる自己アイデンティティを持たないので、同性愛は罪であるといった一般的な道徳観がないのです。

問：ソシオパスはソシオパスではない人と、健康な関係を保つことができますか？

答：もちろんです。私にもそのような関係があります。誰とでも可能だというわけではありません。とくに気の弱い人では難しいでしょう。ソシオパスとの人間関係がうまくいくのは、相手が敏感ではないか、あるいは極端に敏感ではなくて、自己中心的なソシオパスに十分に共感できる人です。ある友人が述べたように、「まるで変ったペットを飼っているようなものです」

問：何が本書のもっとも重要なメッセージだと考えていますか？

答：同様に欠点を持つ他の人々の中で、ソシオパスがその存在を正当化しなくて済むようになるべきだと、私は考えています。しかし、もしもソシオパスがその存在を正当化しなければならないのであれば、ソシオパスがそのように創られたほどには悪いものではないという正統な理由があります。また、子どものソシオパスは、ソシオパスが望んでソシオパスになったのではないという好例でしょう。ソシオパスはけっして消え去ることはないので、ソシオパスと共存し、ソシオパスから利益を得る方法を探り出すことが、社会の最大の関心となるべきです。

エッセイ『カミングアウトの経験』

本書を仮名で書き、初版を出版して以来、何人かの人々によって私の真のアイデンティティが暴かれて、ある領域ではそれが広く知られてしまった。ソシオパスというガラス箱の中に留まるという実験によって、実にさまざまなことが明らかになってきた。中流の、高等教育を受けた白人女性で、明らかな精神保健の問題がないにもかかわらず、生涯にわたり、私はさまざまな疑問を抱いてきた。今度は新たなレッテルが自分に当てはまり、極端へと走り、私は最悪の形で判断されることになった。私が教鞭をとっている大学からは追放され、知人とは疎遠になり、就職の希望もなくなる可能性さえある（ある同僚は「職業上の自殺」と言ったほどだ）。本書の目的はソシオパスについての誤解を正すことであるのだが、私やソシオパス一般を断罪する人もいた。

第一に、人々はソシオパスは非常に危険であると決めつけている。大学の保安担当者は、ソシオパスを自称する私が「人々を傷つける空想」を抱いているに違いないと断定した。私は脅迫を受けたり、キャンパスに入ることを禁止されたりしたばかりでなく、キャンパスの千ヤード以内に接近することも禁止された。それは非常に広大な範囲で、私の銀行の支店、ジム、私の住む街の主な公共交通機関の停留所の半分が含まれていた。こういった制限が法的に加えられることなどあり得ないのだが、権力を用いてでも、できる限り最悪のことをすると伝えられた。

私は保安担当部に訴え、法学部長も実際の客観的証拠に基づいて判断するとした。私はこれまで、教育評価が示すように、学生から好かれて、尊敬もされ、優秀な教官であった。しかし、それにもかかわらず、この件に関していかなる聴聞会も開かれなかった。私はけっして誰かを傷つけようとしたことなどなかった（たとえそのように考えたことがあったとしても、自分自身をある程度律して、そのような行動を抑えてきた）。

ソシオパスのようなパーソナリティ障害は、米国障害者法（Americans with Disabilities Act）でも取り上げられていて、この法律によると、何らかの処分を決定する際には、ある特定の精神状態が雇主や他の人々に対して危険が差し迫っていることを証明しなければならない。診断だけに基づいて、誰かがソシオパスと一緒だと居心地が悪いとか、恐ろしいといった理由を元に、処分を決定することはできない。これこそがこの法律の主要な点である。しかし、私は法的に争うことはしなかった。人々の圧倒的に否定的な反応を見ると、私に同情的な陪審員を望むことができないだろうと感じたからである。

第二に、対照的ではあるが、人々は、ソシオパスは退屈であるという結論を下している。何と残念なことだろう！　殺人、恐喝、操作、大胆不敵といった話はどこに行ってしまったのだろうか？　精神障害には望ましい特性があり、素晴らしいものだとして、美化してきたのに、精神障害と診断されてもほとんど正常な生活を送っている人がいるといった本を書いたといって、長いこと私は非難されてきた。私を知っている人々でさえ失望した。もしも彼らが正式な診断を受けた実在のソシオパスを知っているならば、そんな素敵な経験を他者に話すだろうか？　これほど刺激的な診断を下された人にしては、私はあまりにも正常すぎるのである。

第三に、人々は、ソシオパスはつねに自己の利益のために他者を操っていると思いこんできた。たしかに私のお気に入りの暇つぶしにはなるものの、私には出会うすべての人を操るだけの時間もエネルギーもない。誘惑しようとしているといって、私を非難する人々の反応を楽しんできた。あるいは、なぜ誘惑しなかったのだろうかと振り返って残念に思ったことも確かにある。

第四に、人々は、ソシオパスの件についてソシオパスを信用することはできないと結論を下している。これは、すべてのソシオパスは嘘つきであるという、虚言者の逆説に陥っている。この本がでっち上げだと主張するのは、ソシオパスは信頼できないから、著者はソシオパスではないと示唆しているようなものである。

第五に、人々は、ソシオパスは自分の好きなように行動するので、不幸せであるか、あるいは愚かであるに違いないと決めつけている。私の人生を変えたり、私の生き方について謝罪したりするようにと、友達が私に説得するようなことがあってほしくない。私は完璧ではないし、それを認めるつもりもない（しかし、ソシオパスについての本書を書いた）。私はつねに合理的であった。もしも私が、他者が私の立場だったら選択したかもしれない道を、選択したとするならば、それは私が異なる価値観を尊重するからである。

当然のことながら、私は決めつけではなく、多くの激励を個人的な付き合いの人々から受けてきた。精神保健の問題をより深く理解し受容するための先導者として、私自身を以前よりも深くとらえられるようになってきた。そして、このソシオパスという特定の診断について先導役を務めるうえで、逮捕歴がなく、非合意の暴力歴がなく、社会にうまく溶けこんでいて、法科大学院の教授として十分に機能している私以外に適任者はいるだろうか？　大学での活動を禁止されたにもかかわらず、学生たちからはこれまで以上の支持を得ている。ある学生は「先生のなさったことはとても勇気があると思います。先生の伝えようとしたメッセージに大変感謝しています。打ち明けて下さって、ありがとうございます」と伝えてきた。他の学生は「やった！」との件名で、「先生の行動はとても勇気が必要だったと思いますし、賞賛に値します。この件について語るのはけっして簡単ではなかったと思いますが、ソシオパスについての先生の本と仕事は、多くの人々がソシオパスについて深く理解するのに役立つでしょう」というメールを送ってきた。

多くの人々が、私が本書を出版したために、人生を台無しにしてしまったと考えた。私自身もしばらくの間、どれほど事態が悪化したのか、私は後悔しているだろうかなどと考えた。しかし、私は幸せである。実際にこれまで以上に幸せだ。私を愛してくれていた人は皆、今でも私を愛してくれている。私がほとんどの時間を家族と、それも家族全員と過ごしていると聞いて、誰もが驚く。私の重要な人間関係にいかなる溝も生じていない。

いずれにしても、世界は動き続けている。それこそが、私が居場所を間違えた誇大妄想狂であるという最大の証拠である。私は以前は、他のソシオパスにけっしてカミングアウトしないようにといつも助言してきた。身を隠したままでいて、診断を受けずに、証拠を残さないようにと助言してきた。しかし、今ではよくわからない。ソシオパスであることを公言するのはそれほど悪いことではない。これまで以上に多くの人がそうするようになれば、さらに容易になるだろう。

クイズ——どのようにしてソシオパスを見つけるか

あなたがソシオパスの心の中に入りこんで、「ごく当たり前の場所に身を隠している」一群の人々に目を向けることができるようになるために、M・E・トーマスが実生活のエピソードをまとめた。あなたはソシオパスを見つけることができるだろうか？　以下の例を読んで、見つけてほしい。

シナリオ1：ヴェロニカは友人の結婚式に急いでいたが、出発が遅すぎたため、吹雪につかまった。引き返さずに、自動車の運転を続けたが、吹雪の中でスピードを出し過ぎた。トラックを追い越そうとしたが、うまくいかず、自動車はスリップして、雪の吹き溜まりに突っこんだ。自力で雪から脱することができずにいるところに、警察官がやってきて、近くのガソリンスタンドまで連れて行ってくれた。警察官は近くのモーテルで一晩過ごすように助言した。しかし、ヴェロニカはその助言を受け入れず、ガソリンスタンドを出発しようとしていたトラックの運転手に頼んで、乗せてもらい、残りの二時間ヒッチハイクをした。

ヴェロニカはソシオパスであるだろうか？　M・E・トーマスの答えは「はい」である。ヴェロニカは、自分が友人の結婚式に出席し、彼女を支えることは重要であると考えている善意の人であるかもしれない。この事例では、ヴェロニカはソシオパスで、自分が結婚式に出席し、新婦を引き立てることができると考えている。悪天候の中を運転していくのが非常に困難であることを認識していれば、おそらく、引き返しただろうが、正常な人が考えるようには、彼女は危険に注意を払っていなかった。吹雪の中で運転し、雪の積もったハイウェイでトラックを追い越し、見知らぬ人が運転するトラックにヒッチハイクすることがきわめて危険であることにまったく気にしなかった。さらに、事が自分の思う通り（あるいは、自分の思いにほぼ近く）進むことに慣れていたので、危険について考えることを身につけてこなかった。

シナリオ2：アランの同僚は、この三年間、腎移植の希望者リストに載っていて、毎週、腎透析を受けていることを打ち明けた。アランはすぐに自分の腎臓の提供を申し出た。しかし、アランが明らかに人種が異なり、体格も大きいために、適切な腎の提供者ではないと、同僚の担当医は判断した。

アランはソシオパスであるだろうか？　M・E・トーマスの答えは「はい」である。この事例は愛他主義（理由もはっきりしている）かもしれないし、ソシオパスかもしれない。アランは次のように述べた。「私がどうしてこのように申し出たのか百パーセントはっきりしているわけではありません。必要ならば、すぐに検査を受けるつもりでした。もちろん、そうならないかもしれないと思っていたし、実際、そうなりませんでした。でも、その申し出で、彼女に印象づけることができたのです。かならず腎臓を提供するつもりだったと言えば、嘘になるでしょう。もちろん、私にとって何らかの得になると思ったのです。たとえば、何年か後に、彼女が私と結婚してくれるとか」。将来、私の腎臓を提供する、よりよい貴重な機会がなくて、絶好の機会を逸していないのであれば、このような状況では私も腎臓の提供を申し出るかもしれない。

シナリオ3：パムはダンスホールの踊り子である。彼女は、同性愛の踊り子のゲイリーと結婚している。

ゲイリーはパムを大金持ちのように見せてくれるので、彼女は彼をとても大切にしていた。ゲイリーはパムの金をすべて使ってしまい、彼女の信用情報は失墜した。

パムはソシオパスであるだろうか？　M・E・トーマスの答えは「いいえ」である。おそらくこれは、人を疑わない、可哀相な女性が、ソシオパスから全財産を騙し取られた例だろう。しかし、この状況では、パムは自己愛的な女性で、ゲイリーは貧乏であるが完全な自由であるよりは、間違った結婚をしても金に不自由しないことを選んだ、楽天的な金鉱掘りにすぎないだろう。自己愛的なパムにとってもっとも重要だったのは、自分が他者にどう見えるかであり、人生の日々の現実ではなかったのだから、彼女は実際には犠牲者ではない。両者ともに彼らが望んでいたものを手にしていた。パムは他者からの賞賛を、ゲイリーは金を手にしていた。ソシオパスが自分を魅力的で、望ましいように見せるために、同性愛の男と結婚する必要はないのだが、もしもパムがそうしても、けっして相手を誇りに思ったりしないだろう。

シナリオ４：アリスは夜遅く印刷店に出かけたが、時間に追われていた。必要なことを済ませて、店を出たが、自動車に鍵をかけたまま、ドアを閉めてしまったことに気づいた。錠前師に電話したが、来るのを待って、時間を無駄にするのではなく、運転席の窓を壊すことにした。しかし、錠前師にもう一度電話して、依頼を断るのを忘れていた。アリスは何とか締め切りまでに計画を終えることができた。

アリスはソシオパスであるだろうか？　M・E・トーマスの答えは「はい」である。アリスはすばやく物事を考える人で、ただちに費用効果分析をして、それに基づいて、難しい（乱暴な）結論を下す傾向がある。しかし、こういった緊急な状況で衝動的な結論を下すのはソシオパスである。アリスによると、「私は翌日、盗んだクレジットカードで窓を直しました。そのカードは印刷店の駐車場で見つけた財布から盗ったものです」という。

推薦図書——文学に描かれたソシオパス

チャールズ・ディケンズ（Charles Dickens）著『大いなる遺産（Great Expectations）』：数名の登場人物がソシオパスと分類されるだろうが、おそらくもっとも興味深いのはエステラだろう。エステラは孤児で、ミス・ハヴィシャムに育てられ、喜んで、そして巧みに、男たちの心を弄ぶ。

アン・ライス（Anne Rice）著『夜明けのヴァンパイア（Inerview with the Vampire）』：本書は冷淡で、友のない、肉食獣のような人間を描き、それはソシオパスのライフスタイルと多くの共通点がある。ゾンビが人間に力を振おうとするのだが、この力は「人間を支配するのではなく、人間を彼方に追いやっておくため」のものである。

ジュゼッペ・ヴェルディ（Giuseppe Verdi）作オペラ『オテロ（Otello）』：イヤーゴは古典的な動機なき悪漢で、おそらくフィクションに描かれた典型的なソシオパスである。オテロの本質は、イヤーゴの動機についての意義深い解釈に迫るばかりでなく、人類の偽善についても深く探っている。イヤーゴが述べるように、「正直な人間は偽善者だ。人間の表情、心、そしてすべてが嘘だ。涙、接吻、外見、犠牲、栄光などすべてが嘘だ」。

ジョン・スタインベック（John Steinbeck）著『エデンの東（East of Eden）』：カインの性格はすべて、聡明、狡猾、効率的である。この性格がもっとも顕著であるのはキャシーであり、ソシオパスの典型である。「腕のない子どもが生まれてくることがあるように、親切心とか良心に欠けた子どもも生まれてくることもあるだろう」。アベルの性格にははっきりとした鍵がない。それを埋め合わせる価値は誠実だが、無力である。彼らには善が存在するというよりは、悪が存在しないというほうが適切だ。そして、もちろん、カインとアベルの兄弟の話がどのように展開していくかを、私たちは知っている。

ピエール・コデルロス・ド・ラクロ（Pierre Choderlos de Laclos）著『危険な関係（Dangerous Liaisons）』：十八世紀の貴族たちの心理を描いたもので、私が知っている限り、ソシオパスの誘惑についての最高の小説である。何も起きなければ退屈な日常生活の中で、ソシオパスの特徴を強調するだけの目的で、修道女たちの精神の腐敗、操作、堕落を描いている。

バイロン卿（Lord Byron）著『ララ（Lara）』：バイロン自身がソシオパスだろうか？　おそらくそうだっただろう。だからこそ、ララ伯爵の性格をあれほど的確に（まるで自伝のように？）描写して、その衝動は「誘惑に駆られると、魂を犯罪へと導いた」のである。

サラ・シェパード（Sara Shepard）著『プリティ・リトル・ライアーズ（Pretty Little Liars）』：女王蜂のアリは、まさに女性のティーンエイジャーのソシオパスである。まるで地球上のもっとも価値のあるものように秘密をやり取りする。たしかに、それは彼女の手の中では価値あるものであり、周りの皆をかしずかせ、意のままに操る。彼女はずる賢く、自分の利益のために他者を操るのだが、それでも皆は彼女を愛していて、彼女は最大の愛憎の対象となる。

ジェフ・リンジー（Jeff Lindsay）著『デクスター　幼き者への挽歌（Darkly Dreaming Dexter）』：連続殺人犯のデクスターはソシオパスを正確に描写している。一連のデクスター物の初期の作品では、彼の精神内界の利己的な動機と、外面の寛容さと愛情が対比されて、不気味なほどに正確に描かれているので、私は著者自身がソシオパスではないかと考えたほどである。

アントワーヌ・ド・サン＝テグジュペリ（Antoine de Saint-Exupéry）著『星の王子さま（The Little Prince）』：私が子どもの頃にほとんどの人間関係について、この本から学んだと言っても過言ではないだろう。（狐を）「飼い馴らす」ことによって友達を作ることから、多くの関係の特徴である些細な利己主義（薔薇）や明らかな悪漢でさえ価値ある役割を持っていること（蛇）まで学んだ。

ライオネル・シュライヴァー（Lionel Shriver）著『少年は残酷な弓を射る（We Need to Talk About Kevin）』：この本は、学校で起きた殺人事件の犯人であるティーンエイジャーが主人公であるが、まさにソシオパスの行動を正確に描写している。（不快な行動として描写される）道徳的な信念と（希望の兆候と変化の可能性として描写される）自己懐疑が対比されている。

訳者あとがき

本書はM. E. Thomas著『Confessions of a Sociopath: A Life Spent Hiding in Plain Sight』(Sidgwick & Jackson, 2013)の全訳である。

ある意味で非常に興味深い本であるのだが、警告しておきたい点がある。本書は金剛出版から出版されているが、心理学や精神医学の学術書とみなすべきではない。

本書の著者は、三十歳の白人女性で、弁護士資格を持ち、法科大学院で教鞭をとっていた。その人が自分にはソシオパスの特徴があることに気づき、それについて綴っている。著者のこれまでの人生が克明に描写されているが、匿名で出版されていて、どこまで事実であるのかは、読者自身が判断するしかない。かなりフィクションが混じっているノンフィクションと考えるとよいだろう。

本書では、ソシオパスとサイコパスがほぼ同義で使われている。このような単語を耳にすると、読者の多くは犯罪者を思い浮かべるだろう。しかし、著者によれば、社会の中で活躍している人の中にソシオパスの特徴を有しているものの、社会規範の範囲内で巧みに振る舞って、成功を手にしている人も少なくないという。ソシオパスの最大の特徴と言えば、「自己の利益を最優先させて、その目的のために他者を操る」ことである。このためには、道徳や共感はソシオパスにとって重要なものではない。感情に縛られずに、何が最大の利益をもたらすかを冷静に判断することこそソシオパスの最大の能力であるというのが著者の主張である。
たしかに、政治家、財界人、芸能人の中にもこの種の特徴を有していながら、社会の脚光を浴びている人がいる。ひとたび悪事が露見されると、一挙に社会から糾弾されるものの、それまでは成功者や著名人といった扱いを受けている。実際にこのような人がマスメディアで大きく取り上げられる事件が時々起きる。政治家や財界人ではなくても、読者のすぐそばにもこのような特徴を示している人が少なからずいるはずである。

本書の著者が匿名であるため、どのような背景を持つ人なのか判断するのは難しい。本書には最近の研究知見などが引用されているが、我田引水な個所もあり、その妥当性に疑問を持つ部分も少なからずある。さらに、著者は自分がソシオパスであると主張するが、時には発達障害やパーソナリティ障害の可能性を疑わせるような記述も散見される。

訳者のあとがきが長くなり過ぎるのは控えたい。ぜひ、M・E・トーマスのソシオパスの世界にどっぷりと浸ってみてほしい。著者に操られるのはまさに読者自身かもしれない。

最後になったが、本書の翻訳を提案してくださった金剛出版代表取締役社長の立石正信氏に深謝する。立石氏は訳者にとって最初の著書である「自殺の危険――臨床的評価と危機介入」（金剛出版、一九九二年）を世に送り出してくださり、それ以来、多くの激励をいただいてきた。氏の提案がなければ、そもそも本書が世に出ることはなかっただろう。

二〇一七年一月

高橋祥友

【訳者略歴】

高橋祥友（たかはし・よしとも）

1979年、金沢大学医学部卒業。東京医科歯科大学、山梨医科大学、ＵＣＬＡ、東京都精神医学総合研究所、防衛医科大学校を経て、2012年より筑波大学医学医療系災害・地域精神医学教授。医学博士、精神科医。

【著書】

『自殺の危険――臨床的評価と危機介入』『青少年のための自殺予防マニュアル』（以上、金剛出版）、『医療者が知っておきたい自殺のリスクマネジメント』『自殺のポストベンション――遺された人々への心のケア』（以上、医学書院）、『自殺予防』（岩波新書）、『群発自殺』（中公新書）、『自殺のサインを読みとる』『自殺の心理学』『自殺未遂』（以上、講談社）他。

【訳書】

Ｅ．Ｓ．シュナイドマン『シュナイドマンの自殺学』、Ｅ．Ｓ．シュナイドマン『生と死のコモンセンスブック――シュナイドマン90歳の回想』、Ａ．Ｌ．ミラーら『弁証法的行動療法――思春期患者のための自殺予防マニュアル』、Ｇ．Ａ．ボナーノ『リジリエンス――喪失と悲嘆についての新たな視点』、Ｃ．Ａ．キングら『十代の自殺の危険――臨床家のためのスクリーニング、評価、予防のガイド』（以上、金剛出版）、Ｄ．Ａ．ブレントら『思春期・青年期のうつ病治療と自殺予防』、Ｊ．モリソン『精神科初回面接』、Ｊ．モリソン『モリソン先生の精神科診断講座』（以上、医学書院）他。

ソシオパスの告白

2017年2月10日　印刷
2017年2月20日　発行

著　者　M・E・トーマス
訳　者　高橋　祥友
発行者　立石　正信

印刷所　シナノ印刷
装　丁　安藤剛史

株式会社　金剛出版
〒112-0005　東京都文京区水道1-5-16
電話03（3815）6661（代）
FAX03（3818）6848

ISBN978-4-7724-1538-5　C3011